轻松学习系列丛书

轻松学习组织学与胚胎学

（第2版）

主　编　唐军民

编　委　（按姓名汉语拼音排序）

曹　博　　迟晓春　　崔慧林　　高俊玲
耿世佳　　郭泽云　　景　雅　　李陈莉
李金茹　　刘　皓　　刘慧雯　　马红梅
梅　芳　　祁丽花　　任彩霞　　任君旭
任明姬　　邵素霞　　沈新生　　苏衍萍
孙丽慧　　唐军民　　王海萍　　翁　静
吴　岩　　吴春云　　徐　健　　杨　姝
杨艳萍　　岳黎敏　　张　雷　　张　莽
张海燕　　周德山

秘　书　龚　淼

北京大学医学出版社

QINGSONG XUEXI ZUZHIXUE YU PEITAIXUE

图书在版编目（CIP）数据

轻松学习组织学与胚胎学/唐军民主编. —2 版.
—北京：北京大学医学出版社，2015.4（2022.10 重印）
ISBN 978-7-5659-1028-9

Ⅰ．①轻…　Ⅱ．①唐…　Ⅲ．①人体组织学—高等学校
—教学参考资料②人体胚胎学—高等学校—教学参考资料
Ⅳ．①R32

中国版本图书馆 CIP 数据核字（2014）第 312397 号

轻松学习组织学与胚胎学　（第 2 版）

主　　编　唐军民
出版发行：北京大学医学出版社
地　　址：(100191) 北京市海淀区学院路 38 号　北京大学医学部院内
电　　话：发行部 010-82802230；图书邮购 010-82802495
网　　址：http://www.pumpress.com.cn
E - mail：booksale@bjmu.edu.cn
印　　刷：北京瑞达方舟印务有限公司
经　　销：新华书店
责任编辑：李　娜　　责任校对：金彤文　　责任印制：李　啸
开　　本：787 mm×1092 mm　1/16　印张：24　字数：611 千字
版　　次：2015 年 4 月第 2 版　2022 年 10 月第 2 次印刷
书　　号：ISBN 978-7-5659-1028-9
定　　价：45.00 元

出 版 说 明

如何把枯燥的医学知识变得轻松易学？

如何把厚厚的课本变得条理清晰、轻松易记？

如何抓住重点，轻松应试？

"轻松学习系列丛书（第1版）"自2009年出版以来，获得了良好的市场反响。为进一步使其与新版教材相契合，我们启动了第2版的改版工作。"轻松学习系列丛书（第2版）"与卫生部第8版规划教材和教育部"十二五"规划教材配套，并在前一版已有科目基础上进一步扩增了《轻松学习局部解剖学》《轻松学习药理学》《轻松学习医学细胞生物学》《轻松学习微生物学》《轻松学习遗传学》《轻松学习内科学》《轻松学习诊断学》分册。形式上仍然沿用轻松课堂、轻松记忆、轻松应试等版块，把枯燥的医学知识以轻松学习的方式表现出来。

"轻松课堂"以教师的教案和多媒体课件为依据，把教材重点归纳总结为笔记形式，并配以生动的图片。节省了上课做笔记的时间，学生可以更加专心地听讲。

"轻松记忆"是教师根据多年授课经验归纳的记忆口诀，可以帮助学生记忆知识的重点、难点。

"轻松应试"包括名词解释、选择题和问答题等考试题型，可以让学生自我检测对教材内容的掌握程度。

本套丛书编写者均为北京大学医学部及其他医学院校的资深骨干教师，他们有着丰富的教学经验。书的内容简明扼要、框架清晰，可以帮助医学生轻松掌握医学的精髓和重点内容，并在考试中取得好成绩。

第 2 版前言

由山西医科大学、天津医科大学、内蒙古医科大学、北京大学医学部、宁夏医科大学、齐齐哈尔医学院、昆明医科大学、河北工程大学医学院、河北北方学院、河北医科大学、河北联合大学、哈尔滨医科大学、哈尔滨医科大学大庆校区、首都医科大学、泰山医学院等 15 所医学院校（按笔画排序）34 名教师联合编写的《轻松学习组织学与胚胎学》，体现了 15 所医学院校的本科生课堂教学模式和教学特点，是一本可以引导学生轻松学习《组织学与胚胎学》的辅导教材。

该辅导教材具有 3 大模块，即轻松课堂、轻松记忆和轻松应试。轻松课堂是以唐军民、张雷主编的第 3 版《组织学与胚胎学》（北京大学医学出版社出版）以及其他《组织学与胚胎学》教科书为蓝本，按照本科生教学大纲和课堂授课方式，采用表格和图文并茂的形式编写而成，层次清楚、逻辑性强，充分体现了组织学与胚胎学教学中的重点和难点。轻松记忆是各位编委在总结教学重点内容的基础上，采用口诀或顺口溜的方式编写而成，以使学生通过此种方式较轻松地掌握和记忆该章节的重点内容。轻松应试采用不同类型试题的方式体现出各章节的学习要点，其中包括填空题、选择题（A 型题、B 型题、X 型题）、名词解释和问答题，并附有选择题参考答案，可使学生在学习过程中，按章节自我测试，了解自己对所学章节内容的掌握程度。另外，该书附有 2 套模拟试题，以供学生了解考试的出题形式。

本辅导教材中所使用的黑白模式图或示意图大多数由北京大学医学出版社出版的第 3 版《组织学与胚胎学》中的彩色插图转换而来。另外，尚有许多作者本人或本单位提供的新图片，在此不再一一列出。

衷心感谢北京大学医学出版社对该辅导教材的出版所给予的大力协助。

由于编者的水平有限，书中难免有不足之处或错误，恳请各位同仁及学生批评指正。

唐军民

目 录

第1章　组织学绪论

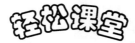

一、组织学的内容和意义

组织学（histology）是研究正常机体细微结构及其相关功能的科学，包括细胞、基本组织和器官系统。

细胞（cell）	一切生物体结构和功能的基本单位
组织（tissue）	由一群形态相似和功能相近的细胞和细胞外基质构成
器官（organ）	由基本组织有机结合而成
系统（system）	由功能相关的器官构成

二、组织学技术简介

组织学伴随着显微镜的发明而建立，显微镜和标本制备技术的进步推动着组织学不断地发展。显微镜的放大倍率（magnification）与其分辨率（resolving power）有关。

	分辨率	放大倍率
人肉眼	0.2mm	
光学显微镜	0.2μm	几十倍至一千倍
电子显微镜	0.2nm	几千倍至百万倍

（一）光镜技术

1. 普通光学显微镜术

● 普通光学显微镜（conventional light microscope，CLM），简称为光镜。

● 最基本、最常用的观察工具。

● 光源：可见光。透镜：玻璃透镜。

● 光镜下所见的细胞、组织结构代表细胞水平的分辨率和放大倍率，称为光镜结构。

● 普通组织标本的制备技术包括下列步骤：

（1）取材和固定：新鲜组织，$<1cm^3$，尽快放入固定液中，使组织尽量保持生活状态的原本结构。固定液的种类很多，最常用的是甲醛溶液。

（2）包埋和切片：

➢ 最常用的包埋剂是石蜡。

➢ 固定后的标本，经过浓度递增的乙醇脱水、二甲苯透明、石蜡充分浸透，最终是以石蜡充填组织中水分的位置，并将整个组织块包埋在石蜡块内。

➢ 用切片机（microtome）把石蜡组织块切成 $5\sim7\mu m$ 的薄片，裱贴在载玻片上，干燥后准备染色。

➢ 其他包埋剂：火棉胶、塑料等。

其他制片技术：

➢ 冷冻切片技术：将未经固定的新鲜组织块迅速冷冻，再用冷冻切片机（cryostat）进行切

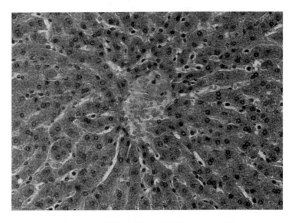

图 1-1 猪肝切面光镜像, HE 染色

片。能较好地保存组织的化学成分和酶活性。

➤ 涂片: 液状的组织, 如血液、骨髓、胸水、腹水或分泌物等, 直接涂于载玻片上。

➤ 铺片: 疏松结缔组织、肠系膜等直接平铺于载玻片上。

➤ 磨片: 牙或骨等坚硬组织, 磨成薄片。

(3) 染色: 最常用的是苏木素 (hematoxy-lin) 和伊红 (eosin) 染色法, 简称为 HE 染色。

➤ 苏木素: 蓝色、碱性染料, 能将组织或细胞内的酸性物质, 如细胞核、核糖体等染为紫蓝色 (图 1-1)。

➤ 伊红: 红色的酸性染料, 能将组织或细胞内的碱性物质, 如细胞质染为粉红色 (图 1-1)。

嗜碱性 (basophilia)	组织细胞成分易于被碱性染料着色的性质
嗜酸性 (acidophilia)	组织细胞成分易于被酸性染料着色的性质
中性 (neutrophilia)	与两种染料的亲和力均较差, 着浅粉色
异染性 (metachromasia)	通常, 染料将组织或细胞染成染料自身的颜色, 如果被染结构呈现出染料颜色以外的颜色, 这种改变染料本身颜色的现象称为异染性

➤ 其他染色: 镀银染色显示神经组织、网状纤维, 氯化金浸染显示神经组织, 苏丹黑或苏丹红显示脂肪组织, 醛复红显示弹性纤维, 甲苯胺蓝显示肥大细胞, 复合染色如姬姆萨染液显示血细胞等。

(4) 脱水和封片: 染色后的标本经过从低到高梯度浓度乙醇脱去组织中的水分, 经二甲苯透明, 用树胶将组织封存于载玻片和盖玻片之间, 以便较长期保存。

2. 荧光显微镜术 (fluorescence microscopy)

● 光源: 紫外光或蓝紫光, 又称为激发光。

● 原理: 激发光使标本中某些具有自然荧光的分子, 或者与分子结合后的荧光染料被激发, 发出荧光, 在荧光显微镜下可观察到。呈现荧光处, 即代表某种成分所在。这种技术称为荧光组织化学术。

3. 相差显微镜术 (phase contrast microscopy)

● 光源: 可见光。

● 原理: 可见光可以将不经染色的活细胞的不同厚度及细胞内各种结构对光产生的不同折射, 转换为光密度差异, 以明暗差显示出细胞的形态。

● 物镜在相差显微镜载物台的下方, 更利于观察培养瓶或培养板内培养的未经染色的活细胞。

(二) 电镜技术

1. 透射电子显微镜术 (transmission electron microscopy, TEM)

● 光源: 电子束。

● 透镜: 电磁透镜 (电磁场)。

● 成像: 成像于荧光屏, 主要观察细胞的内部结构。

● 标本的制备: 也需经过取材、固定、脱水、包埋、切片、电子染色等步骤。

● 与普通组织标本制备技术比较, 有以下特点:

> 取材：组织块更小，一般为 $1mm^3$。
> 固定液：戊二醛、四氧化锇双重固定。
> 包埋剂：树脂。
> 切片：超薄切片，厚 $50 \sim 80nm$。
> 染色：重金属盐双重电子染色，醋酸铀和枸橼酸铅。
> 电镜结构：电镜下所观察的结构，又称为超微结构，代表亚细胞水平，以电子密度高低来描述（图 1-2）。

电子密度高 (electron density)	被重金属盐染色多的部位，电子束照射时，产生电子吸收或电子散射，而透过标本的电子数量少，在荧光屏上成像显得暗
电子密度低 (electron lucency)	被重金属盐染色少的部位，电子束照射时，产生电子吸收或电子散射少，透过标本的电子数量多，在荧光屏上成像显得明亮

2. 扫描电子显微镜术（scanning electron microscopy，SEM）
- 用于观察组织细胞的表面形貌。
- 被观察的样品不必制备为超薄切片。
- 所得到的是明暗反差的三维立体图像（图 1-3）。

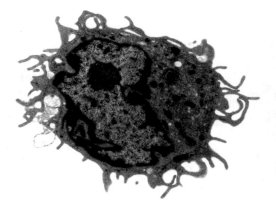 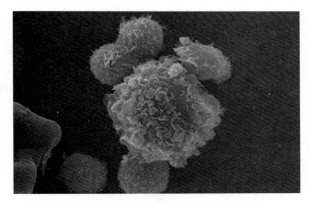

图 1-2　纯化的小鼠淋巴结树突状
细胞透射电镜像

图 1-3　体外培养的人树突状细胞（DC）
和淋巴细胞（L）扫描电镜像

（三）激光共聚焦扫描显微镜术（confocal laser scanning microscopy，CLSM）

- 光源：激光。
- 原理：采用共轭聚焦原理和装置、利用计算机对所观察分析的对象进行数字图像处理。
- 主要用途：
> 三维重建。
> 多通道：观察多种荧光标记结构（图 1-4）。
> 其他：pH、离子浓度、膜电位、自由基、荧光漂白恢复、解笼锁等。

（四）组织化学与细胞化学技术

- 原理：利用某些化学试剂与组织细胞样品中的某种物质发生化学反应，反应终产物在组织的原位形成可见的有色沉淀物，从而间接证明某种组织细胞成分的存在。
- 用途：定性、定位显示组织内糖类、脂类、蛋白质和酶、核酸等物质。例如：

➤ 过碘酸雪夫反应（periodic acid Schiff reaction，PAS）：是显示组织或细胞内的多糖和糖蛋白的组织化学反应，糖被强氧化剂过碘酸氧化后，形成多醛，后者再与无色的品红硫醛复合物（即雪夫试剂）反应，形成的终产物为紫红色沉淀（图 1-5）。

➤ 电镜细胞化学技术（electron microscope cytochemistry）：如果组织化学反应终产物的细小沉淀具有吸收或散射电子的能力，可在电镜结构水平观察到某种化学成分的存在。

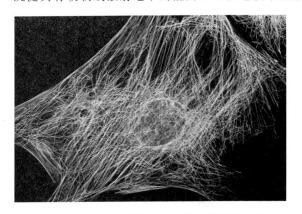

图 1-4　3t3 细胞系激光共聚焦扫描显微镜像
（Michael W. Davidson 提供）

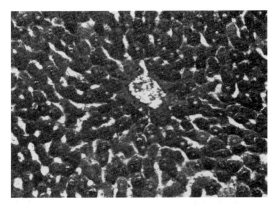

图 1-5　大鼠肝糖原光镜像，组织化学 PAS 法

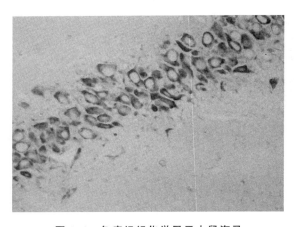

图 1-6　免疫组织化学显示大鼠海马

（五）免疫组织化学或免疫细胞化学技术

● 原理：以抗原抗体特异性结合反应为基础，将抗体进行标记，在显微镜下查知组织或细胞内多肽、蛋白质等具有抗原性物质的技术（图 1-6）。

● 常用的标记物：辣根过氧化物酶、碱性磷酸酶等。

● 优点：特异性更强、敏感度更高。

免疫荧光术（immunofluorescence microscopy）：以荧光素标记抗体，应用荧光显微镜进行观察。

免疫电镜术（immunoelectron microscopy）：以胶体金或铁蛋白标记抗体，应用电镜进行观察。

（六）原位杂交术（in situ hybridization）

● 即核酸分子杂交组织化学技术。

● 基本原理：根据 DNA 或 RNA 核苷酸碱基互补规律，应用已知的被标记碱基序列（核酸探针）与细胞内待检测的 DNA 或 mRNA 片段（基因）进行杂交，通过标记物的显示，在显微镜下观察待测基因的定位分布，并可以通过图像分析技术进行定量，进而反映出该基因的表达与细胞功能的联系。

● 特点：具有很高的特异性和敏感性。

● 常用的标记物有两类：

➤ 放射性同位素，如 ^{35}S、^{32}P、^{3}H，经放射自显影术处理后观察。

➢ 非放射性试剂，如碱性磷酸酶、地高辛等，经免疫组织化学处理后观察。

免疫组织化学是在翻译水平检测基因的表达产物蛋白质或多肽的定性和定位，原位杂交技术则是在转录水平检测基因（mRNA）或 DNA 片段的有无和活性。

（七）组织培养（tissue culture）、细胞培养（cell culture）技术

● 原理：是将活的组织或细胞在体外适宜条件下进行培养的技术。

● 条件：细胞在体外生长，需要与体内基本相同的条件（温度、湿度、营养、pH、合理的 O_2 与 CO_2 比例等）。

● 目的：对培养的细胞可进行形态学观察（图 1-7）、功能测试和基因修饰等，也可对培养细胞施加一定的实验因素，观察其对细胞形态、功能、行为等的影响。

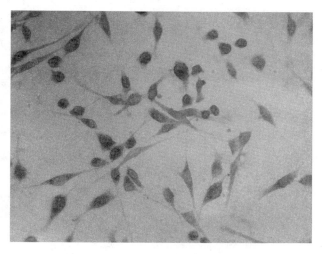

图 1-7　体外培养的神经干细胞光镜像

（八）干细胞和组织工程

1. 干细胞（stem cell）定义　未分化的、具有增殖和自我更新能力以及多向分化潜能的细胞。

2. 干细胞分类

（1）根据发生学来源：

胚胎干细胞 (embryonic stem cell, ES)	通常将生殖干细胞（embryonic germ cell，EG）也归于胚胎干细胞类型
成体干细胞 (adult stem cell)	包括造血干细胞、骨髓基质干细胞、神经干细胞、肝干细胞、皮肤表皮干细胞、肠上皮干细胞、视网膜干细胞、肌肉卫星细胞等

（2）根据分化潜能分类：

全能干细胞 (totipotent stem cells)	受精卵以及 8 细胞期以前的卵裂球，可以分化为机体的任何类型细胞，形成胎盘，即能形成一个新的个体
亚全能干细胞 (pluripotent stem cells)	也可以分化为机体的任何类型的细胞，但不能形成胎盘，也即不能形成一个完整的新个体
多能干细胞 (multipotent stem cells)	属于成体干细胞范畴，多能干细胞能分化为有限的部分细胞，例如造血干细胞、骨髓间充质干细胞
单能干细胞 (unipotent stem cell)	属于成体干细胞范畴，仅能分化成一种或几种类型的细胞，例如小肠上皮中干细胞仅能分化形成小肠上皮的四种细胞

3. 组织工程（tissue engineering）

● 应用生命科学与工程学的原理和技术，以分子生物学、细胞生物学、生物工程学和临床医学为基础，设计、构造、改良、培育和保养活组织，用于修复或重建组织器官的结构，维持或改善组织器官功能的一门新兴的边缘科学。

● 组织工程的研究内容包括 4 个方面：

➢ 选择种子细胞：通常是胚胎干细胞或成体干细胞。

> 选择适宜的细胞外基质作为支撑材料：如牛胶原或人工合成的高分子材料，要求为无毒、能降解、被吸收的材料。

> 构建组织或器官：将种子细胞和细胞外基质进行三维培养，形成一定形状的组织或器官。

> 移植应用：将构建组织或器官移植到目的位置，使之存活并发挥作用。

轻松记忆

【组织器官系统】

基本组织分四类，上皮具有四功能。
结缔链支与修养，神经支配肌缩行。
有机配合成器官，统一协调为系统。

【组织学研究技术】

肉眼观察解剖学，显微镜下组织学。
光镜技术最常用，嗜酸嗜碱和中性。
透射电镜黑灰白，电子密度高低开。
光镜制片种类多，石蜡冰冻铺涂磨。
单色双色三色染，组织细胞来分辨。

中性嗜酸和嗜碱，嗜银特染和异染。
活体标本不能染，荧光染色最好看。
透射电镜分辨高，扫描电镜立体貌。
确定分子位何处，采用组织化学术。
组织原位查抗原，抗体特异不用烦。
翻译水平看蛋白，免疫组化好手段。
转录水平寻基因，原位杂交靠探针。

【组织学学习方法】

要想组织学记牢，形态功能结合好，
脑内建立二三维，仔细观察并思考。

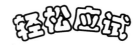

一、填空题

1. 组织学是研究正常人体_____及其相关_____的科学。

2. 组织由_____和_____构成。基本组织分为 4 类：即_____、_____、_____和_____。

3. HE 染色法中，H 是指_____，可将某些结构染成_____色；E 是指_____，可将某些结构染成_____色；易于被碱性染料着色的性质称为_____，易于被酸性染料着色的性质称为_____，对这两种染料亲和性都不强，则被染成淡粉色，称为_____。

4. 电子显微镜下所观察的微细结构可称作_____。被重金属所染的部位成像显得暗，称为_____，反之称为_____。

二、选择题

【A 型题】

1. **不**属于人体基本组织的是
   A. 上皮组织
   B. 结缔组织
   C. 淋巴组织
   D. 肌组织
   E. 神经组织

2. PAS 反应是检测组织内的
　A. 核酸
　B. 脂肪
　C. 蛋白质
　D. 多糖
　E. 抗原

3. 以下表述哪一项**错误**
　A. 组织细胞成分被碱性染料所染，称为嗜碱性
　B. 组织细胞成分被酸性染料所染，称为嗜酸性
　C. 组织细胞成分对酸性、碱性染料均缺乏亲和力，称为中性
　D. 透射电镜所观察的超薄切片，需被重金属盐染色

　E. 若超微结构未被重金属所结合，称为电子密度高

4. 扫描电镜主要用于观察
　A. 生物膜内部结构
　B. 细胞器的内部结构
　C. 组织和细胞的表面形貌
　D. 细胞内的多糖
　E. 细胞核内的结构

5. 细胞质嗜碱性常是因为其中含有丰富的
　A. 粗面内质网、游离核糖体
　B. 滑面内质网、高尔基复合体
　C. 游离核糖体、溶酶体
　D. 溶酶体、线粒体
　E. 高尔基复合体、线粒体

【B 型题】

(6～10 题共用备选答案)
　A. 嗜酸性
　B. 嗜碱性
　C. 异染性
　D. 电子密度高
　E. 电子密度低

6. 组织细胞成分被碱性染料所染的特性称为
7. 组织细胞成分被酸性染料所染的特性称为
8. 组织结构改变染料颜色的特性称为
9. 细胞结构被多量重金属盐结合后，透射电镜下呈现黑灰色，称为
10. 细胞结构被少量重金属盐结合后，透射电

镜下呈现浅灰色，称为
(11～15 题共用备选答案)
　A. 透射电镜术
　B. 扫描电镜术
　C. 原位杂交术
　D. PAS 反应
　E. 免疫组织化学术

11. 用于观察细胞内部结构的是
12. 用于观察组织细胞外部形貌的是
13. 用于在转录水平检测基因的活性的是
14. 用于检测多糖和糖蛋白的糖链的是
15. 在翻译水平检测基因的表达结果的是

【X 型题】

16. 冷冻切片的优点是
　A. 组织块可不固定
　B. 细胞内酶活性保存较好
　C. 制片较迅速
　D. 切片可长期保存
　E. 组织细胞清晰度较石蜡切片高

17. 组织固定的意义是
　A. 防止细胞自溶
　B. 防止组织腐败
　C. 保持组织细胞形态结构更接近生活状态

　D. 使组织变色
　E. 使组织膨胀

18. 组织化学术可检测组织内的
　A. 核酸
　B. 酶
　C. 脂类
　D. 糖类
　E. 抗原

19. 透射电镜术中的组织块和组织切片
　A. 用戊二醛、四氧化锇等固定
　B. 用树脂包埋

C. 用石蜡包埋

D. 用重金属盐电子染色

E. 可放置在铜网上在电镜下观察

20. 细胞组织培养术要求

　　A. 取新鲜组织和细胞

B. 标本以高温灭菌

C. 溶液和用具均需灭菌

D. 在 CO_2 培养箱内培养

E. 活体细胞可用倒置相差显微镜观察

三、名词解释

1. HE 染色

2. 嗜碱性和嗜酸性

3. 异染性

4. 电子密度高和电子密度低

5. PAS 反应

6. 免疫组织化学术

7. 原位杂交术

8. 组织工程

9. 干细胞

选择题参考答案

A 型题：

1. C　　2. D　　3. E　　4. E　　5. B

B 型题：

6. B　　7. A　　8. C　　9. D　　10. E　　11. A　　12. B　　13. C　　14. D　　15. E

X 型题：

16. ABC　　17. ABD　　18. ABCD　　19. ABD　　20. ACDE

（高俊玲）

第2章 细 胞

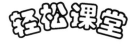

细胞（cell）由细胞膜、细胞质和细胞核组成。

一、细胞膜

细胞膜（cell membrane）又称为质膜（plasma membrane），是包裹于细胞外表面的一层薄膜，使细胞具有相对稳定的内环境，构成特殊的屏障。在细胞内细胞器和细胞核表面也存在着与质膜相同的结构，称为细胞内膜系统。细胞膜和细胞内膜系统统称为生物膜。

（一）细胞膜结构

电镜下，细胞膜呈两暗夹一明的三层结构，即内、外电子密度高的"暗"层，中间夹电子密度低的"亮"层，厚约 7nm，这 3 层膜结构又称为单位膜（unit membrane）（图 2-1）。

公认的细胞膜分子结构用"液态镶嵌模型"（fluid-mosaic model）学说进行解释（图 2-1B）。

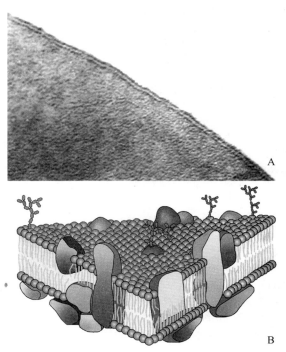

图 2-1 细胞膜电镜像和分子结构模式图

A. 红细胞膜电镜相；B. 细胞膜分子结构模式图

生物膜"液态镶嵌模型"学说

化学成分	存在形式和分布
脂双层	● 由磷脂和胆固醇为主，为兼性分子，一端为亲水性的球形头部；另一端为疏水性的尾部，由两条平行呈长杆状的脂肪酸链组成 ● 在水溶液中磷脂分子能自动形成双分子层，亲水的头部朝向细胞膜的内、外表面，而疏水的尾部伸向膜的中央 ● 发挥支架作用
膜蛋白	是细胞膜的主体结构，分为两种类型： ● 镶嵌蛋白： 　➤ 镶嵌蛋白分布在质膜的内、外表面 　➤ 或镶嵌于脂双层分子内-称为跨膜蛋白 ● 外周蛋白质： 　➤ 附着于细胞膜的内、外表面 　➤ 蛋白表面亲水性的氨基酸位于质膜的内、外表面 　➤ 疏水的氨基酸则埋于磷脂双层分子的疏水区域
糖类	● 只存在于细胞膜的外表面，主要为寡糖链 ● 与脂双层和镶嵌蛋白结合形成糖脂或糖蛋白 ● 寡糖链可形成细胞膜外的细胞衣（cell coat）。与细胞免疫、细胞黏连、细胞癌变，以及对药物激素的反应和物质交换等有密切关系

（二）细胞膜的主要功能

除维持细胞的完整性和内环境的相对稳定（屏障作用）外，还有物质交换、信息转导作用。

形　　式		方式和特点	交换物质
物质交换	被动扩散 （passive diffusion）	方式： ● 从高浓度侧向低浓度侧扩散 特点： ● 不消耗能量	● 简单扩散 　➤ 一些脂溶性物质、O_2、CO_2 等 ● 易化扩散 　➤ 借助膜上载体蛋白出入细胞，如氨基酸、葡萄糖和 Na^+、K^+、Ca^{2+} 等
	主动转运 （active transport）	方式： ● 从低浓度侧向高浓度侧跨膜的转运方式 特点： ● 消耗能量	借助质膜载体蛋白将离子、营养物质和代谢产物等转运
	胞吞作用 （endocytosis） （入胞作用） 胞吐作用 （exocytosis）	● 胞吞作用 　➤ 质膜凹陷，将大分子物质包裹进入细胞内的过程 ● 胞吐作用 　➤ 将细胞内的分泌颗粒或膜泡中的物质，转运出细胞外的过程（图2-2）	● 吞噬作用（phagocytosis） 　➤ 胞吞物为固态物质，吞入的小泡称吞噬体 ● 吞饮作用（pinocytosis） 　➤ 包吞物为液态物质，其吞入的小泡称吞饮小泡
	信息转导 （signal transduction）	膜上有各种受体蛋白，外界信号必须通过受体（receptor）才能转导	● 将细胞外的各种信息并转换为细胞内的化学或物理信号，产生生物学效应 ● 若受体异常可导致疾病的发生，如重症肌无力，自身免疫性甲状腺病，帕金森病等

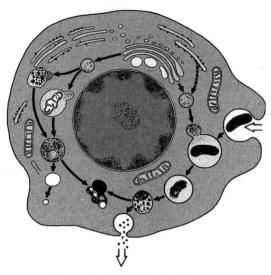

图 2-2　胞吞与胞吐作用模式图

二、细胞质

细胞质（cytoplasm）位于细胞膜与细胞核之间，内含细胞器、包涵物、细胞骨架及细胞液（细胞基质）。基质是细胞质中均质胶状物质，填充于细胞质内有形结构之间。

（一）细胞器（organelles）：细胞质内具有特定形态和功能的结构。

1. 线粒体（mitochondria）

形态结构特点	功　能
光镜下： ● 常为杆状、颗粒状或椭圆形。数量、形状和大小随细胞类型变化 电镜下： ● 由双层单位膜围成 ● 外膜光滑 ● 内膜向内折叠形成板状或管状线粒体嵴 ● 外膜与内膜间有膜间隙，嵴内有嵴间隙 ● 线粒体嵴上有许多基粒，为球形小体，基粒内含合成 ATP 的酶（图 2-3）	● 主要功能合成 ATP，提供能量 ● 也与细胞凋亡、信号转导和多种离子跨膜转运有关

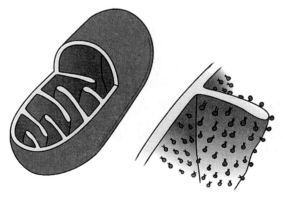

图 2-3　线粒体立体结构模式图

2. 核糖体（ribosome）

形态结构特点	功　能

电镜下：
● 呈颗粒状，无单位膜包裹
光镜下：
● 核糖体丰富的细胞，呈嗜碱性
主要成分：
● rRNA 和蛋白质
● 由一个大亚单位和一个小亚单位组成，大、小亚单位在细胞内常呈游离状态
● 当小亚单位与 mRNA 结合后，大亚单位才能与小亚单位结合形成完整的核糖体
存在形式：
● 游离核糖体
  ➤ 游离分布于细胞质中
● 附着核糖体
  ➤ 附着于内质网表面或细胞核的外核膜上
● 多聚核糖体（poly ribosome）
  ➤ 一条 mRNA 将多个核糖体串起来形成的呈串珠样的结构（图 2-4）
	游离核糖体：
	● 合成细胞的结构蛋白，不分泌到细胞外
	附着核糖体：
	● 主要合成分泌性蛋白（如免疫球蛋白等）

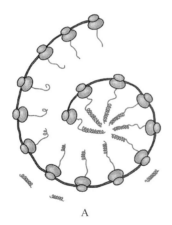 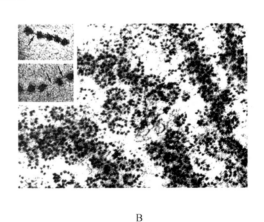

A   B

图 2-4　多聚核糖体

A. 立体结构模式图；B. 电镜像，箭头示 mRNA

3. 内质网（endoplasmic reticulum，ER）内质网又分为粗面内质网和滑面内质网。

（1）粗面内质网（rough endoplasmic reticulum，rER）

结构特点	功　能
● 多为平行的扁囊、少数呈球形或管泡状（图 2-5） ● 表面附着核糖体 ● HE 染色光镜下观察 rER 发达的细胞，细胞质呈嗜碱性	主要合成、分泌蛋白质

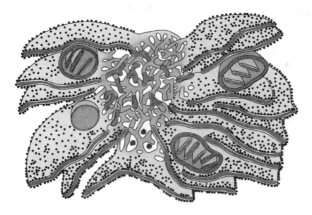

图 2-5　内质网、线粒体、溶酶体电镜结构模式图

（2）滑面内质网（smooth endoplasmic reticulum，sER）

结构特点	功　能
● 多为表面光滑的分支管泡状结构 ● 表面无核糖体附着 ● 不同细胞内 sER 所含酶系不同，功能各异	● 合成类固醇激素 ● 解毒功能 ● 参与离子的贮存和释放，如 Ca^{2+} 参与肌细胞收缩舒张作用

4．高尔基复合体（Golgi complex）

结构特点	功　能
● 光镜下：银染法显示，高尔基复合体呈黑褐色的细网状 ● 电镜下：高尔基复合体由多层扁平囊、小泡和大泡三部分组成（图 2-6）。由 5 部分组成：即，顺面高尔基网、顺面、中间区室、反面、反面高尔基网 ● 蛋白质合成旺盛的细胞高尔基复合体发达	● 高尔基复合体可加工、修饰、浓缩和糖基化蛋白质，形成分泌颗粒释放到细胞外 ● 高尔基复合体可形成初级溶酶体

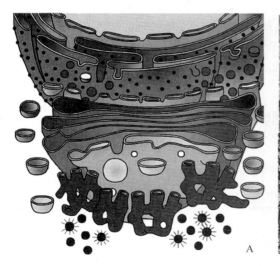
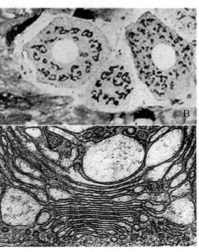

图 2-6　高尔基复合体
A．结构模式图；B．光镜像；C．电镜像

5. 溶酶体 (lysosome)

结构特点	功　能
由单位膜包裹的致密小体，内含 60 余种酸性水解酶。可分为 3 种。 ● 初级溶酶体：球形，体小、电子密度高，内容物呈均质状，不含底物 ● 次级溶酶体：初级溶酶体与吞噬物融合形成的复合体。体大，形态多样 ● 残余体：次级溶酶体内充满不能被消化物如尘埃、某些脂质成分等	● 溶酶体是细胞的消化器 ● 正常情况下，对细胞本身并不损害；但当溶酶体膜破裂时，水解酶可使整个细胞被消化而死亡 ● 肿瘤、休克、发热、肝炎和矽肺等疾病的发生，均与溶酶体有密切关系

6. 过氧化物酶体 (peroxisome)

结构特点	功　能
● 又称为微体 (microbody)，由单位膜包裹的球形小体，呈均质状，电子密度低 ● 内含 40 多种酶 ● 多见于肝细胞和肾小管上皮细胞	● 主要作用是解毒 ● 可参与脂肪酸氧化、分解过氧化氢

7. 中心体 (centrosome)

● 由一对互相垂直的中心粒和周围致密的细胞基质组成 ● 呈圆筒状 ● 每个中心粒由九组三联微管构成（图 2-7）	主要参与细胞分裂，形成纺锤体、纤毛、鞭毛和轴丝等结构

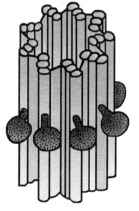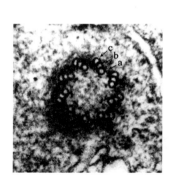

图 2-7　中心粒立体结构模式图

（二）细胞骨架

指细胞质内骨架结构。

1. 微丝 (microfilament)

结构特点	功　能
● 是纤维状的肌动蛋白丝，直径约为 6nm ● 由球状肌动蛋白 (actin) 组成 ● 常因细胞状态的不同，呈现聚合或解聚	● 支持作用，是细胞骨架的主要成分 ● 参与细胞的收缩和变形运动

2. 微管（microtubule）

结构特点	功　能
● 由微管蛋白装配成细长中空的圆柱形直管，管径约为15nm，长度不等（图2-8） ● 细胞中多数以单微管存在，但其结构不稳定 ● 二联微管或三联微管，结构稳定	● 二联微管多位于纤毛与精子鞭毛中 ● 三联微管参与构成中心体和基体 　➢ 维持细胞形状 　➢ 参与细胞的运动 　➢ 参与细胞内物质的输送

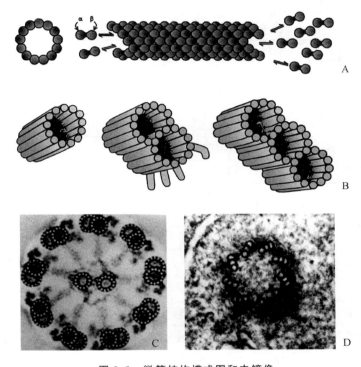

图 2-8　微管结构模式图和电镜像
A. 微管组装模式图；B. 单微管；C. 二联微管电镜像；D. 三联微管电镜像

3. 中间丝（intermediate filaments）

结构特点	功　能
● 直径 8～11nm，分为 5 种，各由不同的蛋白组成。大部分细胞中仅含有 1 种中间丝，比较稳定 ● 免疫组织化学方法可区分 5 种中间丝，包括： 　➢ 角蛋白丝分布于上皮细胞中，形成张力丝，附着于桥粒和半桥粒 　➢ 结蛋白丝分布于肌细胞 　➢ 波形蛋白丝主要存在于来自胚胎间充质的细胞，也分布于少数上皮细胞中 　➢ 神经丝存在于神经元的胞体和突起内，由神经丝蛋白构成 　➢ 神经胶质丝主要存在于星形胶质细胞中	● 角蛋白丝对细胞提供支持作用 ● 结蛋白丝形成肌细胞内骨骼网架，有利于收缩蛋白的附着 ● 波形蛋白丝主要在核周构成网架 ● 神经丝与微管组成细胞骨架，并参与物质运输 ● 神经胶质丝是细胞内的支架结构

（三）包涵物（inclusions）：

是细胞质中具有一定形态的代谢产物和贮存物质的总称，不属于细胞器。

种　类	形态特点
分泌颗粒（secretaoy granule）	有单位膜包裹，常见于各种腺细胞，颗粒大小、形态因细胞种类而异
糖原颗粒（glycogen granule）	无单位膜包裹的颗粒，形状不规则或呈花簇状，分散于细胞内，是细胞内葡萄糖的贮存形式，PAS染色时呈紫红色
脂滴（lipid droplet）	贮存脂类形式，在HE染色中，因脂滴内容物被溶解而呈大小不等的空泡。电镜下，脂滴无单位膜包裹，多呈中等或低电子密度

三、细胞核（nucleus）

定义	是细胞的增殖、分化、代谢等控制中心
化学成分	含有DNA遗传信息分子
光镜下特点	HE染色时，细胞核因含有DNA和RNA而具有嗜碱性
组成	核膜、染色质、核仁、核基质

1. 核膜（nuclear membrane）（图2-9）

分　部	特　点	功　能
由内、外两层单位膜构成	又称为核被膜（nuclear envelop），位于细胞核表面	● 构成细胞核与细胞质之间的选择性屏障 ● 保护细胞核内DNA分子免受由于细胞骨架运动所产生的机械损伤
外核膜	表面常有核糖体附着，与rER相连续	也参与蛋白质的合成
核周隙	两层膜之间的间隙，也与内质网池相通	
内核膜	表面无核糖体附着	
核孔	内、外核膜常在某些部位融合形成环状开口	● RNA和蛋白质须经核孔出入细胞核 ● 细胞核功能活跃细胞核孔数多，通过核孔复合体使细胞核与细胞质进行物质交换

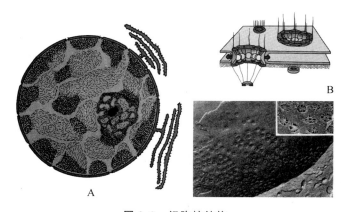

图2-9　细胞核结构
A. 电镜结构模式图；B. 核孔复合体模式图；C. 核孔复合体冷冻蚀刻扫描电镜像

2. 染色质 （chromatin）（图 2-10）

分 类	光镜下	电镜下	定义和化学组成特点
	细胞间期的细胞核内易被碱性染料着色的物质	由颗粒或细丝组成	由 DNA、组蛋白、非组蛋白组成
常染色质	HE 染色时，细胞核内着色浅淡的部分	呈稀疏状，电子密度低的透明区	核内合成 RNA 的部分表示细胞功能活跃
异染色质	HE 染色时，着色深，呈强嗜碱性	极为浓密，电子密度高	是功能静止的部分

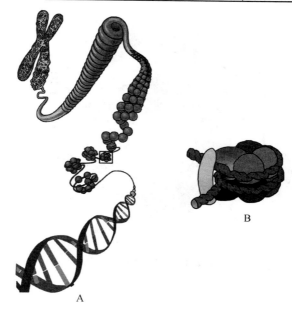

图 2-10 染色体、染色质和核小体结构模式图
a. 染色体、染色质和核小体关系模式图；b. 放大的核小体中组蛋白和 DNA 关系模式图

3. 染色体 （chromosome）（图 2-10）

定 义	分类及数量	特 点
是细胞在有丝分裂或减数分裂过程中由染色质（主要是 DNA 分子）超螺旋化而成的棒状结构	常染色体（euchromosome）：44 条 性染色体（sex-chromosome）：2 条	● 染色体数为二倍体，46 条 ● 基本结构单位是由 DNA 分子和相关蛋白质组装而成的扁圆球形小体 ● 在男性，体细胞核型是 46，XY，而女性是 46，XX
染色质和染色体实际是细胞周期中同一种物质不同功能状态		

4. 核仁 （nucleolus）

形态特点	功 能
● 细胞核内的圆形小体，无单位膜包裹 ● 因含 rRNA 而具有嗜碱性 ● 蛋白质合成旺盛的细胞，核仁大而多	合成 rRNA 和组装核糖体的前体

5．核基质

组 成	特 点	功 能
核液	含水、离子和酶等无形成分	对细胞核结构有支持作用
核骨架（nuclear skeleton）	由多种蛋白质形成的三维纤维网架结构	

四、细胞周期

细胞周期（cell cycle）指细胞从上一次分裂结束始至下一次分裂完成止所经历的全过程。分为分裂间期和分裂期（图 2-11）。

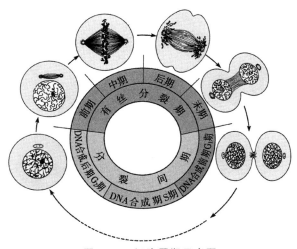

图 2-11 细胞周期示意图

（一）分裂间期

分裂间期（interphase）是细胞生长的过程，又分为 DNA 合成前期（G_1）、DNA 合成期（S）和 DNA 合成后期（G_2）。

分裂间期	主要特点
DNA 合成前期 G_1 期	早期主要是合成大量 RNA 及各种蛋白质。G_1 期后期，主要合成 DNA 复制相关酶类及进入 S 期所需的相关蛋白等
DNA 合成期 S 期	8～12 小时，主要合成 DNA 和蛋白质。DNA 复制后，含量增加 1 倍，使体细胞的 DNA 成为 4 倍体。同时还合成组蛋白和进行中心粒的复制
DNA 合成后期 G_2 期	2～4 小时。中心粒复制结束，形成两个中心体，合成有丝分裂所需的 RNA、蛋白质等

（二）分裂期（M 期）

细胞分裂（cell division）方式有 3 种，即有丝分裂（mitosis）、无丝分裂（amitosis）和减数分裂（meiosis）。

1．有丝分裂　是细胞主要的分裂方式，历经前、中、后、末期。是连续的变化过程。由一个母细胞分裂成 2 个子细胞。一般需要 1～2 小时（图 2-12）。

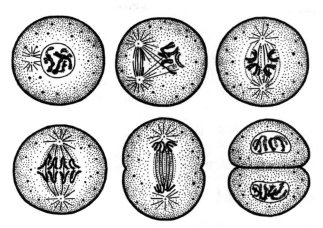

图 2-12 细胞有丝分裂模式图

分裂方式	主要特点
前期（prophase）	染色质形成染色体。中心粒开始移向细胞的两极，形成纺锤体。核仁与核被膜逐渐消失
中期（metaphase）	细胞变为球形，核仁和核被膜完全消失。染色体移到细胞的赤道板，从纺锤体发出的微管附着于每一个染色体的着丝点上
后期（anaphase）	由于纺锤体微管的活动，着丝点纵裂，每个染色体的两个染色单体分开，并向相反的方向移动，接近中心体，染色单体分为两组。细胞逐渐拉长，在赤道板处的细胞膜缩窄，细胞呈亚铃形
末期（telophase）	染色单体解螺旋，重新出现染色质丝和核仁。内质网形成核被膜；细胞赤道板的缩窄加深，最后分裂为两个 2 倍体的子细胞

2．减数分裂只发生在生殖细胞。

主要特点	细胞进行一次 DNA 的复制后，要连续进行两次细胞分裂
结果	子细胞中染色体数目比亲代细胞减少一半，故称为减数分裂期
染色体数	成熟生殖细胞内为 23 条，称为单倍体细胞

3．无丝分裂　又称为直接分裂。

分裂方式	较简单，如肝细胞、肾小管上皮细胞等
特点	● 在无丝分裂中，核膜、核仁不消失 ● 分裂开始时，细胞核变长，中央凹陷，呈哑铃形，细胞核与细胞一分为二，形成两个子细胞 ● 若细胞质为分开，则形成双核（图 2-13）

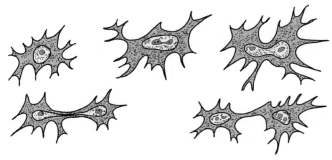

图 2-13 细胞无丝分裂模式图

轻松记忆

【细胞结构及功能】

结构功能靠细胞，种类形态真不少。
外膜内核中间质，各自功能本领高。
膜是城墙搞运输，质中胞器功能多。
核像司令遗传物，指挥全体中间坐。

【细胞器的结构及功能】

提供能量线粒体，双膜包裹椭圆形。

无膜颗粒核糖体，合成蛋白有功绩。
扁囊粗面内质网，合成输出蛋白质。
加工全靠高尔基，大泡小泡扁囊形。
还有滑面内质网，分支管泡功能多。
有膜包裹溶酶体，消化异物和垃圾。
过氧化物能解毒，参与分裂中心体。
微丝微管中间丝，作为骨架在胞质。

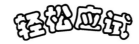

轻松应试

一、填空题

1. 电镜下，细胞膜分 3 层结构，其中电子密度高的"暗"层是_____和_____层，电子密度低的"亮"层是_____层，这 3 层膜结构又称为_____。

2. 细胞膜化学结构的公认学说是：_____，其包括_____、_____和_____。

3. 细胞膜物质转运形式有_____、_____和_____ 3 种。

4. 细胞质内包涵物有_____、_____和_____。

5. 细胞质内含有各种功能的细胞器，其中_____合成结构蛋白质；_____合成输出蛋白质；_____具有蛋白质加工厂的称号；_____能够产生能量；_____具有消化功能；_____具有解毒作用。

6. 请写出 3 种滑面内质网功能：_____、_____和_____。

7. 参与形成细胞骨架结构的细胞器有_____、_____和_____ 3 种。

8. 细胞间期核内易被碱性染料着色的物质称为_____，其中功能活跃部分着色浅，称为_____，着色深呈强嗜碱性部分称为_____。

9. 细胞周期可分为两个阶段，分别为_____和_____，前者又分为_____、_____和_____。后者根据细胞分裂方式又分为 3 种，即_____、_____和_____。

二、选择题

【A 型题】

1. 人体细胞膜的厚度一般为
   A. 50～80μm，在光镜下可分辨
   B. 50～100nm，在光镜下可分辨
   C. 5～20μm，在光镜下可分辨
   D. 5～10nm，在光镜下可分辨
   E. 7～10nm，在光镜下不可分辨

2. 遗传物质存在于哪一种结构中
　A. 核仁及染色质
　B. 核仁及核液
　C. 核膜及核液
　D. 核染色质或染色体
　E. 核膜及核仁

3. 人体正常染色体数目为
　A. 44 对常染色体，一对性染色体
　B. 22 对常染色体，一对性染色体
　C. 22 对常染色体，一对 Y 染色体
　D. 23 对常染色体，一对 X 染色体
　E. 23 对常染色体，一对性染色体

4. 在细胞分裂间期，光镜下可见细胞核内呈嗜碱性团块是
　A. 常染色质
　B. 常染色质和异染色质
　C. 异染色体
　D. 异染色质
　E. 性染色体

5. 由高尔基复合体新形成、其内不含作用物的溶酶体称为
　A. 次级溶酶体
　B. 初级溶酶体
　C. 过氧化物酶体
　D. 残余体
　E. 包含物

6. 若细胞内滑面内质网丰富，则表明
　A. 合成分泌蛋白质功能旺盛
　B. 合成脱氧核糖核酸功能旺盛
　C. 合成类固醇激素功能旺盛
　D. 合成溶酶体酶功能旺盛
　E. 合成粘多糖功能旺盛

7. DAN 的复制发生在细胞周期的哪个期
　A. G_1 期
　B. G_0 期
　C. S 期
　D. M 期
　E. G_2 期

8. 下列哪一种物质或结构不属于细胞内包含物
　A. 糖原颗粒
　B. 分泌颗粒
　C. 脂滴

D. 色素颗粒
　E. 溶酶体

9. 核仁逐渐解体，核膜逐渐消失发生在有丝分裂的
　A. 前期
　B. 中期
　C. 后期
　D. 末期
　E. 间期

10. 细胞中与有丝分裂有关的细胞器是
　A. 溶酶体
　B. 线粒体
　C. 高尔基复合体
　D. 中心体
　E. 内质网

11. 哪个是癌细胞的生长特征
　A. 细胞萎缩，新陈代谢速度减慢
　B. 细胞无限增长，失去控制
　C. 细胞仍具有发育的潜能
　D. 细胞内的色素逐渐累积
　E. G1 期细胞暂不转入 S 期

12. 抗癌药物的药效对肿瘤细胞哪期最敏感
　A. S 期
　B. 休止期
　C. 不增殖期
　D. 增殖期
　E. G2 期

13. 光镜下，HE 染色呈嗜碱性的细胞器是
　A. 粗面内质网和核糖体
　B. 高尔基复合体和溶酶体
　C. 线粒体和微体
　D. 滑面内质网和微丝
　E. 溶酶体和微管

14. 下列结构中含大量水解酶的细胞器是
　A. 高尔基复合体
　B. 微体
　C. 线粒体
　D. 中心体
　E. 溶酶体

15. 请指出下列描述错误的是
　A. 核糖体和高尔基复合体参与输出蛋白的合成

B. 粗面内质网和高尔基复合体参与输出蛋白的合成

C. 肿瘤、休克等疾病的发生均与溶酶体

有关

D. 高尔基复合体具有浓缩溶酶体酶作用

E. 微体具有解毒作用

【B 型题】

(16～20题共用备选答案)

　　A. 中心粒

　　B. 线粒体

　　C. 微体

　　D. 溶酶体

　　E. 游离核糖体

16. 参与蛋白质的合成

17. 与纤毛、鞭毛的形成有关

18. 内含多种水解酶

19. 与细胞有丝分裂有关

20. 富含多种氧化酶

(21～25题共用备选答案)

　　A. 粗面内质网

　　B. 滑面内质网

　　C. 中心粒

　　D. 微管

　　E. 次级溶酶体

21. 合成分泌蛋白质旺盛的细胞内,含有丰富的

22. 合成类固醇激素旺盛的细胞内,含有丰富的

23. 中心体内含有

24. 内含水解酶、底物及消化后的产物

25. 是细胞骨架的主要成分

(26～30题共用备选答案)

　　A. 染色体浓缩;核仁、核膜开始消失

　　B. 浓缩的染色体排列到赤道板上

　　C. 染色单体分离,子染色体移至细胞的两极

　　D. 进行 DNA 复制和蛋白质合成

　　E. 染色体数目从二倍体(2n)减到单倍体(n)

26. 有丝分裂前期

27. 减数分裂

28. 有丝分裂后期

29. S 期

30. 有丝分裂中期

【X 型题】

31. 参与细胞的消化和解毒的细胞器有

　　A. 溶酶体

　　B. 高尔基复合体

　　C. 中心体

　　D. 微体

　　E. 线粒体

32. 下列哪些结构属于细胞器

　　A. 分泌颗粒

　　B. 核糖体

　　C. 溶酶体

　　D. 内质网

　　E. 线粒体

33. 有关细胞骨架的描述正确的有

　　A. 主要由微管、微丝及中间丝组成

　　B. 微管是装配成中空直管

　　C. 微丝为纤维状肌动蛋白丝

　　D. 中间丝直径介于微管与微丝之间而得名

　　E. 细胞骨架均与细胞的有丝分裂密切相关

34. 有关线粒体的结构描述中,正确的有

　　A. 是由内、外两层单位膜所构成的椭圆形小体

　　B. 为细胞提供能量的"动力站"

　　C. 其形态、数目随细胞种类不同而异

　　D. 是蛋白质合成的场所

　　E. 光镜下呈杆状、颗粒状或椭圆形

35. 下列结构与维持细胞的形态有关的有

　　A. 细胞膜

　　B. 微丝

　　C. 中间丝

　　D. 微管

E．微体

36．与酶原颗粒的形成**无关**的细胞器有
    A．溶酶体
    B．线粒体
    C．高尔基复合体
    D．粗面内质网
    E．滑面内质网

37．与合成分泌类固醇激素有关的细胞器有
    A．高尔基复合体
    B．粗面内质网
    C．滑面内质网
    D．线粒体
    E．溶酶体

38．具有很强增殖能力的细胞是
    A．神经细胞
    B．骨髓细胞
    C．肌细胞
    D．红细胞
    E．干细胞

39．人类体细胞染色体描述正确的是
    A．44 条常染色体和 2 条性染色体
    B．男性体细胞核型 46，XY

C．女性体细胞核型 46，XX
D．男性生殖细胞核型 23，X，或 23Y
E．女性生殖细胞核型 23，XX

40．细胞增殖周期分为分裂间期和分裂期，请问分裂间期为
    A．G_1
    B．G_2
    C．G_0
    D．M
    E．S

41．细胞膜与外界进行物质交换的方式有
    A．被动扩散
    B．主动转运
    C．胞吞作用
    D．胞吐作用
    E．信息转导

42．电镜下，膜被结构的细胞器有
    A．线粒体
    B．内质网
    C．核糖体
    D．溶酶体
    E．微体

三、名词解释

1．单位膜（定义）
2．细胞器（定义、举例）
3．异染色质（定义、染色特点）
4．细胞周期（定义）

四、问答题

1．试述内质网的种类、电镜下结构特点和各自主要功能。
2．试述线粒体的结构和主要功能。
3．试述与蛋白质合成有关的细胞器结构和功能。
4．试述染色质的化学成分、组成、分类和光镜结构特。

选择题参考答案

A 型题：
1．E   2．D   3．B   4．D   5．B   6．C   7．C   8．E   9．A   10．D
11．B   12．D   13．A   14．E   15．A

B 型题：
16．E   17．A   18．D   19．A   20．C   21．A   22．B   23．C   24．E   25．D
26．A   27．E   28．C   29．D   30．B

X型题：

31. AD   32. BCDE   33. ABCD   34. ABCE   35. ABCD   36. ABE

37. CD   38. BE   39. ABCD   40. ABE   41. ABCD   42. ABDE

（任明姬　耿世佳）

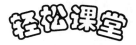

一、上皮组织的概念

上皮组织由密集排列的上皮细胞和极少量的细胞外基质组成。

二、上皮组织的特点

1. 上皮细胞密集，细胞外基质极少。
2. 上皮细胞具有明显的极性（polarity）。上皮细胞朝向身体的表面或有腔器官的腔面，称为游离面；与游离面相对，朝向深部结缔组织的另一面，称为基底面；而上皮细胞之间的连接面则为侧面。
3. 上皮内大都无血管。
4. 上皮组织内含有丰富的感觉神经末梢。

三、上皮组织的功能

具有保护、吸收、分泌和排泄等功能。

四、上皮组织的分类

上皮组织可分为被覆上皮、腺上皮、感觉上皮、生殖上皮、肌上皮等。

（一）被覆上皮

被覆上皮（covering epithelium）覆盖于身体表面，衬贴在体腔或有腔器官内表面。根据其构成细胞的层数和细胞（或表层细胞）在垂直切面上的形状进行分类。被覆上皮的分类、结构特点及分布如表 3-1 所示。

（二）腺上皮和腺

● 腺上皮（glandular epithelium）是由腺细胞组成的、以分泌功能为主的上皮。
● 腺（gland）是以腺上皮为主要成分的器官。
➢ 有的腺分泌物经导管排至体表或器官腔内，称为外分泌腺（exocrine gland），如汗腺、胃腺等。
➢ 有的腺没有导管，分泌物释入血液，称为内分泌腺（endocrine gland），如甲状腺、肾上腺等。
● 外分泌腺的结构：
➢ 分泌部：
一般由一层腺细胞组成，中央有腔。泡状和管泡状的分泌部常称为腺泡（acinus）。

表 3-1 被覆上皮的分类、结构特点及分布

		结构特点	主要分布
单层上皮	单层扁平上皮	由一层扁平细胞组成。从表面观察，细胞呈不规则形或多边形，细胞核椭圆形，位于细胞中央，细胞边缘呈波浪状，互相嵌合。从垂直切面观察，细胞扁薄，细胞质很少，含细胞核的部分略厚（图 3-1）	内皮： 　心、血管和淋巴管腔面 间皮： 　胸膜、腹膜和心包膜表面 其他： 　肺泡上皮和肾小囊壁层的上皮
	单层立方上皮	由一层近似立方形的细胞组成。从表面观察，细胞呈六角形或多角形；从垂直切面观察，细胞呈立方形，细胞核圆形、居中（图 3-2）	肾小管上皮
	单层柱状上皮	由一层棱柱状细胞组成。从表面观察，细胞呈六角形或多角形；从垂直切面观察，细胞为柱状，细胞核长椭圆形，常位于细胞近基底部（图 3-3）	胃肠、胆囊和子宫等腔面
	假复层纤毛柱状上皮	由柱状细胞、杯状细胞、梭形细胞和锥形细胞组成。柱状细胞最多，表面有大量纤毛。细胞形态不同，高矮不一，细胞核的位置不在同一水平上，但基底部均附着于基膜上（图3-4）	呼吸管道等腔面
复层上皮	复层扁平上皮	由多层细胞组成。从垂直切面观察，紧靠基膜的一层基底细胞为矮柱状，具有增殖分化能力。基底层以上是数层多边形细胞，再上为几层梭形或扁平细胞。最表层的扁平细胞已退化，逐渐脱落（图 3-5）	未角化的复层扁平上皮： 　口腔和食管等腔面 角化的复层扁平上皮： 　皮肤表皮
	复层柱状上皮	由数层细胞组成。其深部为一层或几层多边形细胞，浅部为一层排列较整齐的矮柱状细胞	结膜、男性尿道和一些腺的大导管处
	变移上皮	分为表层细胞、中间层细胞和基底细胞。细胞层数和形状可随器官的空虚与扩张状态而变化。如膀胱空虚时，上皮变厚，细胞层数较多，细胞呈大立方形；膀胱充盈扩张时，上皮变薄，细胞层数减少，细胞呈扁梭形（图 3-6）。其表层细胞大而厚，称为盖细胞	排尿管道

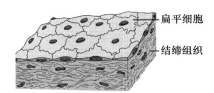

图 3-1 单层扁平上皮立体结构模式图

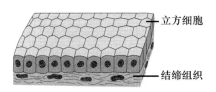

图 3-2 单层立方上皮立体结构模式图

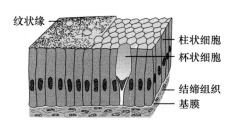

图 3-3 单层柱状上皮立体结构模式图

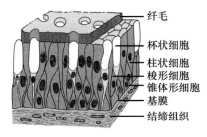

图 3-4 假复层纤毛柱状上皮立体结构模式图

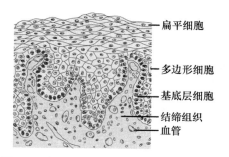
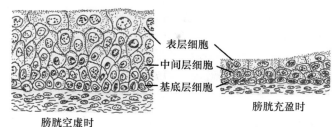

图 3-5　复层扁平上皮切面光镜结构模式图　　　　**图 3-6　变移上皮光镜结构模式图（膀胱）**

膀胱空虚时　　膀胱充盈时

　　　　　　　　浆液性腺泡：由浆液性细胞组成。
腺泡 ｛ 黏液性腺泡：由黏液性细胞组成。
　　　　　　　　混合性腺泡：由浆液性细胞和黏液性细胞共同组成。

➤ 导管：直接与分泌部通连，由单层或复层上皮构成，可将分泌物排至体表或器官腔内。腺的导管还具有吸收水和电解质及排泄作用。

● 外分泌腺的分类（图 3-7）：

➤ 根据导管有无分支可分为单腺（simple gland）和复腺（compound gland）。

➤ 分泌部的形状为管状、泡状或管泡状。因此，可将外分泌腺的形态分为单管状腺、复泡状腺和复管状腺等。

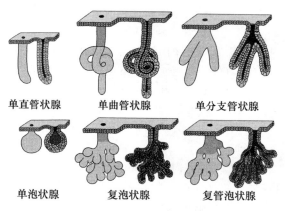

单直管状腺　　单曲管状腺　　单分支管状腺

单泡状腺　　复泡状腺　　复管泡状腺

图 3-7　几种外分泌腺结构模式图

五、上皮细胞的特化结构

（一）上皮细胞的游离面 ｛ 微绒毛 / 纤毛

1. 微绒毛（microvillus）

● 是上皮细胞游离面的细胞膜和细胞质伸出的微细指状突起。

● 绒毛轴心的细胞质中有许多纵行的微丝（microfilament）。微丝上端伸到微绒毛顶部，下端插入细胞质中并附着于此处细胞质的终末网（terminal web）。

● 微绒毛使细胞的表面积显著增大，有利于细胞的吸收功能。

2. 纤毛（cilium）

● 是上皮细胞游离面的细胞膜和细胞质伸出的较长突起。

- 电镜下可见纤毛表面有细胞膜，内为细胞质，其中有纵向排列的微管。
- 具有向一定方向节律性摆动的能力。

（二）上皮细胞的侧面 $\left\{\begin{array}{l}\text{紧密连接}\\\text{中间连接}\\\text{桥粒}\\\text{缝隙连接}\end{array}\right.$

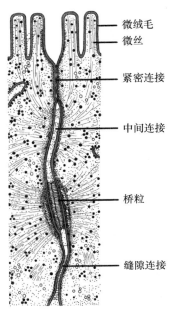

图 3-8　单层柱状上皮的微绒毛
与细胞连接电镜结构模式图

1. 紧密连接（tight junction）
- 位于细胞的侧面顶端（图 3-8）。
- 在超薄切片上，此处相邻细胞膜形成 2～4 个点状融合，融合处细胞间隙消失，非融合处有极窄的细胞间隙。
- 紧密连接可阻挡物质穿过细胞间隙，具有屏障作用。

2. 中间连接（intermediate junction）
- 多位于紧密连接下方（图 3-8）。
- 相邻细胞之间有 15～20nm 的间隙，内有中等电子密度的丝状物连接相邻细胞膜。细胞膜的细胞质内面有薄层致密物质和微丝附着，微丝组成终末网。
- 中间连接有黏着、保持细胞形状和传递细胞收缩力的作用。

3. 桥粒（desmosome）
- 位于中间连接的深部（图 3-8）。
- 细胞间隙宽 20～30nm，其中有低密度的丝状物，间隙中央有一条中间线，由丝状物质交织而成。细胞膜的细胞质面有附着板，细胞质内的角蛋白丝附着于板上，并常折成袢状返回细胞质，起固定和支持作用。
- 桥粒是一种很牢固的细胞连接，在易受摩擦的皮肤、食管等部位的复层扁平上皮中尤其发达。

4. 缝隙连接（gap junction）
- 连接处相邻细胞膜高度平行，细胞间隙约 3nm，内有许多间隔大致相等的连接点（图 3-8）。相邻两细胞的细胞膜中有许多分布规律的柱状颗粒，每个颗粒中央有管腔。相邻两细胞膜中的颗粒彼此相接，管腔也连通，成为细胞间直接交通的管道。
- 可以传递化学信息和电冲动。

以上四种细胞连接中，相邻细胞之间只要有两种或两种以上的连接同时存在，则称为连接复合体（junctional complex）。

（三）上皮细胞的基底面 $\left\{\begin{array}{l}\text{基膜}\\\text{质膜内褶}\\\text{半桥粒}\end{array}\right.$

1. 基膜（basement membrane）
- 是上皮细胞基底面与深部结缔组织之间共同形成的薄膜（图 3-9）。
- 基膜由基板和网板所构成。

➤ 基板由上皮细胞分泌产生，主要成分有层黏连蛋白、Ⅳ型胶原蛋白和硫酸肝素蛋白多糖等。可分为两层，电子密度低的、紧贴上皮细胞基底面的一薄层为透明层，其下面电子密度高、较厚的为致密层。

> 网板由结缔组织的成纤维细胞分泌产生，主要成分为网状纤维和基质，有时可有少许胶原纤维。
- 基膜的作用
> 具有支持、连接和固着作用。
> 是半透膜，有利于上皮细胞与深部结缔组织进行物质交换。
> 还能引导上皮细胞移动，影响细胞的增殖和分化。

2. 质膜内褶
- 是上皮细胞基底面的细胞膜折向细胞质所形成的许多内褶（图 3-10）。
- 内褶间的细胞质内含有与其平行的长线粒体。
- 主要见于肾小管。
- 扩大了细胞基底部的表面积，有利于水和电解质的迅速转运。

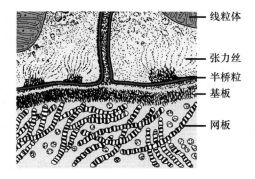

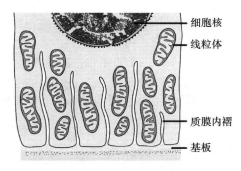

图 3-9　基膜与半桥粒电镜结构模式图　　　　图 3-10　质膜内褶电镜结构模式图

3. 半桥粒
- 位于上皮细胞基底面。
- 为桥粒结构的一半，质膜内也有附着板，张力细丝附着于板上，折成袢状返回细胞质。
- 主要作用是将上皮细胞固着在基膜上。

轻松记忆

【上皮组织分类及功能】

上皮主要有两种，被覆上皮腺上皮。
被覆可分单复层，扁平立方和柱形。
气管上皮假复层，膀胱上皮可移行。
被衬机体内外表，保护吸收离不了。
分泌为主腺上皮，构成器官即称腺。
腺泡导管外分泌，浆液黏液运出去。
腺无导管内分泌，激素便是其产物。
通过血液游全身，调控生理显神通。

【上皮组织特点】

上皮细胞多密集，极少细胞外基质。

基底游离显极性，上下颠倒可不行。
上皮组织无血管，神经末梢却满布。
营养物质靠谁送，结缔组织血管供。

【上皮组织特殊结构】

游离面上有两毛，功能各异立功劳。
小肠上皮微绒毛，扩大面积吸收好。
气管上皮有纤毛，定向摆动如清扫。
细胞侧面更稀奇，特有连接复合体。
紧密连接设屏障，中间连接黏合状。
桥粒更像钉耙钉，缝隙连接信息通。
基底面上有基膜，扩大面积靠内褶。
半桥粒来作固定，上皮细胞才稳定。

轻松应试

一、填空题

1. 上皮组织的主要特点是上皮细胞_____排列，细胞外基质_____。上皮细胞呈现出明显的_____。上皮内大都无_____。上皮组织内可含有丰富的_____。

2. 根据构成上皮组织的细胞层数，被覆上皮可分为_____和_____两类。

3. 衬贴在_____腔面的单层扁平上皮称为内皮。分布在_____表面的单层扁平上皮称为间皮。

4. 假复层纤毛柱状上皮由_____细胞、_____细胞、_____细胞和_____细胞组成。

5. 根据浅层细胞是否角化，复层扁平上皮又可分为_____和_____两类。

6. 变移上皮分为_____细胞、_____细胞和_____细胞。细胞_____和_____可随器官的空虚与扩张状态而变化。

7. 上皮细胞的游离面，常可见有_____和_____两种特化结构。上皮细胞的基底面可见_____、_____和_____特化结构。

8. 上皮细胞的侧面可见_____、_____、_____和_____四种细胞连接。

9. 微绒毛是上皮细胞游离面的_____和_____伸出的微细指状突起。微绒毛轴心的胞质中有许多纵行的_____。

10. 纤毛是上皮细胞游离面的_____和_____伸出的较长突起。电镜下可见纤毛表面有_____，内为_____，其中有纵向排列_____。

11. 上皮细胞基底面与深部结缔组织之间共同形成的薄膜称为_____，其由靠近上皮的_____和与结缔组织相连的_____所构成。

12. 腺上皮是由_____组成，是以_____功能为主的上皮。以_____为主要成分构成的器官称为腺。有的腺的分泌物经导管排至体表或器官腔内，这种腺称为_____，有的腺没有导管，称为_____。

13. 外分泌腺一般由_____和_____两部分组成。

14. 外分泌腺中，泡状和管泡状的分泌部常称为腺泡，分为_____、_____和_____。

二、选择题

【A 型题】

1. 变移上皮分布于
   A. 气管
   B. 食管
   C. 膀胱
   D. 结肠
   E. 空肠

2. 杯状细胞常见于
   A. 单层扁平上皮
   B. 单层柱状上皮
   C. 复层扁平上皮
   D. 单层立方上皮
   E. 变移上皮

3. 内皮衬贴于
   A. 气管
   B. 食管
   C. 膀胱

D. 血管

E. 肾小管

4. 纤毛的内部有

    A. 微丝

    B. 微管

    C. 中间丝

    D. 张力丝

    E. 角蛋白丝

5. 具有屏障作用的细胞连接是

    A. 桥粒

    B. 缝隙连接

    C. 中间连接

    D. 紧密连接

    E. 通讯连接

6. 下列哪项**不是**细胞侧面的细胞连接

    A. 桥粒

    B. 半桥粒

    C. 中间连接

    D. 紧密连接

    E. 缝隙连接

7. 下列哪项细胞连接又称为通讯连接

    A. 桥粒

    B. 缝隙连接

    C. 中间连接

    D. 紧密连接

    E. 半桥粒

8. 腺是

    A. 以腺细胞为主要成分的腺上皮

    B. 有大量分泌细胞的上皮

    C. 以腺上皮为主要成分的器官

    D. 以分泌功能为主的上皮

    E. 由分泌部和导管部组成

9. 复层扁平上皮可见于

    A. 腹膜

    B. 食管

    C. 胃

    D. 气管

    E. 小肠

10. 上皮细胞的侧面可见

    A. 桥粒

    B. 半桥粒

    C. 质膜内褶

    D. 基膜

    E. 微绒毛

11. 上皮组织的特点**不包括**

    A. 细胞密集排列

    B. 细胞有极性

    C. 细胞外基质极少

    D. 上皮组织内大都有丰富的感觉神经
       末梢

    E. 上皮组织内大都有血管

12. 假复层纤毛柱状上皮分布于

    A. 气管

    B. 食管

    C. 膀胱

    D. 结肠

    E. 空肠

13. 间皮分布于

    A. 气管

    B. 食管

    C. 心包膜

    D. 肾小管

    E. 血管

14. 微绒毛轴心的胞质中有许多纵行的

    A. 微丝

    B. 微管

    C. 中间丝

    D. 张力丝

    E. 角蛋白丝

15. 上皮细胞的基底面可见

    A. 桥粒

    B. 紧密连接

    C. 纤毛

    D. 基膜

    E. 微绒毛

【B 型题】

(16～20 题共用备选答案)

    A. 间皮

B. 单层立方上皮

C. 单层柱状上皮

D. 假复层纤毛柱状上皮

E. 内皮

16. 衬贴在心、血管和淋巴管腔面的是

17. 分布在胸膜、腹膜和心包膜表面的是

18. 分布在肾小管、甲状腺滤泡等处的是

19. 分布在呼吸管道内表面的是

20. 分布在胃、肠、胆囊等处的是

（21～24题共用备选答案）

A. 角化的复层扁平上皮

B. 变移上皮

C. 未角化的复层扁平上皮

D. 复层柱状上皮

E. 单层扁平上皮

21. 分布在口腔和食管等腔面的是

22. 分布在皮肤表皮的是

23. 分布在结膜、男性尿道等处的是

24. 分布于排尿管道的是

（25～29题共用备选答案）

A. 质膜内褶

B. 微绒毛

C. 纤毛

D. 半桥粒

E. 基膜

25. 是上皮细胞游离面的细胞质和细胞膜伸出的微细指状突起，使细胞表面积显著增大

的是

26. 是上皮细胞游离面的细胞质和细胞膜伸出的较长突起，具有向一定方向节律性摆动的能力的是

27. 是上皮细胞基底面与深部结缔组织之间共同形成的薄膜，具有支持、连接和固着等作用的是

28. 是上皮细胞基底面的细胞膜折向细胞质所形成的许多内褶，扩大了细胞基底面的表面积的是

29. 位于上皮细胞基底面，主要作用是将上皮细胞固着在基膜上的是

（30～33题共用备选答案）

A. 缝隙连接

B. 中间连接

C. 紧密连接

D. 桥粒

E. 微绒毛

30. 可以阻挡物质穿过细胞间隙，具有屏障作用的是

31. 具有黏着、保持细胞形状和传递细胞收缩力的作用的是

32. 起固定和支持作用，是一种很牢固的细胞连接的是

33. 可以传递化学信息和电冲动的是

【X型题】

34. 上皮组织的特点是

A. 上皮细胞密集

B. 细胞外基质极少

C. 上皮细胞具有明显的极性

D. 上皮内大都无血管

E. 上皮组织内可有丰富的感觉神经末梢

35. 单层扁平上皮可以分布在

A. 心、血管和淋巴管腔面

B. 胸膜、腹膜和心包膜表面

C. 肾小管、甲状腺滤泡等

D. 肺泡上皮和肾小囊壁层

E. 胃、肠、胆囊等处

36. 位于上皮细胞侧面的特化结构包括

A. 紧密连接

B. 质膜内褶

C. 半桥粒

D. 微绒毛

E. 缝隙连接

37. 位于上皮细胞游离面的特化结构包括

A. 纤毛

B. 质膜内褶

C. 桥粒

D. 微绒毛

E. 缝隙连接

38. 位于上皮细胞基底面的特化结构包括

A. 纤毛

B. 质膜内褶

C. 基膜

D. 微绒毛

E. 半桥粒

39. 复层扁平上皮可以分布在
   A. 心、血管和淋巴管腔面
   B. 胸膜、腹膜和心包膜表面
   C. 肾小管、甲状腺滤泡等
   D. 皮肤表皮
   E. 口腔和食管等腔面

40. 假复层纤毛柱状上皮细胞包括
   A. 柱状细胞
   B. 杯状细胞
   C. 梭形细胞
   D. 扁平细胞
   E. 锥形细胞

三、名词解释

1. 内皮（定义）
2. 间皮（定义）
3. 微绒毛（定义、结构、功能）

4. 纤毛（定义、结构、功能）
5. 连接复合体（定义）
6. 基膜（定义、结构、功能）

四、问答题

1. 试述上皮组织的特点。
2. 简述被覆上皮的分类及分布。
3. 试述上皮细胞游离面的特化结构和功能。
4. 试述上皮细胞侧面的特化结构和功能。
5. 试述上皮细胞基底面的特化结构和功能。

选择题参考答案

A 型题：

1. C　 2. B　 3. D　 4. B　 5. D　 6. B　 7. B　 8. C　 9. B　 10. A
11. E　 12. A　 13. C　 14. A　 15. D

B 型题：

16. E　 17. A　 18. B　 19. D　 20. C　 21. C　 22. A　 23. D　 24. B　 25. B
26. C　 27. E　 28. A　 29. D　 30. C　 31. B　 32. D　 33. A

X 型题：

34. ABCDE　　35. ABD　　36. AE　　37. AD　　38. BCE　　39. DE　　40. ABCE

（李金茹　刘　皓）

第 4 章　结缔组织

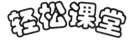

广义结缔组织的分类：
- 固有结缔组织（connective tissue proper）
- 软骨
- 骨
- 血液

狭义结缔组织即固有结缔组织的分类：
- 疏松结缔组织
- 致密结缔组织
- 脂肪组织
- 网状组织

一、疏松结缔组织

疏松结缔组织（loose connective tissue）是最典型的结缔组织，又称为蜂窝组织（areolar tissue）。

组成	由分散分布的、多种细胞和大量细胞间质构成
分布	广泛分布在各种器官结构的组织之间，甚至部分组织的细胞之间
功能	支持、连接、防御、保护、修复

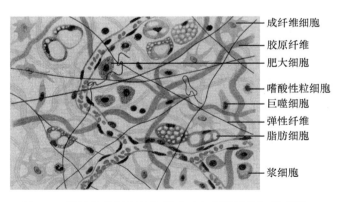

图 4-1　疏松结缔组织结构组成（大网膜铺片）模式图

成纤维细胞
胶原纤维
肥大细胞
嗜酸性粒细胞
巨噬细胞
弹性纤维
脂肪细胞
浆细胞

（一）细胞

细胞（cell）包括成纤维细胞、巨噬细胞、浆细胞、肥大细胞、脂肪细胞、未分化细胞和各种白细胞（图 4-1）。

1. 成纤维细胞（fibroblast）根据功能活性状态不同，又分为：
- ◆ 活跃的成纤维细胞
- ◆ 不活跃的成纤维细胞，又称纤维细胞 } 在一定的功能状态下可互相转化

（1）活跃的成纤维细胞：
- 是疏松结缔组织的主要细胞。
- 数量多，分布广。
- 形态结构特征：

光镜下		电镜下	
细胞体	较大，多突的扁平星状或扁平梭状	细胞质内含	粗面内质网和游离核糖体丰富
细胞核	单个，偏于一侧或居中，呈椭圆形、大、染色浅，核仁明显		高尔基复合体发达
细胞质	较多，较均匀，弱嗜碱性		细胞周边近细胞膜处有微丝和微管

- 功能：分泌多种蛋白质来参予纤维和基质的构建。
（2）纤维细胞（firocyte）：
- 形态结构特征（图4-2）：

光镜下		电镜下内含	
细胞体	较小，长梭形	细胞质内含	粗面内质网少
细胞核	单个，居中，个小，染色深		高尔基复合体不发达
细胞质	较少，弱嗜酸性		细胞周边近细胞膜处有微丝和微管

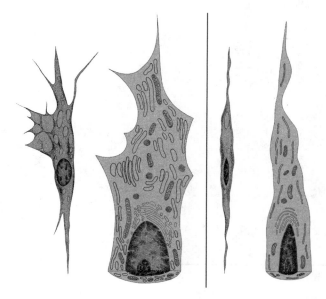

图4-2 成纤维细胞（左）和纤维细胞（右）光镜、电镜结构模式图

2. 巨噬细胞 巨噬细胞（macrophage）也称为组织细胞（histiocyte）。
- 数量多，分布广，具有活跃的吞噬功能。
- 形态结构特征（图4-3）：

光镜下		电镜下	
细胞体	形态多样，常为圆形、椭圆形或不规则形功能活跃时，可伸出伪足而呈多突形	细胞表面	许多皱褶、小泡和微绒毛
		细胞质内含	大量的溶酶体、吞噬体、吞饮小泡和残余体
细胞核	单个，较小，呈圆形或椭圆形，染色较深		近细胞膜附近有较多的微丝和微管
细胞质	较丰富，功能活跃时内含许多颗粒或空泡		高尔基复合体比较发达，少量的粗面内质网和线粒体等

- 功能：
  > 变形运动和趋化性。
  > 吞噬功能：
  ◇ 当注射异物或活体染料（台盼蓝或墨汁）入动物体内时，可见巨噬细胞的细胞质内有大量被吞入的染料颗粒。
  ◇ 属于单核吞噬细胞系统的成员。
  > 参与免疫应答：识别、加工、处理、呈递抗原给淋巴细胞。
  > 功能：分泌干扰素、补体、白细胞介素等。
- 来源：由血液内的单核细胞迁出转化形成。

3. 浆细胞（plasma cell）：
- 形态结构特征（图4-4）：

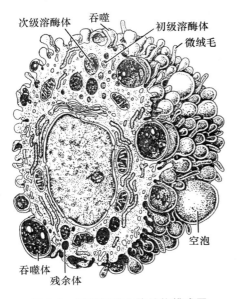

图4-3　巨噬细胞立体结构模式图

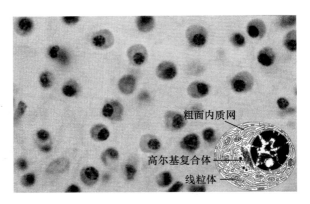

图4-4　浆细胞光镜像和电镜结构模式图

	光镜下		电镜下
细胞体	呈圆形或椭圆形		
细胞核	单个，圆形，常位于细胞一侧；染色质丰富、多聚集在细胞核周，并向核中心成辐射状排列，形似车轮状	细胞质	丰富的粗面内质网；浅染区是高尔基复合体和中心体所在部位
细胞质	呈强嗜碱性；在近细胞核处有一着色较浅而透明的区域称为核周晕		近细胞膜处有微丝和微管

- 来源：
  > 来源于血液中的B淋巴细胞。
  > 当受到抗原刺激时，B细胞发生淋巴母细胞化，进一步分化成为浆细胞。
- 功能：
  > 产生免疫球蛋白，或称为抗体。

➢ 参与机体体液免疫。

正常疏松结缔组织中，这种细胞不常见到。在慢性炎症的病灶内可见增多。

4. 肥大细胞（mast cell）

● 分布：多见于小血管周围。

● 形态结构特征（图 4-5）：

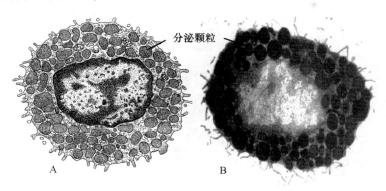

分泌颗粒

A　　　　　　　　　B

图 4-5　肥大细胞
A. 电镜结构模式图；B. 电镜像

光镜下		电镜下	
细胞体	较大，呈圆形或椭圆形	细胞质	颗粒大小不等，圆形或卵圆形，单位膜包裹，内含许多细小的微粒，呈均匀状、点阵状或指纹状分布
细胞核	单个，居中，圆形且小，染色浅		含粗面内质网和高尔基复合体
			内含白三烯
细胞质	充满粗大的嗜碱性颗粒，此颗粒具有异染性，可被甲苯胺蓝染成红紫色。颗粒折光性强，易溶于水	颗粒内化学物质及功能	颗粒内含肝素、组胺和嗜酸性粒细胞趋化因子
			以上物质在过敏反应中分别与抗凝血、扩张毛细血管、增强毛细血管通透性和使支气管平滑肌收缩或痉挛有关

● 功能：主要参与机体的过敏反应。

5. 脂肪细胞（fat cell）

● 定义：含大量脂肪滴的细胞。

● 形态结构特征（图 4-6）：

光镜下	
细胞体	大，呈球形
细胞核	呈扁圆形，居于细胞的一侧
细胞质	被压挤成一薄层，包裹脂滴。HE 染色下，细胞内的脂肪被溶解而呈空泡状

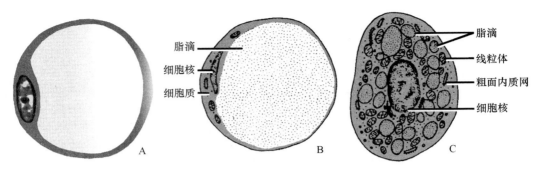

图 4-6 脂肪细胞
A. 光镜结构和；B. 单泡；C. 多泡脂肪细胞电镜结构模式图

6. 未分化间充质细胞（undifferentiated mesenchymal cell）

性质及形态	是一种原始、幼稚的细胞，在形态上很难与成纤维细胞相区分
分布	多在小血管与毛细血管的周围
功能	机体受伤修复过程中，这些细胞可在血管周围增殖、分化为成纤维细胞等多种细胞

7. 白细胞（blood cell）

分布及种类	可分布于正常疏松结缔组织中 是少量的各种白细胞，主要是淋巴细胞、嗜酸性粒细胞和单核细胞等
来源	这些细胞均来自于血液
功能	在炎症时，大量中性粒细胞可穿出血管聚集在炎症部位，具有防御、保护功能

(二) 细胞间质

疏松结缔组织的细胞间质非常丰富，由纤维和基质组成。

1. 纤维（fiber）

● 具有 3 种类型，分别为胶原纤维、弹性纤维和网状纤维。胶原纤维和弹性纤维在疏松结缔组织中交织成网，使之既有韧性，又有弹性；网状纤维主要分布在周边，具有连接固定作用。

（1）胶原纤维（collagenous fiber）：

形态结构	**光镜下**
	新鲜时呈白色，有光泽，又称为白纤维
	纤维粗细不等，直径 1～20μm，呈波浪状，常成束而分支，并吻合成网分散在基质内
	HE 染色呈嗜酸性，着浅红色
	电镜下
	由更细的（20～200nm）胶原原纤维组成，后者在纤维中平行排列，由胶状基质黏合在一起
	每根胶原原纤维可呈现出 64nm 明、暗相间的周期性横纹，它又是由原胶原蛋白分子聚合而成（图 4-7）

续表

数　　量	是结缔组织中最多的一种纤维
物理特性	具有很强的韧性，略有弹性
	抗拉力强
化学成分	为 Ⅰ 型和 Ⅲ 型胶原蛋白（简称胶原，collagen）
	主要由成纤维细胞分泌，分泌到细胞外的胶原先聚合成胶原原纤维，进而再聚合成胶原纤维（图 4-8）
分　布	在结缔组织和其他组织交界处，如在上皮下则成为基膜的网板；在神经、平滑肌、脂肪细胞和造血器官的周围等

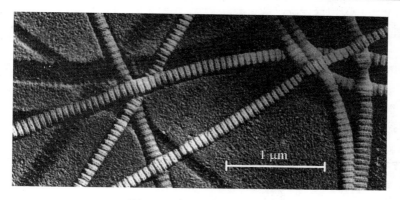

图 4-7　胶原原纤维电镜像

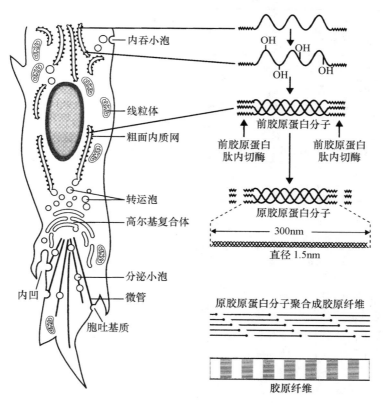

图 4-8　胶原纤维与基质形成过程示意图

（2）弹性纤维（elastic fiber）：

	光镜下	
形态结构	新鲜时呈黄色，又称黄纤维	
	较细，直径 0.2～1.0μm，纤维分支并连接成网	
	HE 染色时呈红色，折光性强	
	在醛品红或地衣红染色时显紫色或棕褐色	
	电镜下	
	该纤维由更细的微原纤维集合成小束，埋在较多的、呈均质状的弹性蛋白中	
数量	较多	
物理特性	具有很强的弹性，可以伸长达原长的 1.5 倍	
化学成分	为弹性蛋白（elastic protein）	
	主要由成纤维细胞分泌，分泌到细胞外的胶原先聚合成胶原原纤维，进而再聚合成胶原纤维（图 4-7）	
分布	在结缔组织和其他组织交界处，如在上皮下则成为基膜的网板；在神经、平滑肌、脂肪细胞和造血器官的周围等	

胶原纤维和弹性纤维在疏松结缔组织中交织成网，使之既有韧性，又有弹性。

（3）网状纤维（reticular fiber）：

	光镜下	
形态结构	很细，直径 0.2～1.2μm，分支并连接成网	
	在普通 HE 染色下，纤维着色很浅，很难分辨	
	硝酸银镀染，被染成黑色，因此这种纤维又称为嗜银纤维（argyrophilic fiber），是由于网状纤维表面含有酸性蛋白多糖的缘故	
	电镜下	
	网状纤维亦可呈现出 64nm 明、暗相间的周期性横纹	
数量	较少	
物理特性	略有弹性和韧性	
化学成分	为Ⅲ型胶原蛋白	
分布	在结缔组织和其他组织交界处，如在上皮下则成为基膜的网板；在神经、平滑肌、脂肪细胞和造血器官的周围等	

2. 基质（ground substance）
● 是一种无色透明的无定形胶体。
● 经常可以由溶胶到凝胶态互相转变。
● 化学成分主要为蛋白多糖和糖蛋白。
蛋白多糖：
➢ 为大分子复合物（图 4-9）。
➢ 是基质的主要成分。

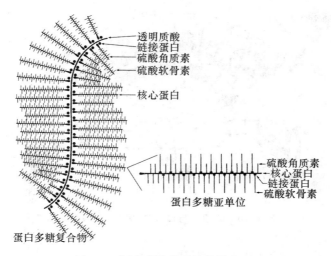

图 4-9　蛋白多糖分子结构模式图

➤ 由多糖分子和蛋白质组成。

➤ 功能：

（1）蛋白多糖复合物的主体构型形成了具有许多微孔隙的分子筛，便于血液与细胞之间进行物质交换。

（2）同时分子筛可阻止侵入机体的一定大小物质的扩散。但有的病毒和病菌能分泌透明质酸酶，溶解基质，而在体内扩散。

（3）另外，若治疗需要，亦可将注射液加透明质酸酶同时注射至皮下组织，则这种酶使透明质酸分解，使药物得以扩散和吸收。

多糖分子	由透明质酸、硫酸软骨素 A、硫酸软骨素 C、硫酸角质素、硫酸乙酰肝素等，总称为糖胺多糖。糖胺多糖表面含阴离子，可结合水	
	透明质酸	具有异染性，即用甲苯胺蓝染色，不呈蓝色而呈红紫色。 是一种曲折盘绕的长链大分子，拉直可达 $2.5\mu m$。 构成了蛋白多糖复合物的主干
蛋白质	构成蛋白多糖亚单位的核心	
	其他糖胺多糖通过连接蛋白结合在透明质酸的长链大分子上	

糖蛋白（glycoprotein）	纤维黏连蛋白（fibronectin，FN）
	层黏连蛋白（laminin）
	软骨黏连蛋白（chondronectin）
功能	也参与了基质分子筛的构成

3. 组织液（tissue fluid）

● 基质中可含有由血管渗出的液体。

● 体内的各种细胞可通过组织液和血液进行物质交换，取得营养物质，释放出代谢产物（图 4-10）。

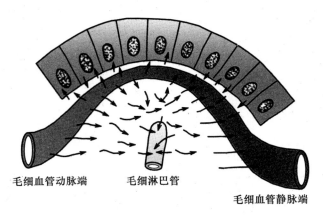

毛细血管动脉端　　　毛细淋巴管

毛细血管静脉端

图 4-10　组织液与血液之间物质交换模式图

二、致密结缔组织

致密结缔组织（dense connective tissue）含大量密集的纤维，细胞和基质甚少。绝大多数致密结缔组织是以大量胶原纤维为主；极少数以弹性纤维为主。

肌腱、腱膜等处的致密结缔组织	细胞间质是粗大、致密而平行排列的胶原纤维束，纤维间借少量基质相连。腱细胞沿纤维长轴排列
真皮、巩膜、内脏器官被膜等处	细胞间质是由粗大、致密、排列不规则的胶原纤维束交织而成的致密板层结构。有少量细胞和基质
弹性纤维束为主的致密结缔组织	不同组织中，纤维排列不同： ● 韧带等处：平行排列成束 ● 大动脉等处：编织成网

三、脂肪组织

组成	由大量脂肪细胞聚集而成
形态特点	疏松结缔组织和血管形成薄层的隔，把脂肪细胞分隔成若干小叶
分布	广泛分布在皮下组织、肠系膜、网膜等处以及肾和肾上腺等器官周围
	全身只在神经系统、肺、阴茎和眼睑无脂肪
	两性皮下组织中脂肪的分布有着显著的差别
功能	储存脂肪，是机体内最大的"能量库"
	同时具有支持、缓冲保护、充填和保持体温等作用

四、网状组织

网状组织（reticular tissue）又称为网状结缔组织，主要由网状细胞和网状纤维组成（图 4-11）。

● 网状细胞

细胞体	较大，呈星状多突形，突起彼此相互连接
细胞核	呈圆形或椭圆形、大、染色浅、染色质细而疏，核仁明显
细胞质	较多，呈弱嗜碱性
功能	产生网状纤维

● 网状纤维

形态	分支交互成网
功能	形成网状细胞依附支架

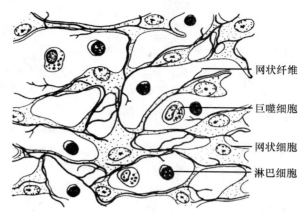

图4-11 网状组织结构模式图

● 功能：形成血细胞和淋巴细胞发育微环境。
● 分布：主要分布在造血器官和淋巴器官等处。

轻松记忆

【结缔组织的特点】

结缔组织最重要，细胞少来间质丰。
各种器官均有它，支持连接加填充。
营养防御功能多，保护修复样样行。

【浆细胞的特点】

浆细胞呈椭圆形，核圆偏侧不居中。
染色质为辐射状，核似车轮它造成。
大量粗面内质网，细胞质内嗜碱强。
制造免疫球蛋白，灭活病原有其功。

轻松应试

一、填空题

1. 成纤维细胞是疏松结缔组织的主要细胞，分为_____和_____。电镜下，可见前者的细胞质内含丰富的_____和_____、发达的_____，说明该细胞具有合成_____和_____的功能。

2. 巨噬细胞又称为_____，细胞体多呈圆形或椭圆形，有钝圆形突起；功能活跃时呈不规则形。它是由血液内的_____穿出血管后分化而成。电镜下，巨噬细胞表面有许多_____、_____和_____；细胞质内含大量_____、_____和_____。巨噬细胞具有_____运动和强烈的_____，属于_____的成员。

3. 浆细胞呈_____，细胞核较小，常偏位，染色质呈块状位于核膜的内面，呈_____排列。光镜下，浆细胞的细胞质呈_____，细胞核周围是一染色较淡的区域，称_____。电镜下，细胞质内含丰富的_____，浅染区为_____和_____所在部位。浆细胞来源于_____，可产生_____，参与机体的_____。

4. 肥大细胞的细胞质内充满粗大的_____颗粒，而且具有_____性。颗粒内含_____、_____和_____。另外，肥大细胞的细胞质内还含有_____。

5. 成纤维细胞形成胶原纤维的过程分为 3 个阶段，即：① 细胞内合成_____；② _____的细胞外聚合；③ _____的形成。

6. 疏松结缔组织的基质是由生物大分子构成的无定形胶状物，其化学成分主要为_____和_____，前者为基质的主要成分，是由_____与大量_____结合成的大分子复合物。

7. 疏松结缔组织基质的多糖主要是氨基己糖多糖，又称为_____，主要分硫酸化和非硫酸化两种类型。前一类型为_____、_____、_____和_____等；后一类型为_____，它构成了结缔组织内许多微孔隙_____的骨干。

8. 网状组织主要由_____细胞、_____和_____构成。其中的_____细胞具有产生_____的功能。网状组织主要分布于_____、_____、_____和_____中，形成血细胞发育的_____。

二、选择题

【A 型题】

1. 构成疏松结缔组织分子筛骨架的多糖分子主要是
   A. 透明质酸
   B. 硫酸软骨素
   C. 硫酸乙酰肝素
   D. 硫酸角质素
   E. 肝素

2. 与产生过敏反应有关的细胞是
   A. 嗜酸性粒细胞
   B. 巨噬细胞
   C. 淋巴细胞
   D. 肥大细胞
   E. 中性粒细胞

3. 电镜下，浆细胞的细胞质内含有
   A. 大量的溶酶体、吞噬体
   B. 丰富的滑面内质网和大量的溶酶体
   C. 丰富的滑面内质网
   D. 丰富的粗面内质网、发达的高尔基复合体
   E. 大量的溶酶体

4. 嗜银纤维是指
   A. 胶原纤维
   B. 弹性纤维
   C. 网状纤维
   D. 微原纤维
   E. 肌原纤维

5. 能产生纤维和基质的细胞是
   A. 巨噬细胞

   B. 肥大细胞
   C. 浆细胞
   D. 成纤维细胞
   E. 脂肪细胞

6. 产生抗体的细胞是
   A. B 细胞
   B. 浆细胞
   C. 巨噬细胞
   D. 中性粒细胞
   E. 肥大细胞

7. 对于肥大细胞的描述，哪一项**错误**
   A. 细胞质内充满异染性颗粒
   B. 能合成和分泌干扰素、补体等生物活性物质
   C. 颗粒内含组胺、嗜酸性粒细胞趋化因子和肝素
   D. 颗粒内不含白三烯
   E. 多见于小血管周围，主要参与机体的过敏反应

8. 巨噬细胞来源于血液中的
   A. 淋巴细胞
   B. 嗜酸性粒细胞
   C. 单核细胞
   D. 嗜碱性粒细胞
   E. 中性粒细胞

9. 对于胶原纤维的描述，哪一项**错误**
   A. 纤维粗细不等，韧性大，抗拉力强

B. HE 染色，嗜酸性，染成粉红色

C. 新鲜时呈白色，又名白纤维

D. 化学成分为 Ⅰ 型和 Ⅲ 型胶原蛋白

E. 电镜下，可见由微原纤维黏合而成

10. 关于蛋白多糖的描述，哪一项**错误**

   A. 其中的多糖分子主要是硫酸软骨素和硫酸角质素

   B. 是蛋白质与大量多糖分子结合而成的大分子复合物

C. 是疏松结缔组织基质的主要成分

D. 透明质酸是蛋白多糖复合物的主干

E. 可构成多微孔隙的分子筛

11. 对于黄色脂肪组织的描述，哪一项**错误**

   A. 由大量脂肪细胞聚集而成

   B. 为单泡脂肪细胞

   C. 含丰富的血管和神经

   D. 见于皮下组织、网膜和肠系膜等处

   E. 可贮存脂肪和保持体温

【B 型题】

（12～15 题共用备选答案）

   A. 规则致密结缔组织

   B. 网状组织

   C. 疏松结缔组织

   D. 弹性结缔组织

   E. 脂肪组织

12. 细胞间质内含粗大的胶原纤维束的是

13. 细胞间质内含粗大的弹性纤维束的是

14. 细胞间质内含银染的网状纤维的是

15. 细胞间质内含 3 种不同的纤维的是

（16～20 题共用备选答案）

   A. 成纤维细胞

   B. 纤维细胞

   C. 肥大细胞

   D. 浆细胞

   E. 巨噬细胞

16. 参与机体过敏反应的细胞是

17. 分泌免疫球蛋白的细胞是

18. 可产生纤维和基质的细胞是

19. 处于功能静止状态的细胞是

20. 属于单核吞噬细胞系统的是

（21～25 题共用备选答案）

   A. 胶原纤维

   B. 弹性纤维

   C. 网状纤维

   D. 微原纤维

   E. 胶原纤维束

21. 与腱细胞共同构成肌腱的是

22. 被醛复红染成紫色的是

23. 称为嗜银纤维的是

24. 埋于弹性蛋白中，共同构成弹性纤维的是

25. 韧性大，被称为白纤维的是

（26～28 题共用备选答案）

   A. 真皮

   B. 黄韧带

   C. 皮下组织

   D. 肌腱

   E. 淋巴结

26. 弹性结缔组织多见于

27. 黄色脂肪组织多见于

28. 网状组织多见于

【X 型题】

29. 间充质细胞的结构特点是

   A. 细胞呈星状多突形，相邻细胞以突起连接成细胞网

   B. 细胞核大、染色浅、核仁明显；细胞质呈弱嗜酸性

   C. 是一种低分化的细胞，分裂分化能力强

   D. 胚胎发育中，能分化成多种结缔组织

   细胞、血管内皮细胞和平滑肌细胞等

   E. 成体的结缔组织内不含未分化的间充质细胞

30. 活跃的成纤维细胞形态结构和功能特点是

   A. 细胞较大，呈扁平星状多突形

   B. 细胞核小、呈椭圆形、染色浅、核仁明显

   C. 细胞质较丰富、呈弱嗜酸性

   D. 电镜下，细胞质内含丰富的粗面内质

网和发达的高尔基复合体

E. 光镜、电镜结构特点表明该细胞具有旺盛的产生分泌蛋白质的功能

31. 巨噬细胞结构和功能的特点是

A. 又称为组织细胞，数量多且分布广

B. 其形态一般呈不规则形，有许多较长的伪足

C. 细胞质丰富，多呈嗜酸性，含空泡或异物颗粒

D. 电镜下，细胞质内含少量初级溶酶体、次级溶酶体和残余体等

E. 由血液内的单核细胞进入结缔组织后，逐渐分化而成

32. 浆细胞的结构特点是

A. 细胞呈圆形或卵圆形，大小不等

B. 细胞核圆形，常偏位，染色质呈辐射状排列

C. 光镜下，细胞质强嗜酸性，近核周有一染色较淡的细胞质区域

D. 电镜下，细胞质内含丰富的粗面内质网和发达的高尔基复合体

E. 以上结构表明浆细胞具有旺盛的合成类固醇的功能

33. 浆细胞来源和功能的特点是

A. 来源于 T 细胞

B. 在抗原的刺激下，T 细胞淋巴母细胞化，增殖分化为浆细胞

C. 合成和分泌免疫球蛋白（简称 Ig），即抗体

D. 参与机体的细胞免疫功能

E. 多分布在消化管和呼吸道黏膜固有层或慢性炎症的组织中

34. 肥大细胞的分布及形态结构特点是

A. 多见于较大血管周围的结缔组织中

B. 细胞体较大，呈圆形或椭圆形

C. 细胞核较小，呈圆形

D. 细胞质内充满许多粗大的、具有异染性的嗜酸性颗粒

E. 电镜下，颗粒大小不一，呈圆形或卵圆形，表面无单位膜包裹

35. 肥大细胞产生的化学物质特点是

A. 组胺、白三烯能使细支气管平滑肌舒

张，毛细血管收缩，通透性降低

B. 嗜酸性粒细胞趋化因子能吸引嗜酸性粒细胞移动到变态反应部位

C. 肝素具有抗凝血作用

D. 白三烯不在颗粒内贮存

E. 由于白三烯位于细胞质内，故其释放较组胺等迅速

36. 胶原纤维的特点是

A. 数量最多，粗细均匀，呈波浪形，并互相交织

B. 由直径 $20\sim200nm$ 的胶原原纤维黏合而成

C. 电镜下，可见明暗交替、约 64nm 周期性横纹

D. 其化学成分是由成纤维细胞分泌的 I 型和 III 型胶原蛋白组成

E. 成纤维细胞分泌的胶原在细胞质内聚合成胶原原纤维，进而再在细胞外聚合成胶原纤维

37. 弹性纤维的特点是

A. 新鲜时呈白色，又名白纤维

B. HE 染色标本中，易与胶原纤维相区分

C. 用醛复红或地衣红红能被染成紫色或棕褐色

D. 较细，有分支，交织成网

E. 电镜下，弹性纤维由均质状的弹性蛋白中埋有较多微原纤维构成

38. 网状纤维的特点是

A. 是一种很细的纤维，分支多，彼此交织成网

B. HE 染色标本中不易显示

C. 由于其有较多的酸性蛋白多糖，故被银染液染成深黑色

D. 其化学成分属 III 型胶原蛋白，电镜下显示无横纹

E. 只分布在造血器官

39. 蛋白多糖的特点是

A. 是由糖蛋白与大量多糖结合而成的大分子复合物

B. 糖胺多糖是透明质酸、硫酸软骨素 A 和 C、硫酸角质素和硫酸乙酰肝素的总称

C. 透明质酸构成了蛋白多糖复合物的主干

D. 其他糖胺多糖以糖蛋白为核心构成蛋白多糖亚单位，后者再结合在透明质酸长链分子上

E. 蛋白多糖复合物形成许多微孔隙的分子筛，可形成限制细菌扩散的防御屏障

三、名词解释

1. 趋化性（定义）
2. 组织液（定义、功能）
3. 糖胺多糖（定义、组成）
4. 分子筛（构成、功能）
5. 组织细胞（定义、来源、功能）
6. 异染性（定义）

四、问答题

1. 试述结缔组织的共同特点。
2. 结合光、电镜结构特点说明成纤维细胞的功能。
3. 试述浆细胞的来源、光电镜结构特点和功能。
4. 试述肥大细胞的光、电镜结构和功能。
5. 试述结缔组织细胞间质中三种纤维的区别。

选择题参考答案

A 型题：

1. A   2. D   3. D   4. C   5. D   6. B   7. B   8. C   9. E   10. A
11. C

B 型题：

12. A   13. D   14. B   15. C   16. C   17. D   18. A   19. B   20. E   21. E
22. B   23. C   24. D   25. A   26. B   27. C   28. E

X 型题：

29. ACD   30. ADE   31. ACE   32. ABD   33. CE   34. BC
35. BCD   36. BCD   37. CDE   38. ABC   39. BCE

（张　莽）

第5章 软骨和骨

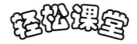

一、软骨

软骨构成及功能：

- 软骨（cartilage） { 软骨膜
  软骨组织（cartilage tissue） { 软骨细胞
  软骨基质 }

- 软骨内无血管、淋巴管和神经。

- 软骨功能：

➤ 是胚胎早期的主要支架成分，随胎儿发育渐被骨取代。

➤ 在成体内，软骨散在分布，其作用依部位而异。

➤ 参与骨的发生和生长。

（一）软骨组织（图 5-1）

1. **软骨细胞** 软骨细胞（chondrocyte）是软骨中唯一的细胞类型。软骨细胞被包埋在软骨基质内，其在基质中所占据的空间称为软骨陷窝（cartilage lacuna）。

- 软骨细胞分布和结构：

软骨细胞的大小、形状和分布有一定规律。

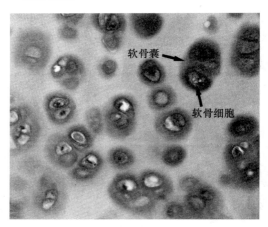

图 5-1 透明软骨高倍光镜像

位置	细胞分布	细胞结构
软骨周边	较幼稚细胞，单个分布	体积小，呈扁圆形，长轴与软骨表面平行
渐至中部	细胞渐成熟，由一个软骨细胞分裂增生，形成 2～8 个软骨细胞聚集在一起的细胞群，称为同源细胞群（isogenous group）	光镜下： ➤ 体积渐大，圆形或椭圆形 ➤ 细胞核小而圆，可见 1～2 个核仁 ➤ 细胞质弱嗜碱性 电镜下： ➤ 细胞质内含丰富的粗面内质网、高尔基复合体、线粒体较少（图5-2）

- 软骨细胞功能：分泌软骨基质。
2. **软骨基质**（cartilage matrix） 由纤维成分和无定形的基质组成。
- 基质：凝胶状，主要成分为蛋白多糖（软骨黏蛋白）和水。

➢ 蛋白多糖以分子筛的形式存在。

➢ 软骨陷窝的周缘，特别是在新生的软骨中，包围在陷窝或一组陷窝外的基质中含硫酸软骨素较多，HE 染色呈强嗜碱性，形似囊状，包围软骨细胞，此区域称为软骨囊（cartilage capsule）。

➢ 通透性强。

● 纤维成分：埋于基质中，纤维性质因软骨类型而异。

（二）软骨组织的分类

根据软骨基质中所含纤维的不同，软骨可分为：透明软骨、弹性软骨、纤维软骨。

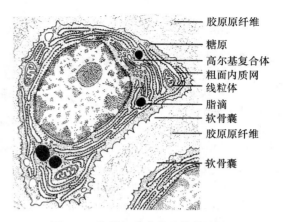

图 5-2　软骨细胞电镜结构模式图

类型	透明软骨 （hyaline cartilage）（图 5-1）	弹性软骨 （elastic cartilage）（图 5-3）	纤维软骨 （fibrous cartilage）
新鲜时	半透明	不透明的黄色	不透明的乳白色
细胞	同源细胞群明显	细胞较分散	细胞较小而少，常成行分布于纤维束之间
纤维	Ⅱ型胶原蛋白组成的胶原原纤维，交织排列。光镜下不易分辨	大量弹性纤维，交织分布	大量胶原纤维，平行或交叉排列
特性	有一定的弹性和韧性	弹性好	韧性好
分布	肋软骨、关节软骨和呼吸道内的软骨等	耳郭（廓）、咽喉及会厌等	椎间盘、关节盘、耻骨联合等

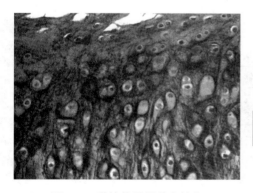

图 5-3　弹性软骨低倍光镜像

（三）软骨膜

除关节软骨外，软骨表面被覆薄层致密结缔组织，即软骨膜（perichondrium），含有血管、淋巴管和神经。软骨膜分为两层：

外层	胶原纤维多，较致密，主要起保护作用
内层	细胞多，含骨原细胞（osteoprogenitor cell）

软骨膜功能：保护，营养，参与软骨的生长和修复。

（四）软骨的生长

软骨的生长有两种并存的方式：

1. 附加性生长（软骨膜下生长）

软骨膜内的骨原细胞 —增殖分化→ 成软骨细胞 —分化→ 软骨细胞（添加在原有软骨的表面，形成纤维和基质，使软骨增厚）。

2. 间质性生长（软骨内生长）：软骨细胞生长、分裂增殖，不断形成新的软骨基质，使软骨不断从内部向周围扩大。

二、骨

● 骨构成：

$$骨 \begin{cases} 骨组织：骨的结构主体 \\ 骨膜 \\ 骨髓 \\ 关节软骨等 \end{cases}$$

● 骨功能：

➢ 对机体起支持、运动和保护作用。

➢ 骨髓是血细胞的发生部位。

➢ 骨还是机体的钙、磷贮存库。

（一）骨组织

骨组织（osseous tissue）：由细胞和钙化的细胞外基质组成。

1. 骨基质（bone matrix）：简称为骨质，即钙化的细胞外基质，包括：

● 有机成分：大量胶原纤维及少量无定形基质。

➢ 胶原纤维：主要化学成分为 I 型胶原蛋白。

➢ 基质：主要成分为蛋白多糖及其复合物，具有黏合纤维的作用。

● 无机成分：又称为骨盐（bone salt）

➢ 以钙、磷元素为主，存在形式主要是羟基磷灰石结晶（hydroxyapatite crystal）。

➢ 骨盐呈细针状，长 10～20nm，沿胶原纤维长轴排列并与之结合。

● 成骨时，成骨细胞向骨基质表面分泌的胶原纤维和无定型基质，无钙盐沉积，称为类骨质（osteoid）。

● 骨组织中胶原纤维呈高度有规律的分层排列，每层的胶原纤维与基质共同构成的薄板状结构称为骨板（bone lamella），成层排列的骨板如胶合板状。

➢ 同一骨板内的纤维相互平行。

➢ 相邻骨板的纤维相互垂直。

➢ 作用：有效增加骨的强度。

密质骨（compact bone）	在长骨骨干、扁骨和短骨的表面，骨板规则、紧密排列（图 5-9）
松质骨（spongy bone）	在长骨的骨骺、骨干内表面、扁骨和短骨的中心等处，骨板形成针状或片状骨小梁，彼此交织成网格样结构

2. 骨组织的细胞　骨组织的细胞包括骨原细胞、成骨细胞、骨细胞和破骨细胞（图5-4）。

（1）骨原细胞（osteoprogenitor cell）

● 是骨组织中的干细胞。

● 位于骨膜内。

● 形态结构：

光镜下	
细胞体	较小，呈梭形
细胞核	椭圆形或细长形
细胞质	少，着色浅淡，切片中不易辨认

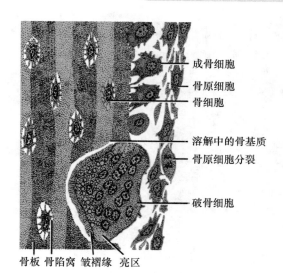

图 5-4　骨组织结构模式图

- 骨原细胞可分化为成骨细胞和成软骨细胞，分化方向取决于所在部位和所受刺激性质。

（2）成骨细胞（osteoblast）

- 分布在骨组织表面，常排成一层。
- 形态结构：

	光镜下		电镜下
细胞体	多呈矮柱状，表面常有细小突起伸入骨质表层	细胞质内含	粗面内质网和游离核糖体丰富，高尔基复合体发达
细胞核	圆形，位于远离骨表面的细胞一端，核仁明显		含基质小泡，直径 25～200nm，有膜包被。基质小泡膜上有钙结合蛋白和碱性磷酸酶。基质小泡内有钙化的结晶
细胞质	强嗜碱性		

- 功能：
➢ 合成和分泌骨基质的有机成分，形成类骨质。
➢ 成骨时，成骨细胞释放基质小泡，作为钙化的起始部位。
➢ 成骨细胞分泌多种细胞因子，调节骨组织的形成和吸收、促进骨组织的钙化。

（3）骨细胞（osteocyte）

- 数量最多，单个分散于骨板内或骨板间。
- 细胞的结构和功能与成熟度有关。
- 一般所称的骨细胞为成熟的骨细胞。
- 形态结构（图 5-5）：

	光镜下		电镜下
细胞体	较小，扁椭圆形，有许多细长突起。位于骨陷窝内，突起位于骨小管内。相邻骨细胞的突起以缝隙连接相连	细胞质	细胞器减少

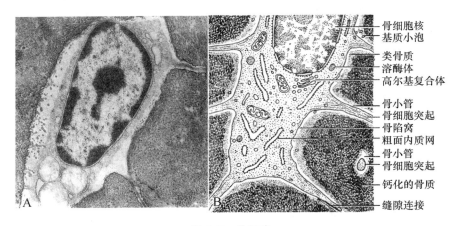

骨细胞核
基质小泡
类骨质
溶酶体
高尔基复合体
骨小管
骨细胞突起
骨陷窝
粗面内质网
骨小管
骨细胞突起
钙化的骨质
缝隙连接

图 5-5　骨细胞
A. 电镜结构像；B. 模式图

● 骨细胞功能：具一定的溶骨和成骨作用，参与调节钙、磷代谢。

骨陷窝（bone lacunae）	骨质中，骨细胞的细胞体所在的空间
骨小管（bone canaliculus）	骨质中，骨细胞的突起所在的腔隙

（4）破骨细胞（osteoclast）
● 数目较少，在骨组织表面，常位于骨基质的吸收面凹陷处。
● 巨大多核细胞，一般认为由单核细胞融合而成。
● 形态结构（图 5-4、5-6）：

	光镜下		电镜下
细胞体	直径 30～100μm，形态不规则。紧贴骨质的一侧有纹状缘	细胞体	紧贴骨质一侧有许多不规则的微绒毛，形成皱褶缘（ruffled border），即光镜下的纹状缘
细胞核	6～50 个不等		
细胞质	强嗜酸性。环绕细胞质周边为亮区	细胞质	细胞器丰富，含大量的粗面内质网、发达的高尔基复合体、丰富的线粒体和溶酶体 亮区（clear zone）含大量的微丝

● 功能：破骨细胞具有很强的溶骨、吞噬和消化能力。参与骨的生长和改建。

（二）长骨的结构

长骨由骨干和骨骺两部分构成，表面覆有骨膜和关节软骨，内部为骨髓腔，其内充满骨髓。
1. 骨干
● 主要由密质骨构成，骨髓腔侧有少量骨松质构成的骨小梁。
● 骨密质在骨干形成环骨板、哈弗斯系统（骨单位）和间骨板。
● 骨干中有与骨干长轴近垂直走行的穿通管（perforating canal），内含血管、神经和少量疏松结缔组织，结缔组织中有较多骨原细胞。

（1）环骨板（circumferential lamellae）

➤ 环绕骨干内、外表面排列的骨板，分别称为内环骨板和外环骨板。

外环骨板	较厚，由数层或十多层骨板组成，环绕骨干整齐排列
内环骨板	较薄，由数层骨板组成不规则

（2）骨单位（osteon）

➤ 又称为哈弗斯系统（Haversian system）（图5-7、5-8），是长骨骨干中起支持作用的主要结构。

➤ 位于内、外环骨板之间。

➤ 呈长筒状，其长轴与骨干长轴平行。

➤ 由4～20层同心圆排列的哈弗斯骨板（Haversian lamellae）围绕哈弗斯管（Haversian canal）构成。

➤ 哈弗斯管内含血管、神经纤维和少量结缔组织等。

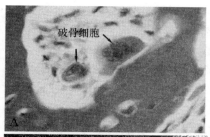
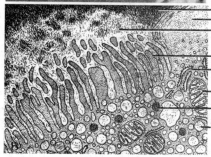

图 5-6　破骨细胞
A. 高倍光镜像；B. 局部电镜结构模式图

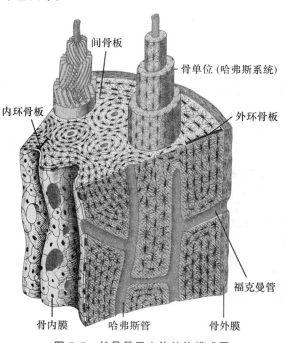

图 5-7　长骨骨干立体结构模式图

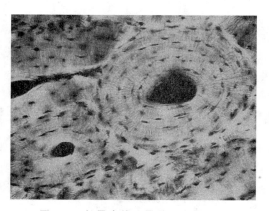

图 5-8　长骨磨片示骨单位光镜结构

（3）间骨板（interstitial lamella）

➤ 位于骨单位之间或骨单位与环骨板之间。

➤ 骨板平行排列，形状不规则。

● 黏合线（cement line）

➤ 位于哈弗斯系统最表面。

> 骨质中含骨盐较多、胶原纤维很少。
> 在长骨横断面上呈折光性较强的轮廓线。

2. 骨骺

● 主要由松质骨构成，表面有薄层密质骨。

● 关节面有关节软骨。

3. 骨膜（图5-7）

● 结缔组织膜。

● 位于除关节面以外的骨表面。

● 位于骨的内表面称为骨内膜，外表面称为骨外膜，通常所说的骨膜指骨外膜。

骨外膜（periosteum）	位于骨的外表面，分为两层：
	外层：较厚，为致密结缔组织，纤维粗大，其中有些纤维束穿入骨质，称为穿通纤维（perforating fiber），起固定骨膜和韧带作用
	内层：较薄，疏松结缔组织，含骨原细胞、成骨细胞及血管、神经
骨内膜（endosteum）	位于骨髓腔面、骨小梁表面、中央管及穿通管内表面。由一层扁平的骨原细胞和少量结缔组织构成

● 骨膜功能

> 营养骨组织。

> 为骨的生长和修复提供干细胞。

三、骨的发生

● 起源：间充质。

● 过程：骨组织形成与骨组织吸收同时存在。成骨细胞和破骨细胞协同作用，共同参与骨的生长和改建。

● 方式：膜内成骨和软骨内成骨。

（一）骨组织发生基本过程

1. 骨组织的形成

（1）形成类骨质。

> 骨原细胞增殖分化为成骨细胞，成骨细胞分泌类骨质。

> 成骨细胞被类骨质包埋，转变为骨细胞。

（2）形成骨组织：

> 类骨质钙化为骨质。

2. 骨组织的吸收　破骨细胞溶骨、吞噬和吸收。

（二）骨发生的方式

1. 膜内成骨（intramembranous ossification）

● 额骨、顶骨、颞骨、锁骨等扁骨和不规则骨以此种方式发生。

● 首先形成骨组织的部位称为骨化中心（ossification center）。

● 膜内成骨的具体过程：

> 在将要形成骨的部位，间充质首先分化为原始结缔组织膜。

> 间充质细胞→骨原细胞。

➤ 骨原细胞→成骨细胞。

➤ 成骨细胞→分泌类骨质→转化为骨细胞。

➤ 类骨质→钙化为骨质，最早的骨组织形成。

2. 软骨内成骨（endochondral ossification）

● 间充质──→先形成软骨雏形──→软骨不断生长，并逐渐被骨组织所替换。

● 人体的大多数骨，如四肢骨、躯干骨及部分颅底骨等，均以此种方式发生。

● 其中有类似于膜内成骨的过程。

● 发生、生长和改建穿插交错。

● 现以长骨的发生为例叙述如下（图 5-9）。

（1）软骨雏形形成：

➤ 位置：在将要成骨的部位。

➤ 过程：

$$间充质细胞 \xrightarrow{\text{分化}} 骨原细胞 \xrightarrow{\text{分化}} 软骨细胞$$

$$\left. \begin{array}{l} 分泌\downarrow \\ 软骨基质 \end{array} \right\} 软骨组织 \left. \right\} 软骨$$

$$周围的间充质 \longrightarrow 软骨膜 \quad$$

➤ 软骨外形与将要形成的长骨相似，称为软骨雏形（cartilage model）。

（2）骨领形成：

➤ 位置：软骨雏形中段。

➤ 过程：

软骨膜内骨原细胞

↓ 增殖、分化

成骨细胞

├→ 分泌类骨质 ┐
│　　　　　　　├ 原始骨组织
└→ 自身埋于其中成为骨细胞 ┘

➤ 此层原始骨组织呈领圈状包绕软骨雏形中段，故称为骨领（bone collar）。

➤ 骨领表面的软骨膜改称为骨膜。

（3）初级骨化中心与骨髓腔形成：

软骨退化	软骨雏形中央的软骨细胞分泌碱性磷酸酶，软骨基质钙化、软骨细胞凋亡
初级骨髓腔出现	➤ 骨膜中血管、破骨细胞、成骨细胞同结缔组织穿越骨领，进入退化软骨区 ➤ 破骨细胞吸收软骨基质，形成纵向隧道。隧道的壁为残存的钙化软骨基质，隧道的腔即初级骨髓腔 ➤ 成骨细胞在残留的软骨基质表面成骨，形成表面附以骨组织的过渡型骨小梁
骨髓腔形成	原始型骨小梁被破骨细胞吸收，初级骨髓腔融合成一个大的骨髓腔

（4）次级骨化中心与骨骺形成：

➤ 次级骨化中心：骨干两端的软骨中央，此处将形成骨骺。

➤ 出现时间因骨而异，大多在出生后数月或数年。

➤ 成骨过程与初级骨化中心相似，但从中央呈放射状向四周进行骨化。

➤ 骨组织取代软骨；骺端保留关节软骨。

➤ 骨骺与骨干之间保留骺板（epiphyseal plate）。

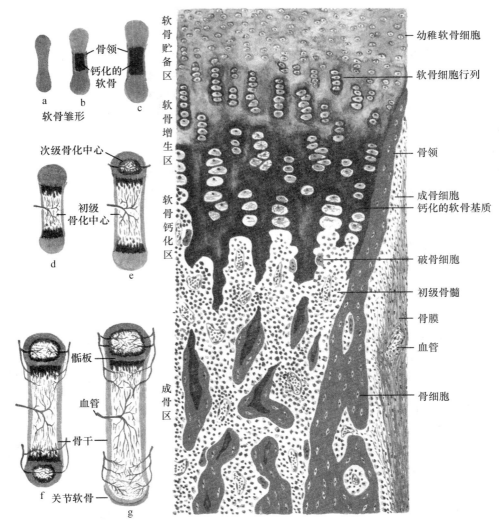

图 5-9 长骨发生与生长示意图

a. 软骨雏形；b. 骨领形成；c. 初级骨化中心出现；d. 血管侵入；
e. 骨髓腔形成；f. 次级骨化中心出现；g~h. 长骨不断加长和增粗

(三) 长骨的进一步生长

1. 骨的加长：骺软骨不断生长并被骨组织替换。从骨端至骨髓腔之间分为 (图 5-9、5-10)：

软骨储备区 （zone of reserve cartilage）	软骨细胞较小，分散存在 软骨基质呈弱嗜碱性
软骨增生区 （zone of proliferating cartilage）	软骨细胞分裂，同源细胞群纵列成行，形成软骨细胞柱
软骨钙化区 （zone of calcifying cartilage）	软骨细胞逐渐凋亡 钙化的软骨基质呈强嗜碱性
成骨区 （zone of ossification）	可见原始型骨小梁，小梁之间为隧道式初级骨髓腔 骨小梁表面可见成骨细胞、破骨细胞附着

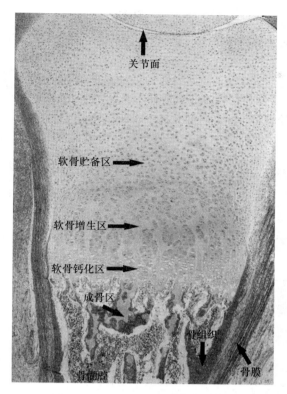

图 5-10　婴儿指纵切面低倍光镜像

2. 骨的增粗：

➤ 骨干外表面不断添加骨组织。

➤ 骨干内表面不断被破骨细胞吸收，骨髓腔扩大。

轻松记忆

【骨组织】

骨质外密内疏松，密质管形利负重。
松质网状成小梁，骨髓造血松质中。
骨膜覆表可增生，破骨造骨有填充。

【软骨组织】

软骨组织有弹性，缓冲保护与支持。
关节椎间肋软骨，会厌气管耳喉鼻。

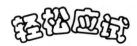

一、填空题

1. 根据基质中的纤维，软骨可分为 3 种，即＿＿＿＿＿＿、＿＿＿＿＿＿和＿＿＿＿＿＿。

2. 在软骨组织中，软骨细胞包埋在软骨基质内，其所占据的空间称为＿＿＿＿＿＿，其周围强嗜碱性区域称为_____。靠近软骨表面的软骨细胞呈_____形，细胞_____分布。渐到软骨深层，细胞体积逐渐增大，呈_____形，并分裂、增殖形成_____。

　　3. 透明软骨可分布于_____、_____、_____等处。HE染色中软骨基质中无_____，含_____纤维，后者因其_____一致，故不能显示。

　　4. 软骨的生长可有两种并存的方式，即：①_____，又称为_____。②_____，又称为_____。而骨的发生也有两种方式，即：_____和_____。

　　5. 骨组织由大量钙化的细胞间质和细胞组成，前者又称为_____，由_____及_____组成。

　　6. 骨组织中的细胞有_____、_____、_____和_____。

　　7. 在骨组织中，骨原细胞是骨组织的_____，当骨组织生长或改建时，能分裂分化为_____。

　　8. 骨细胞位于骨板之间或骨板内，相邻骨细胞的_____以_____相连。同一骨板内的纤维相互_____，而相邻骨板内的纤维则相互_____。

　　9. 破骨细胞体积_____，细胞质呈_____，有多个_____。在贴近骨质一侧有_____，在电镜下由大量_____构成，其功能是_____。

　　10. 在长骨骨干，密质骨由3种骨板组成，即_____、_____和_____。

　　11. 长骨的软骨内成骨的过程包括：①_____；②_____；③_____；④_____。

　　12. 骨单位中轴为_____，又称为_____，其周围为4~20层同心圆排列的_____，骨单位最表面有_____，同一骨单位内的骨小管_____，最内层的骨小管开口于_____。

　　13. 骨发生中软骨内成骨包括_____、_____、_____和_____。

二、选择题

【A型题】

1. 关于透明软骨，哪一项**错误**
   - A. 软骨表面有软骨膜
   - B. 软骨细胞位于软骨陷窝内
   - C. 新鲜时呈半透明状
   - D. 细胞间质中仅含大量胶原纤维，而基质十分丰富
   - E. 此类软骨基质内没有血管和神经

2. 对于软骨细胞结构特点的描述中，哪一项**错误**
   - A. 软骨细胞包埋在软骨基质的软骨陷窝内
   - B. 软骨表面的软骨细胞呈扁椭圆形，较小而成熟
   - C. 深层的细胞逐渐增大，并不断分裂、增殖，形成同源细胞群
   - D. 细胞核小，椭圆形，核仁清楚
   - E. 细胞质弱嗜碱性，电镜下可见内含丰

富的粗面内质网和发达的高尔基复合体

3. 产生骨质有机成分的细胞是
   - A. 间充质细胞
   - B. 骨原细胞
   - C. 成骨细胞
   - D. 破骨细胞
   - E. 成纤维细胞

4. 关于骨细胞，哪一项**错误**
   - A. 成群分散于骨板间或骨板内
   - B. 突起多而细长，相邻细胞突起间形成缝隙连接
   - C. 细胞体呈扁平椭圆形，居于骨陷窝
   - D. 细胞突起所占据的空间称为骨小管
   - E. 细胞核呈卵圆形，细胞质内含少量的线粒体、高尔基复合体和散在的粗面内质网

5. 关于骨原细胞，哪一项正确

　A. 是骨组织的干细胞

　B. 细胞体较小，呈矮柱状

　C. 细胞质较少，呈弱嗜酸性

　D. 多位于骨组织中部

　E. 当骨组织生长或重建时，它能分裂、分化为骨细胞

6. 对成骨细胞的描述，哪一项正确

　A. 细胞较小，呈梭形，分布于骨膜

　B. 细胞核呈扁椭圆形，核仁不明显

　C. 细胞质强嗜酸性

　D. 电镜下可见溶酶体

　E. 具有分泌骨基质有机成分，形成类骨质的功能

7. 对破骨细胞的描述，哪一项**错误**

　A. 是一种多细胞核的大细胞，一般可含 6～50 个细胞核

　B. 紧贴骨质的一侧有刷状缘，电镜下为许多不规则的微绒毛，构成皱褶缘

　C. 细胞质嗜酸性

　D. 电镜下，细胞质内含大量的粗面内质网、发达的高尔基复合体、丰富的线粒体和溶酶体

　E. 在酶和酸的作用下，使骨基质溶解

8. 关于骨组织的细胞间质，哪一项**错误**

　A. 骨组织的细胞间质又称为骨质，由有机成分及无机成分组成

　B. 有机成分是大量胶原纤维和大量基质所构成

　C. 基质呈无定型凝胶状，具有黏合胶原纤维的作用

　D. 无机成分中主要为钙盐，即羟基磷灰石

　E. 有机成分使骨质具有韧性，无机成分使骨质坚硬

9. 对软骨囊的描述，哪一项**错误**

　A. 位于软骨陷窝周围的基质内

　B. 含硫酸软骨素较多

　C. 染色后呈弱嗜酸性

　D. 内含胶原原纤维少或无

　E. 染色后呈强嗜碱性

10. 对哈弗斯系统的描述，哪一项正确

　A. 又称为骨单位，位于骨骺端

　B. 分布于骨表面

　C. 形状不规则

　D. 由同心圆排列的骨板及哈弗斯管组成

　E. 相邻骨单位之间骨小管相通

11. 透明软骨组织切片 HE 染色难分辨纤维的重要原因是

　A. 胶原纤维平行排列

　B. 胶原纤维数量少

　C. 胶原原纤维很细，且折光率与基质相同

　D. 胶原纤维交织排列

　E. 胶原原纤维数量少或无

12. 对骨膜的描述，正确的是

　A. 存在于骨的外表面，不存在于骨的内表面

　B. 包括骨外膜和骨内膜

　C. 骨内膜可分为两层：外层含纤维多，细胞少；内层含纤维少，细胞多

　D. 穿通纤维可从骨外膜外层经内层插入到骨单位骨板

　E. 骨内膜的成骨细胞在骨表面排列成单层

13. 类骨质是指

　A. 无骨盐沉积的软骨基质有机成分

　B. 无骨盐沉积的骨基质有机成分

　C. 含少量骨盐的软骨基质

　D. 含少量骨盐的骨基质

　E. 含大量骨盐的骨基质有机成分

14. 开放性骨折手术切开复位时，若骨膜剥离过多，可增加骨折不愈合的发生率，原因是骨折时骨膜中可分裂分化以修复骨损伤的细胞是

　A. 骨原细胞

　B. 成骨细胞

　C. 骨细胞

　D. 破骨细胞

　E. 成软骨细胞

15. 对骨组织发生基本过程的叙述，哪一项**错误**

　A. 间充质细胞增殖分化为骨原细胞，后者进一步分化为成骨细胞

　B. 骨细胞产生胶原纤维和基质，形成类骨质，骨盐沉积骨化为骨基质

　C. 新骨板出现，骨陷窝和骨小管形成

D. 成骨细胞转变为骨细胞，骨组织形成

E. 形成新的骨组织的同时，破骨细胞溶解吸收旧的骨组织，使骨组织不断改建

【B 型题】

(16~19 题共用备选答案)

A. 骨陷窝

B. 骨小管

C. 骨小梁

D. 骨髓腔

E. 缝隙连接

16. 含有骨细胞突起的是

17. 骨髓位于

18. 是骨细胞的细胞体所占据的空间

19. 相邻骨细胞进行通讯联系的结构是

(20~23 题共用备选答案)

A. 成骨细胞

B. 透明软骨

C. 纤维软骨

D. 破骨细胞

E. 骨原细胞

20. 骨组织的干细胞是

21. 分泌类骨质的细胞是

22. 属于单核吞噬细胞系统的是

23. 细胞周围含大量嗜碱性物质的是

(24~26 题共用备选答案)

A. 哈弗斯系统

B. 黏合线

C. 间骨板

D. 穿通管

E. 环骨板

24. 由同心圆状排列的骨板及中央管构成

25. 是含骨盐多、含纤维少的骨基质

26. 位于长骨骨干表面的是

(27~30 题共用备选答案)

A. 初级骨化中心

B. 次级骨化中心

C. 骺板

D. 骨内膜

E. 哈弗斯系统

27. 使长骨增长的结构是

28. 位于骨干两端的软骨中央，此处将形成骨骺的是

29. 由同心圆状排列的骨板及中央管构成的是

30. 最初出现过渡型骨小梁的部位是

【X 型题】

31. 组成长骨骨干密质骨的骨板有

A. 外环骨板

B. 间骨板

C. 骺板

D. 哈弗斯系统

E. 内环骨板

32. 骨组织的细胞有

A. 骨原细胞

B. 成纤维细胞

C. 成骨细胞

D. 骨细胞

E. 破骨细胞

33. 骨细胞的结构特点包括

A. 骨细胞的细胞体位于软骨陷窝内

B. 骨细胞突起位于骨小管内

C. 相邻骨细胞突起间以缝隙连接相连

D. 由成骨细胞转变而来

E. 单个分散于骨板之间或骨板内

34. 破骨细胞的特点是

A. 来源于单核细胞

B. 有多个细胞核

C. 位于骨质的表面

D. 近骨质侧形成刷状缘

E. 细胞质嗜碱性

35. 骨原细胞可直接分化为

A. 成骨细胞

B. 骨细胞

C. 成软骨细胞

D. 软骨细胞

E. 破骨细胞

36. 透明软骨内的软骨细胞结构特点包括

A. 位于软骨陷窝内

B. 近软骨膜的细胞体积较小，散在分布

C. 中央部细胞体积增大，形成同源细胞群

D. 细胞质内粗面内质网、高尔基复合体发达

E. 胞质弱嗜碱性

37. 能产生纤维和基质的细胞有

A. 骨原细胞

B. 破骨细胞

C. 骨细胞

D. 成骨细胞

E. 成软骨细胞

38. 关于哈弗斯系统的叙述正确的是

A. 由同心圆排列的骨板围成

B. 平行于长骨长轴

C. 中央管内有血管、神经和少量结缔

组织

D. 是长骨中起支持作用的主要结构

E. 哈弗斯系统粗细一致

39. 以膜内成骨方式形成的是

A. 椎骨

B. 锁骨

C. 顶骨

D. 颅底骨

E. 四肢骨

40. 骨发生过程中

A. 骨原细胞不断增殖分化

B. 成骨细胞被类骨质包埋，转变为骨细胞

C. 血管在骨组织中不断生长

D. 破骨细胞不断溶骨、吞噬和吸收

E. 类骨质钙化为骨质

三、名词解释

1. 软骨陷窝

2. 软骨囊

3. 同源细胞群

4. 骨陷窝

5. 骨小管

6. 哈弗斯系统

7. 膜内成骨（定义、部位）

8. 软骨内成骨（定义、部位）

9. 初级骨化中心

10. 次级骨化中心

四、问答题

1. 试述成骨细胞、破骨细胞的分布、结构与功能。

2. 试述长骨骨干的结构。

3. 试述软骨的分布，各类软骨的结构特点及分布。

选择题参考答案

A 型题：

1. D　　2. B　　3. C　　4. A　　5. A　　6. E　　7. B　　8. E　　9. C　　10. D

11. C　　12. B　　13. B　　14. A　　15. B

B 型题：

16. B　　17. D　　18. A　　19. E　　20. E　　21. A　　22. D　　23. B　　24. A　　25. B

26. E　　27. C　　28. B　　29. E　　30. A

X 型题：

31. ABDE　　32. ACDE　　33. BCDE　　34. ABC　　35. AC　　36. ABCDE

37. DE　　38. ABCD　　39. BC　　40. ABDE

（张　雷）

轻松课堂

血液是由红细胞、白细胞、血小板和血浆所组成（图 6-1）。血浆相当于细胞外基质，约占血液容积的 55％。血细胞和血小板约占血液容积的 45％。

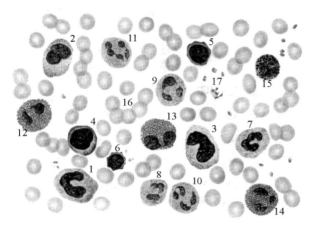

图 6-1 各种血细胞光镜结构模式图

1.2.3. 单核细胞；4.5.6. 淋巴细胞；

7.8.9.10.11. 中性粒细胞；12.13.14. 嗜酸性

粒细胞；15. 嗜碱性粒细胞；16. 红细胞；17. 血小板

一、血细胞

血细胞分类和计数的正常值

血细胞	正常值
红细胞	男：$(4.0 \sim 5.5) \times 10^{12}/L$ 女：$(3.5 \sim 5.0) \times 10^{12}/L$
白细胞	$(4.0 \sim 10) \times 10^9/L$
中性粒细胞	$50\% \sim 70\%$
嗜酸性粒细胞	$0.5\% \sim 3\%$
嗜碱性粒细胞	$0\% \sim 1\%$
单核细胞	$3\% \sim 8\%$
淋巴细胞	$25\% \sim 30\%$
血小板	$(100 \sim 300) \times 10^9/L$

（一）红细胞（erythrocyte，red blood cell）

● 形态（图 6-2）

1. 光镜下：成熟的红细胞，无细胞核，无细胞器，细胞质内充满血红蛋白。

血红蛋白含量：男性为 120～150g / L，女性为 110～140g / L。

2. 电镜下：红细胞形态呈双凹圆盘状，中央较薄，周缘较厚。

网织红细胞（图 6-3）：

刚刚从骨髓释放入血液，尚未达到完全成熟的红细胞；由于细胞内残留着核糖体，易被煌焦油蓝染成蓝色的细网或颗粒状，称为网织红细胞。

成人网织红细胞占红细胞总数的 0.5％～1.5％，新生儿较多，可达 3％～6％。贫血患者如果造血功能良好，其血液中网织红细胞的百分比值增高。

● 其他特性

➢ 形态的可变性：当红细胞通过小于自身直径的毛细血管时，可改变形状。

➢ 红细胞的渗透压：与血浆相等。当血浆渗透压降低时，过量水分进入细胞，细胞膨胀呈球形，甚至引起细胞膜破坏，血红蛋白逸出，称为溶血（hemolysis）。

➢ 红细胞的血型抗原：红细胞膜中有血型抗原 A 和/或血型抗原 B，构成 ABO 血型抗原系统。临床上，严格进行输血前血型鉴定具有重要意义。

● 寿命：平均 120 天。

● 功能：红细胞中血红蛋白具有结合与运输 O_2 和 CO_2 的功能。

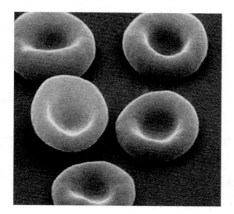

图 6-2　个外周血红细胞扫描电镜像

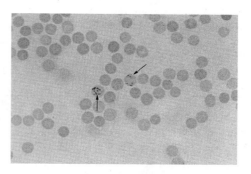

图 6-3　人外周血网织红细胞光镜像
↑示煌焦油蓝所染的细网或颗粒状

（二）白细胞(leukocyte，white blood cell)

是有细胞核的球形细胞，它们从骨髓进入血液后一般均于 24 小时内，以变形运动方式穿过微血管管壁，进入周围组织，发挥其防御和免疫功能。

根据白细胞的细胞质内有无特殊颗粒，可将其分为有粒白细胞和无粒白细胞。

1. 中性粒细胞 （neutrophilic granulocyte，neutrophil）

● 形态结构 （图 6-4）

光镜下	
细胞体	呈球形，直径 $10 \sim 12 \mu m$
细胞核	呈杆状或分叶状，为 2～5 叶。若 1～2 叶细胞核或杆状细胞核的细胞增多，称为核左移，常提示机体受严重的细菌感染；若 4～5 叶细胞核的细胞增多，称为核右移，表明骨髓造血功能障碍
细胞质	细胞质染成粉红色，含有许多细小的浅紫色及淡红色颗粒 颗粒可分为嗜天青颗粒和特殊颗粒两种
电镜下	
细胞质内颗粒及内含物	嗜天青颗粒：较少，颗粒较大，呈圆形或椭圆形，电子密度较高，它是一种溶酶体，含有髓过氧化物酶和酸性磷酸酶等
	特殊颗粒：数量多，颗粒较小，呈哑铃形或椭圆形，内含碱性磷酸酶、吞噬素、溶菌酶等

● 寿命：血液中停留 6～7 小时，在组织中存活 2～3 天。

● 功能：趋化作用，吞噬细菌和异物。

2. 嗜酸性粒细胞 （eosinophilic granulocyte，eosinophil）

● 形态结构 （图 6-5）

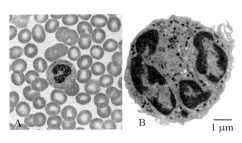

图 6-4　人外周血中性粒细胞
A. 光镜像；B. 电镜像
（引自 Netter's Essential Histology）

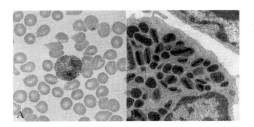

图 6-5　人外周血嗜酸性粒细胞
A. 光镜像；B. 局部电镜像
（引自 Netter's Essential Histology）

	光镜下		电镜下
细胞体	呈球形，直径 10～15μm	细胞质内颗粒及内含物	颗粒多呈椭圆形，有膜包被，内含颗粒状基质和方形或长方形结晶体
细胞核	常为 2 叶		
细胞质	充满粗大均匀的嗜酸性颗粒		颗粒含有酸性磷酸酶、芳基硫酸酯酶、过氧化物酶和组胺酶

- 寿命：血液中仅停留 6～8 小时，在组织中可存活 8～12 天。
- 功能：抗过敏和抗寄生虫作用。

3. 嗜碱性粒细胞（basophilic granulocyte，basophil）
- 形态结构（图 6-6）

	光镜下		电镜下
细胞体	呈球形，直径 10～12μm	细胞质内颗粒及内含物	颗粒内充满细小微粒，呈均匀或螺纹状分布
细胞核	分叶，或呈 S 形及不规则形，着色较浅，常被细胞质内的嗜碱性颗粒所掩盖		
细胞质	嗜碱性颗粒大小不等、分布不均；细胞质内可含白三烯		颗粒内含有肝素和组胺

- 寿命：在组织中存活 10～15 天。
- 功能：肝素具有抗凝血作用，组胺和白三烯参与过敏反应。

4. 淋巴细胞（lymphocyte）
- 形态结构（图 6-7）

	光镜下		电镜下
细胞体	圆形、椭圆形，直径 6～16μm，可分大、中、小淋巴细胞	细胞质	内含大量游离核糖体，可有小的溶酶体、粗面内质网、高尔基复合体和线粒体
细胞核	呈圆形或卵圆形，一侧常有凹陷，核染色质致密呈块状，色深		
细胞质	很少，染成蔚蓝色		

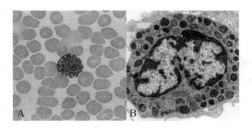

图 6-6 人外周血嗜碱性粒细胞

A. 光镜像；B. 电镜像

（引自 Netter's Essential Histology）

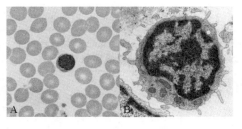

图 6-7 人外周血淋巴细胞

A. 光镜像；B. 电镜像

（引自 Netter's Essential Histology）

- 寿命：长短不一。
- 功能：参与免疫功能。

5. 单核细胞（monocyte）

- 形态结构（图 6-8）

	光镜下		电镜下
细胞体	呈圆形或椭圆形，直径为 14～20 μm	细胞质	内含许多吞噬泡、线粒体、粗面内质网和溶酶体
细胞核	呈肾形、马蹄形或不规则形；染色质颗粒细而松散，故着色较浅	颗粒内化学物质及意义	颗粒内含有过氧化物酶、酸性磷酸酶、非特异性酯酶和溶菌酶，这些酶不仅与单核细胞的功能有关，而且可作为与淋巴细胞的鉴别点
细胞质	弱嗜碱性，细胞质内含有许多细小的嗜天青颗粒		

- 寿命：在血液中停留 1～2 天，在组织中的寿命同巨噬细胞。
- 功能：有活跃的变形运动，在血液中基本不执行功能，进入结缔组织可转变为具有活跃的吞噬功能的巨噬细胞。

（三）血小板

- 形态结构（图 6-9）

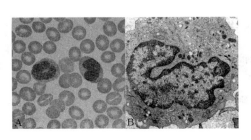

图 6-8 人外周血单核细胞

A. 光镜像；B. 电镜像

（引自 Basic Histology）

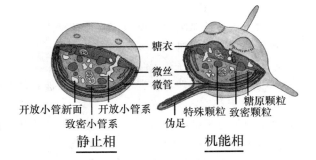

图 6-9 血小板电镜结构模式图

糖衣

微丝

微管

开放小管新面 开放小管系

致密小管系 伪足 特殊颗粒 致密颗粒 糖原颗粒

静止相 机能相

光镜下	电镜下	
体积甚小，直径 $2\sim4\mu m$，双凸扁盘状；当受到机械或化学刺激时，可伸出伪足		血小板透明区含有微管和微丝，参与血小板形状的维持和变形。颗粒区有特殊颗粒、致密颗粒和少量溶酶体。血小板内还有开放小管系和致密小管系
无细胞核		
中央部细胞质内含蓝紫色的颗粒，称为颗粒区；周边部细胞质内含呈均质浅蓝色，称为透明区	颗粒内化学物质及功能	特殊颗粒：体积较大，圆形，电子密度中等，内含血小板因子Ⅳ、血小板源性生长因子、凝血酶敏感蛋白等。致密颗粒较小，电子密度大，内含 5-羟色胺、ADP、ATP、钙离子、肾上腺素等

● 功能：参与止血和凝血过程。

二、骨髓和血细胞发生

（一）骨髓的结构

骨髓（bone marrow）是人体最大的造血器官，位于骨髓腔中，分红骨髓和黄骨髓。红骨髓主要由造血组织和血窦构成。

● 造血组织：主要由网状组织和造血细胞组成。网状细胞和网状纤维构成支架；网孔中充满不同发育阶段的血细胞及少量造血干细胞、巨噬细胞、脂肪细胞、间充质细胞等。

造血诱导微环境：造血细胞赖以生长发育的微环境，称为造血诱导微环境（hemopoietic inductive microenvironment，HIM），它包括骨髓的神经成分、微血管系统和结缔组织。结缔组织成分包括网状纤维、基质和各类基质细胞。

基质细胞（stromal cell）包括有网状细胞、成纤维细胞、血窦内皮细胞、巨噬细胞、脂肪细胞等。它们是造血诱导微环境中的重要成分，不仅起支持作用，并且分泌细胞因子，调节造血细胞的增殖与分化。

● 血窦：为管腔大、形状不规则的毛细血管，内皮细胞间隙大，内皮基膜不完整，呈断续状。

（二）造血干细胞和造血祖细胞

● 造血干细胞：
➤ 是生成各种血细胞的原始细胞，又称为多能干细胞（multipotential stem cell）。
➤ 起源于卵黄囊血岛。
➤ 出生后，主要存在于红骨髓。
➤ 基本生物学特性：①有很强的增殖潜能；②有多向分化能力；③有自我复制能力。
● 造血祖细胞：
➤ 是由造血干细胞分化而来，只能向一个或几个血细胞系定向增殖分化，故也称为定向干细胞（committed stem cell）。
➤ 可分化为形态可辨认的各种幼稚血细胞。
➤ 已确认的造血祖细胞有：红细胞系造血祖细胞、粒细胞-单核细胞系造血祖细胞和巨核细胞系造血祖细胞。

（三）血细胞发生过程的形态演变规律

各种血细胞发育大致分3个阶段：原始阶段、幼稚阶段（又分早、中、晚期）和成熟阶段。

血细胞发生过程中形态变化规律如下：

● 细胞体：由大变小，而巨核细胞的发生则由小变大。

● 细胞核：由大变小，红细胞的细胞核最后消失，粒细胞的细胞核由圆形逐渐变成杆状乃至分叶，巨核细胞的细胞核由小变大呈分叶状；细胞核内染色质由细疏逐渐变粗密，染色由浅变深。核仁由明显渐至消失。

● 细胞质：由少逐渐增多，细胞质嗜碱性逐渐变弱，但单核细胞和淋巴细胞的细胞质仍保持嗜碱性；细胞质内的特殊结构如红细胞中的血红蛋白、粒细胞中的特殊颗粒均由无到有，并逐渐增多。

● 细胞分裂能力：从有到无，但淋巴细胞仍保持很强的潜在分裂能力。

轻松记忆

红白细胞血小板，都属血液家成员。
红细胞双凹圆盘，携带氧气和 CO_2。
还有网织红细胞，特殊染色见分端。
有粒无粒白细胞，保护机体作贡献。
前者分为中酸碱，后者细胞核成单。
各种各样血细胞，造血干细胞起源。

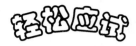

一、填空题

1. 从血管取少量血液，加入适量抗凝剂（肝素或枸橼酸钠），静置或离心沉淀后，血液可分出 3 层：上层为淡黄色的_____，下层为_____，中间的薄层为_____和_____。

2. 血细胞形态、数量、_____和_____的测定称为血象。

3. 成熟的红细胞无_____，也无任何_____，细胞质内充满_____，使红细胞呈现颜色。正常成人血液中血红蛋白的含量：男性为_____，女性为_____。血红蛋白具有结合与运输_____和_____的功能。

4. 网织红细胞与成熟红细胞在常规染色下两者不易区分。用_____体外活体染色，可见该细胞内有蓝色的细网或颗粒，电镜下为残留的_____。因此，网织红细胞还具有合成_____的能力。

5. 血液中白细胞的数量，正常值成人为_____。根据白细胞的细胞质内有无特殊颗粒，将白细胞分为两类：即_____和_____。根据特殊颗粒的染色性，前者又可分为_____、_____和_____ 3 种，后者则有_____和_____两种，细胞质内都含有细小的嗜天青颗粒。

6. 血小板是从骨髓的_____细胞脱落下来的细胞质小块，血小板呈_____，当受到机械或化学刺激时，则伸出突起，呈不规则形，血小板中央部有蓝紫色的_____，称为_____；周边部呈均质浅蓝色称为_____。血小板参与_____和_____。

7. T 细胞和 B 细胞分别是在_____和_____内分化、发育。

8. 红、粒细胞系发生过程中形态变化的一般规律：细胞体由_____逐渐变_____；细胞核由_____逐渐变_____；细胞质由_____逐渐变_____；细胞质的嗜碱性由_____逐渐变_____，至略嗜酸性；细胞分裂能力从_____到_____。

9. 造血组织主要由_____和_____组成。

10. 造血干细胞起源于人胚的_____。出生后，主要存在于_____。

二、选择题

【A 型题】

1. 外周血涂片中, 很少见到的白细胞是
   A. 中性粒细胞
   B. 嗜酸性粒细胞
   C. 嗜碱性粒细胞
   D. 淋巴细胞
   E. 单核细胞

2. 关于成熟红细胞的特点, 哪一项**错误**
   A. 呈双凹圆盘状
   B. 无细胞核
   C. 无任何细胞器
   D. 细胞质内充满血红蛋白
   E. 细胞内尚残留部分核糖体

3. 正常成人男性血液中红细胞的正常值是
   A. $(4.0 \sim 5.5) \times 10^{12}/L$
   B. $(3.5 \sim 5.0) \times 10^{12}/L$
   C. $(4.0 \sim 5.0) \times 10^{9}/L$
   D. $(3.5 \sim 5.5) \times 10^{9}/L$
   E. $(4.5 \sim 5.5) \times 10^{9}/L$

4. 红细胞的平均寿命是
   A. 2~3 天
   B. 10~15 天
   C. 12~48 小时
   D. 120 天左右
   E. 半年到一年

5. 关于网织红细胞, 哪一项**错误**
   A. 是一种未完全成熟的红细胞
   B. 细胞质中残留部分核糖体
   C. 用 HE 染色, 细胞质呈蓝色细网或颗粒状
   D. 在成人, 网织红细胞占红细胞总数的 $0.5\% \sim 1.5\%$
   E. 网织红细胞的直径略大于成熟红细胞

6. 煌焦油蓝染色显示的网织红细胞内蓝色的细网或颗粒, 电镜下是
   A. 残留的粗面内质网
   B. 残留的滑面内质网
   C. 残留的核糖体
   D. 残留的高尔基复合体
   E. 残留的线粒体

7. 区分有粒白细胞与无粒白细胞的主要依据是
   A. 细胞大小不同
   B. 细胞有无吞噬功能
   C. 细胞核有无分叶
   D. 细胞内有无特殊颗粒
   E. 细胞内有无嗜天青颗粒

8. 在患过敏性疾病或寄生虫病时, 血液中哪一种白细胞数量明显增多
   A. 中性粒细胞
   B. 嗜碱性粒细胞
   C. 嗜酸性粒细胞
   D. 单核细胞
   E. 淋巴细胞

9. 对单核细胞的描述, 哪一项**错误**
   A. 是体积最大的白细胞
   B. 细胞核呈杆状或分叶状
   C. 细胞质丰富, 弱嗜碱性
   D. 细胞质内含许多细小的嗜天青颗粒
   E. 进入结缔组织后分化成巨噬细胞

10. 以下哪一项**不是**淋巴细胞的特点
    A. 为白细胞总数的 $20\% \sim 25\%$
    B. 根据形态可分为大、中、小 3 型
    C. 血液中小淋巴细胞数量最多
    D. 根据功能的不同, 又分为 T 细胞、B 细胞和 NK 细胞等
    E. T 细胞、B 细胞分别参与机体的细胞免疫和体液免疫

11. 血液中数量最多的白细胞是
    A. 中性粒细胞
    B. 淋巴细胞
    C. 单核细胞
    D. 嗜酸性粒细胞
    E. 嗜碱性粒细胞

12. 外周血中, 哪一项数值为血小板减少
    A. 低于 $400 \times 10^{9}/L$
    B. 低于 $300 \times 10^{9}/L$
    C. 低于 $200 \times 10^{9}/L$
    D. 低于 $100 \times 10^{9}/L$

E.　低于 $50\times10^9/L$

13.　对造血组织的描述，哪一项**错误**

A.　主要由网状（结缔）组织和造血细胞组成

B.　网状细胞和网状纤维构成造血组织的网架

C.　网孔中充满不同发育阶段的各种血细胞

D.　网孔中充满大量的造血干细胞、巨噬细胞、脂肪细胞和间充质细胞

E.　造血细胞赖以生长发育的环境称为造血诱导微环境

14.　构成造血组织的网架是

A.　网状细胞和网状纤维

B.　网状细胞和胶原纤维

C.　成纤维细胞和网状纤维

D.　成纤维细胞和胶原纤维

E.　网状纤维和胶原纤维

15.　造血干细胞起源于

A.　淋巴结

B.　脾

C.　红髓

D.　胚肝

E.　卵黄囊血岛

16.　以下对血细胞发生形态变化一般规律的描述中，哪一项**错误**

A.　细胞体由大变小，而巨核细胞则由小变大

B.　细胞核由大变小，红细胞的细胞核最后消失

C.　细胞质的量由少逐渐增多，细胞质嗜碱性逐渐增强

D.　细胞质内的特殊结构均由无到有，逐渐增多

E.　细胞分裂能力从有到无

【B 型题】

（17～20 题共用备选答案）

A.　B 细胞

B.　中性粒细胞

C.　嗜酸性粒细胞

D.　NK 细胞

E.　单核细胞

17.　具有自然杀伤能力的细胞是

18.　属单核吞噬细胞系统的细胞是

19.　与过敏与寄生虫病有关的细胞是

20.　巨噬细胞的前体细胞是

（21～25 题共用备选答案）

A.　单核细胞

B.　中性粒细胞

C.　血小板

D.　嗜酸性粒细胞

E.　嗜碱性粒细胞

21.　参与止血和凝血的是

22.　血液中数量最多的白细胞是

23.　血液中数量最少的白细胞是

24.　进入结缔组织，分化为巨噬细胞的细胞是

25.　能够减弱过敏反应的细胞是

（26～30 题共用备选答案）

A.　淋巴细胞

B.　浆细胞

C.　肥大细胞

D.　早幼红细胞

E.　晚幼红细胞

26.　最早能合成血红蛋白的细胞是

27.　开始丧失细胞分裂能力的细胞是

28.　寿命可达数年的血细胞是

29.　与抗凝血有关的细胞是

30.　能产生免疫球蛋白的细胞是

（31～35 题共用备选答案）

A.　血岛

B.　胸腺

C.　骨髓

D.　造血干细胞

E.　造血祖细胞

31.　最原始的造血细胞是

32.　最原始的造血细胞来自

33.　只能向某一血细胞系统增殖、分化的是

34.　T 细胞分化、发育的场所是

35.　B 细胞分化、发育的场所是

【X 型题】

36. 关于中性粒细胞形态结构，下列哪些正确
    A. 细胞核呈杆状或分叶状
    B. 特殊颗粒内含碱性磷酸酶、吞噬素和溶菌酶
    C. 是血液中最大的细胞
    D. 嗜天青颗粒是溶酶体
    E. 特殊颗粒较小，呈淡红色

37. 关于嗜酸性粒细胞的叙述，下列哪些正确
    A. 特殊颗粒嗜酸性，呈橘红色
    B. 特殊颗粒也是一种溶酶体
    C. 特殊颗粒含有组胺
    D. 具有趋化性，可做变形运动，能吞噬抗原抗体复合物
    E. 释放组胺酶灭活组胺，减弱过敏反应

38. 关于单核细胞的叙述，下列哪些正确
    A. 细胞核形态多样，呈卵圆形、马蹄形或不规则形
    B. 细胞表面有皱褶和微绒毛
    C. 嗜天青颗粒即为溶酶体
    D. 细胞质嗜酸性
    E. 穿出血管壁，可分化为巨噬细胞

39. 关于淋巴细胞的叙述，下列哪些正确
    A. 细胞呈圆或椭圆形，大小不等
    B. 小淋巴细胞直径为 $9 \sim 12 \mu m$
    C. 根据发生部位和功能可分为 T 细胞、B 细胞和 NK 细胞
    D. 参与细胞免疫和体液免疫
    E. 细胞质内含有大量的游离核糖体

40. 关于血小板的形态结构，下列叙述哪些正确
    A. 双凹圆盘状，活动时形态变化
    B. 颗粒区含有特殊颗粒和嗜天青颗粒
    C. 透明区含有环形微管和微丝
    D. 细胞质内有开放小管与外界相通

E. 细胞质内有致密小管与外界不相通

41. 各类白细胞占白细胞总数的正常值，正确的是
    A. 淋巴细胞为 $20\% \sim 40\%$
    B. 中性粒细胞为 $50\% \sim 70\%$
    C. 单核细胞为 $0\% \sim 1\%$
    D. 嗜酸性粒细胞为 $0.5\% \sim 3\%$
    E. 嗜碱性粒细胞为 $3\% \sim 8\%$

42. 造血干细胞的基本特点是
    A. 很强的增殖潜能
    B. 多向分化能力
    C. 自我更新能力
    D. 细胞核相对较小
    E. 形态似小淋巴细胞

43. 下列哪些细胞内含有嗜天青颗粒
    A. 淋巴细胞
    B. 中性粒细胞
    C. 单核细胞
    D. 嗜碱性粒细胞
    E. 嗜酸性粒细胞

44. 红细胞发生过程中的形态变化规律包括
    A. 细胞体由大到小
    B. 细胞核由大到小，最后消失
    C. 细胞质由少到多，血红蛋白由无到有，逐渐增多
    D. 其他细胞器也逐渐增多
    E. 细胞分裂能力从有到无

45. 粒细胞发生过程的形态变化规律包括
    A. 细胞体由大到小
    B. 细胞核由大到小，由圆变成杆状乃至分叶
    C. 细胞质着色由浅红到天蓝
    D. 特殊颗粒从无到有，逐渐增多
    E. 细胞分裂能力从有到无

三、名词解释

1. 血象（定义、意义）
2. 核左移（定义、意义）
3. 网织红细胞（特性、结构特点、数值）
4. 血小板（来源、结构、功能）
5. 造血干细胞（定义、形态结构、特性）
6. 造血祖细胞（定义、形态结构、特性）

四、问答题

1. 试述红细胞的形态结构特点及其与功能的关系。
2. 简述各种白细胞的形态结构特点及其生理功能。
3. 简述血小板的形态结构特点及其生理功能。
4. 简述网织红细胞的形态结构特点及临床意义。
5. 试述红骨髓的微细结构和造血诱导微环境。

选择题参考答案

A 型题:

1. C　2. E　3. A　4. D　5. C　6. C　7. D　8. C　9. B　10. A
11. A　12. D　13. D　14. A　15. E　16. C

B 型题:

17. D　18. E　19. C　20. E　21. C　22. B　23. E　24. A　25. D　26. D
27. E　28. A　29. C　30. B　31. D　32. A　33. E　34. B　35. C

X 型题:

36. ABDE　37. ABDE　38. ABCE　39. ACDE　40. CDE
41. ABD　42. ABCE　43. ABC　44. ABCE　45. ABDE

（任君旭）

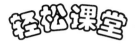

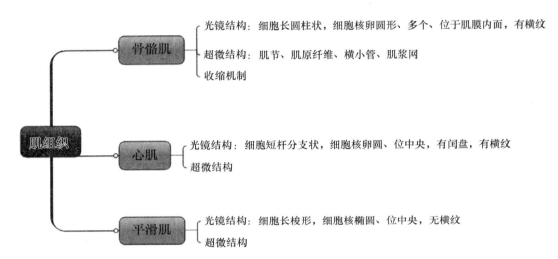

骨骼肌 —— 光镜结构：细胞长圆柱状，细胞核卵圆形、多个、位于肌膜内面，有横纹

　　　　—— 超微结构：肌节、肌原纤维、横小管、肌浆网

　　　　—— 收缩机制

肌组织

心肌 —— 光镜结构：细胞短杆分支状，细胞核卵圆、位中央，有闰盘，有横纹

　　　—— 超微结构

平滑肌 —— 光镜结构：细胞长梭形，细胞核椭圆、位中央，无横纹

　　　　—— 超微结构

肌组织的组成及分类：

● 肌组织（muscle tissue）：

➢ 主要由肌细胞构成。肌细胞间有少量结缔组织、血管、淋巴管及神经。

➢ 肌细胞，又称为肌纤维（muscle fiber）。

➢ 细胞膜，又称为肌膜（sarcolemma）。

➢ 细胞质，又称为肌浆（sarcoplasm）。

➢ 滑面内质网，又称为肌浆网（sarcoplasmic reticulum）。

● 分类：骨骼肌、心肌和平滑肌（图 7-1）。

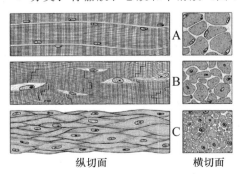

纵切面　　　　横切面

图 7-1　A. 骨骼肌；B. 心肌；

　　C. 平滑肌光镜结构模式图

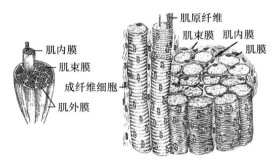

图 7-2　骨骼肌光镜立体结构模式图

➤ 骨骼肌和心肌属于横纹肌（striated muscle）。

➤ 骨骼肌受躯体神经支配，属随意肌；心肌和平滑肌受自主神经支配，为不随意肌。

一、骨骼肌

骨骼肌（skeletal muscle）一般借肌腱附于骨骼（图 7-2），肌纤维之间有结缔组织，具有支持、连接、营养和调节骨骼肌功能的作用。

● 肌外膜：致密结缔组织包裹在整块肌肉外面形成肌外膜（epimysium）。

● 肌束膜：包裹肌束的结缔组织称为肌束膜（perimysium）。

● 肌内膜：分布在每条肌纤维外面的结缔组织称为肌内膜（endomysium）。

（一）骨骼肌纤维的光镜结构

● 骨骼肌纤维呈圆柱状（直径 10～100μm，长 1～40mm），肌膜外有基膜（图 7-3）。

● 多细胞核，呈扁椭圆形，位于肌膜下方。

● 肌浆中含肌原纤维，平行于肌纤维长轴。

● 具有周期性横纹，构成明带和暗带。

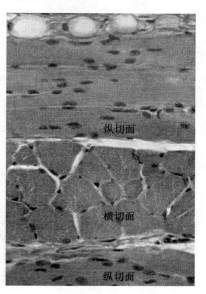

明带（I 带）	中央具有一条深色线，称为 Z 线
暗带（A 带）	中央一条浅色窄带，称为 H 带；H 带中央具有 M 线

相邻两条 Z 线之间的一段肌原纤维，称为肌节（sarcomere）。

肌节的组成	1/2 I 带＋A 带＋1/2 I 带
肌节的定义	是肌原纤维结构和功能的基本单位
肌节的意义	是骨骼肌纤维收缩和舒张的结构基础

图 7-3 骨骼肌纵、横切面光镜像

● 肌卫星细胞：位于肌纤维与基膜间，参与肌纤维的修复。

（二）骨骼肌纤维的电镜结构和分子组成

1. 肌原纤维（图 7-4、7-5）

（1）电镜结构：由粗肌丝和细肌丝组成（图 7-6）：

粗肌丝	一端固定于 M 线，两端游离于细肌丝之间，边缘终止于明、暗带交界处
细肌丝	一端附着于 Z 线，另一端伸至粗肌丝之间，终止于 H 带边缘

结果：

● I 带仅含细肌丝。

● H 带仅含粗肌丝。

● H 带两侧的 A 带既含粗肌丝，又含细肌丝。

（2）分子结构组成：

● 粗肌丝分子结构：由豆芽状肌球蛋白（myosin）分子组成，后者形如豆芽，分头和杆两部分，在头和杆的连接点及杆上有两处类似关节的结构，可以屈动。

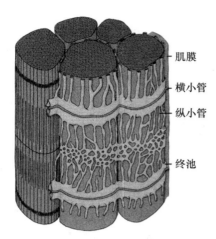

图 7-4　骨骼肌纤维电镜结构模式图

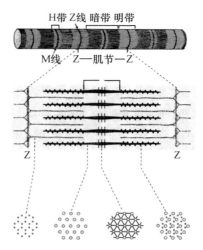

图 7-5　骨骼肌肌原纤维电镜结构模式图

● 细肌丝分子结构：

肌动蛋白	由球形肌动蛋白单体连接成串珠状，并形成双股螺旋链，每个肌动蛋白单体都有一个可与粗肌丝的肌球蛋白头部相结合的位点，但在肌纤维处于非收缩状态时，该位点被原肌球蛋白掩盖
原肌球蛋白	是由两条多肽链相互缠绕形成的双股螺旋状分子，首尾相连，嵌于肌动蛋白双股螺旋链的浅沟内
肌钙蛋白	肌钙蛋白为球形，附着于原肌球蛋白分子上，可与 Ca^{2+} 相结合。由 3 个球形亚单位组成，分别简称为 TnT、TnI 和 TnC。肌原蛋白借 TnT 而附于原肌球蛋白分子上，TnI 是抑制肌动蛋白和肌球蛋白相互作用的亚单位，TnC 则是能与 Ca^{2+} 相结合的亚单位（图 7-6）

2. 横小管
● 横小管（transverse tubule）又称为 T 小管（图7-4）。
● 形成：肌膜向肌浆内凹陷而成的微细管道。
● 位置：A 带与 I 带交界处。
● 功能：迅速传导兴奋。

3. 肌浆网
● 形成：纵行并吻合成网的滑面内质网（图7-4）。

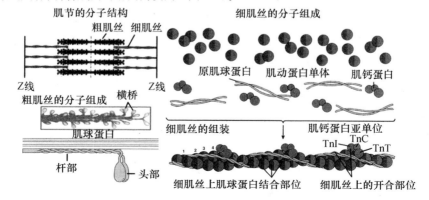

图 7-6　骨骼肌粗肌丝和细肌丝分子结构模式图

● 结构组成：与肌纤维长轴平行的细管称为纵小管，又称为 L 小管。纵小管两端膨大为扁囊状的部分称为终池。终池即为位于横小管两侧肌浆网。

● 三联体：终池＋横小管＋终池。

● 功能：贮存 Ca^{2+}，调节肌浆 Ca^{2+} 浓度。

（三）骨骼肌纤维的收缩机制（图 7-7、7-8）

骨骼肌纤维的收缩机制为肌丝滑动原理，其主要过程为：

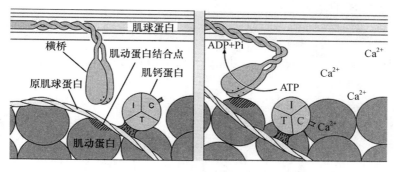

图 7-7　骨骼肌纤维收缩的分子结构示意图

● 神经冲动经运动终板传至肌膜，沿横小管迅速传向终池和肌浆网。

● 肌浆网将大量的 Ca^{2+} 转运到肌浆内。

● Ca^{2+} 与 TnC 结合，使肌钙蛋白分子构型和位置改变，原肌球蛋白的位置随之变化，原来被掩盖的肌动蛋白单体上的肌球蛋白结合位点暴露。

● 肌球蛋白头与肌动蛋白接触，ATP 酶被激活，分解 ATP 并释放能量，使肌球蛋白的头向 M 线方向屈动，将细肌丝向 M 线拉动。

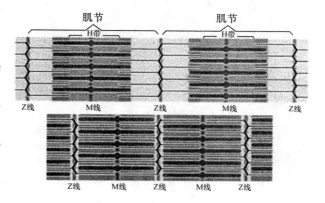

图 7-8　骨骼肌纤维收缩的分子结构图解

● 细肌丝向暗带内滑入，明带变窄，H 带变窄甚至消失，肌节缩短，肌纤维收缩。

● 收缩结束，肌浆内 Ca^{2+} 重新被泵入肌浆网内，肌浆内 Ca^{2+} 浓度降低，肌钙蛋白恢复原来构型，原肌球蛋白恢复原位又掩盖肌动蛋白上的位点；同时肌球蛋白头结合一个 ATP 分子，与肌动蛋白脱离，细肌丝复位，肌纤维松弛。

二、心肌

（一）心肌纤维的光镜结构（图 7-9）

心肌（cardiac muscle）属于横纹肌、不随意肌。

● 呈短柱状，分支成网。

● 细胞核卵圆形、1 个，位于中央，偶见双核。

● 肌浆内含肌原纤维，细胞核周围的肌浆内可见脂褐素，为溶酶体的残余物，随年龄增长而增多。

- 周期性横纹不如骨骼肌横纹明显。
- 闰盘：位于心肌纤维连接处。

(二) 心肌纤维的电镜结构 (图7-10、7-11)

- 肌原纤维不明显。
- 横小管粗，位于Z线水平。
- 肌浆网稀疏，终池少而小。
- 二联体，贮 Ca^{2+} 能力低。
- 闰盘：位于Z线水平 (图7-12)。
- ➤ 横位：具有中间连接和桥粒，使连接牢固。
- ➤ 纵位：具有缝隙连接，传递冲动，使心肌纤维同步收缩。
- 肌浆内含有丰富的线粒体。

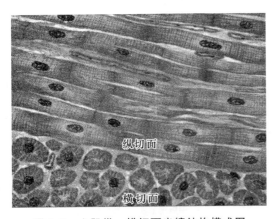

图7-9 心肌纵、横切面光镜结构模式图

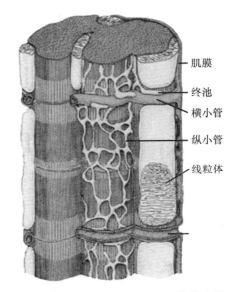

肌膜
终池
横小管
纵小管
线粒体

图7-10 心肌纤维电镜结构立体模式图

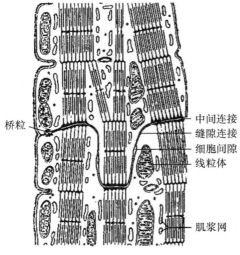

桥粒
中间连接
缝隙连接
细胞间隙
线粒体
肌浆网

图7-11 闰盘电镜结构模式图

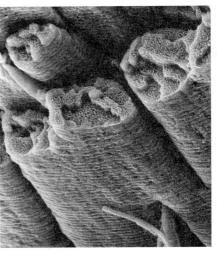

图7-12 心肌闰盘扫描电镜像

三、平滑肌

（一）平滑肌纤维的光镜结构（图 7-13）

- 平滑肌（smooth muscle）属于非横纹肌，不随意肌。
- 肌纤维呈长梭形。
- 细胞核呈杆状／椭圆形，1 个，位于中央。
- 无横纹和肌原纤维。

（二）平滑肌纤维的电镜结构（图 7-14、7-15）

- 肌膜向肌浆内凹陷成小凹（相当于横小管）。
- 肌浆网不发达。

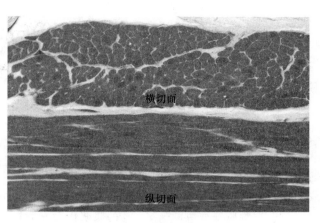

图 7-13 平滑肌纵、横切面光镜像

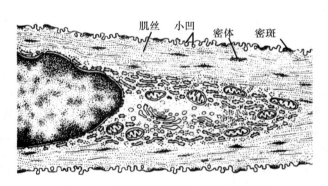

图 7-14 平滑肌纵切面电镜结构模式图

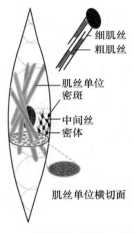

图 7-15 平滑肌肌丝单位结构模式图

- 无肌原纤维和肌节。
- 细肌丝：主要由肌动蛋白组成（图 7-15），一端附着于密斑或密体；另一端游离，环绕在粗肌丝周围。
- 粗肌丝：由肌球蛋白构成，呈圆柱状，表面有成行排列的横桥，相邻的两行横桥屈动方向相反（图 7-15）。若干条粗肌丝和细肌丝聚集形成肌丝单位，又称为收缩单位。
- 中间丝：连接于密斑、密体之间，形成梭形的细胞骨架（图 7-15）。
- 细胞间有缝隙连接。

轻松应试

一、填空题

1. 肌细胞又称为_____，肌细胞膜又称为_____，肌细胞质又称为_____。

2. 肌丝在结构上分为_____和_____两种，组成前者的蛋白质是_____、_____和_____；组成后者的蛋白质是_____。

3. 横纹肌纤维的 Z 线上附有_____，M 线上附有_____。

4. 三种肌纤维中，_____的肌浆内含有脂褐素，它是_____的残余体，随着_____而增多。

5. 骨骼肌收缩时，运动神经末梢将冲动传给_____，后者的兴奋借_____传到每个肌节，经三联体传至_____，此结构将_____大量转运到_____内并与细肌丝上的肌钙蛋白结合，导致肌丝滑动。

二、选择题

【A 型题】

1. 骨骼肌纤维形成横纹的原因是
   A. 多个细胞核横向规律排列
   B. 肌浆内线粒体横向规律排列
   C. 质膜内褶形成的横小管规律排列
   D. 相邻肌原纤维的明带和明带、暗带和暗带对应，排列在同一水平
   E. 明带和暗带内肌红蛋白含量不同

2. 骨骼肌纤维内贮存 Ca^{2+} 的结构主要是
   A. 肌浆
   B. 横小管
   C. 线粒体
   D. 粗面内质网
   E. 肌浆网

3. 心肌闰盘处有
   A. 中间连接、桥粒和紧密连接
   B. 中间连接、桥粒和缝隙连接
   C. 紧密连接、桥粒和缝隙连接
   D. 桥粒、半桥粒和缝隙连接
   E. 桥粒、半桥粒和紧密连接

4. 肌节的组成是
   A. I 带＋A 带
   B. 1/2 I 带＋A 带＋1/2 I 带
   C. A 带＋I 带
   D. 1/2 A 带＋1/2 I 带
   E. 1/2 A 带＋I 带＋1/2 A 带

5. 骨骼肌纤维收缩时
   A. A 带和 H 带缩短
   B. A 带缩短
   C. I 带和 H 带缩短
   D. A 带、I 带和 H 带均缩短
   E. I 带和 A 带缩短

6. 心肌纤维同步收缩的结构基础是
   A. 横小管
   B. 肌浆网
   C. 闰盘
   D. 三联体
   E. 二联体

7. 能与 Ca^{2+} 结合的是
   A. 肌动蛋白
   B. 原肌球蛋白
   C. TnI
   D. TnT
   E. TnC

8. 肌浆网的膜上有钙泵蛋白，它可以
   A. 调节线粒体内的 Na^+ 浓度
   B. 调节肌浆中的 Ca^{2+} 浓度
   C. 抑制兴奋传递
   D. 是一种 ATP 酶，可与肌动蛋白接触

E. 抑制横桥发生屈伸运动

9. 负责将兴奋由肌膜传至每个肌节的结构是

A. 肌原纤维

B. 肌动蛋白

C. 肌浆网

D. 横小管

E. 肌钙蛋白的 TnT 亚单位

10. 肌节是

A. 相邻两条 Z 线之间的一段肌原纤维

B. 相邻两条 Z 线之间的一段肌纤维

C. 相邻两条 M 线之间的一段肌原纤维

D. 相邻两条 M 线之间的一段肌纤维

E. 相邻两个 H 带之间的一段肌原纤维

11. 肌原纤维的结构和功能特点**不包括**

A. 沿肌纤维长轴平行排列

B. 表面有单位膜包裹

C. 相邻肌原纤维由肌浆网和线粒体等分隔

D. 由粗、细肌丝组成

E. 是肌纤维收缩的物质基础

12. 骨骼肌纤维舒张时，与肌球蛋白分子头结合的是

A. 肌红蛋白

B. 肌动蛋白

C. ATP

D. Ca^{2+}

E. 肌钙蛋白

13. 心肌纤维的闰盘位于

A. Z 线水平

B. I 带水平

C. A 带与 I 带交界处

D. A 带水平

E. M 线水平

14. 平滑肌纤维的中间丝起

A. 收缩作用

B. 营养作用

C. 滑动作用

D. 保护作用

E. 骨架作用

15. 平滑肌纤维中，与骨骼肌横小管相当的结构是

A. 密体

B. 密斑

C. 肌膜内陷形成的小凹

D. 中间丝

E. 滑面内质网

【B 型题】

(16～20 题共用备选答案)

A. 肌膜

B. 肌浆网

C. 闰盘

D. 粗面内质网

E. 肌原纤维

16. 形成横小管的是

17. 属于细胞连接结构的是

18. 由肌丝规则排列形成的结构是

19. 肌纤维内的滑面内质网又称为

20. 形成终池的是

(21～25 题共用备选答案)

A. 肌动蛋白

B. 肌球蛋白

C. TnT 亚单位

D. TnC 亚单位

E. 原肌球蛋白

21. 能与钙离子结合的是

22. 构成细肌丝的球状蛋白分子链的是

23. 组成粗肌丝的是

24. 使肌钙蛋白附着于原肌球蛋白分子的是

25. 肌纤维舒张时，掩盖肌动蛋白上位点的是

(26～30 题共用备选答案)

A. 纵小管

B. 横小管

C. I 带

D. A 带

E. H 带

26. 只有细肌丝的是

27. 只有粗肌丝的是

28. 有粗肌丝和细肌丝的是

29. 本质上是特化的滑面内质网

30. 将兴奋快速传到每一条肌原纤维的是

【X 型题】

31. 肌组织的特点是
    A. 单纯由肌细胞构成
    B. 由肌细胞和大量细胞间质构成
    C. 由肌纤维和少量结缔组织构成
    D. 骨骼肌受躯体神经支配，属随意肌
    E. 心肌和平滑肌不受躯体神经支配，属不随意肌

32. 在骨骼肌纤维收缩过程中
    A. 大量的 Ca^{2+} 从肌浆转入肌浆网内
    B. 横桥与细肌丝的肌动蛋白接触
    C. 肌球蛋白分子头 ATP 酶被激活
    D. 细肌丝向 Z 线方向滑动
    E. 肌节缩短

33. 肌纤维的肌浆网
    A. 是肌浆内的滑面内质网
    B. 肌浆网膜上有钙泵，是一种 ATP 酶
    C. 纵行于肌原纤维内
    D. 两端呈环形扁囊，称为终池，与横小管相通
    E. 贮存肌红蛋白

34. 心肌纤维的结构特点是
    A. 横小管较粗，位于 Z 线水平
    B. 肌浆网发达，贮钙能力强
    C. 终池小，多与横小管形成二联体
    D. 肌原纤维和横纹不明显
    E. 细胞间有闰盘

35. 平滑肌细胞的超微结构特点是
    A. 不含滑面内质网
    B. 粗、细肌丝聚集形成肌丝单位，但不形成肌节
    C. 粗肌丝上无横桥
    D. 只有二联体，没有三联体
    E. 细胞之间有缝隙连接

36. 骨骼肌纤维的粗肌丝
    A. 位于暗带内
    B. 由豆芽状肌球蛋白分子组成
    C. 球蛋白分子头朝向两端并露出表面形成横桥
    D. 横桥具有 ATP 酶活性

E. 肌纤维收缩时粗肌丝变短

37. 构成骨骼肌纤维细肌丝的蛋白质有
    A. 肌红蛋白
    B. 原肌球蛋白
    C. 肌动蛋白
    D. 肌钙蛋白
    E. 肌球蛋白

38. 心肌纤维的光镜结构是
    A. 肌细胞呈短柱状，可有分支
    B. 1 或 2 个细胞核，居中
    C. 肌浆较丰富
    D. 横纹不明显
    E. 有闰盘

39. 闰盘的连接方式包括
    A. 桥粒
    B. 缝隙连接
    C. 半桥粒
    D. 中间连接
    E. 突触

40. 关于骨骼肌纤维的三联体，下列叙述正确的是
    A. 由一个 T 小管与两侧的终池组成
    B. 横小管与肌膜相连续
    C. 光镜下可见
    D. 其作用是将兴奋传到肌质网
    E. 终池的膜上有钙泵

41. 光镜下，在 H-E 染色的标本上具有周期性横纹的结构有
    A. 胶原纤维
    B. 骨骼肌纤维
    C. 网状纤维
    D. 心肌纤维
    E. 胶原原纤维

42. 平滑肌纤维的光镜结构特点是
    A. 肌纤维呈长梭形
    B. 无横纹
    C. 能见明显的肌原纤维
    D. 肌纤维有分支
    E. 有一个细胞核

三、名词解释

1. 闰盘（位置、结构特点）
2. 肌节（定义、组织、功能意义）
3. 横小管（位置、结构特点）
4. 肌浆网（结构、功能）
5. 三联体（组成、功能意义）

四、问答题

1. 试比较3种肌纤维的光镜结构特点。
2. 简述骨骼肌纤维的收缩机制。
3. 试述骨骼肌肌原纤维中肌丝的分子结构。

选择题参考答案

A 型题：

1. D   2. E   3. B   4. B   5. C   6. C   7. E   8. B   9. D   10. A
11. B   12. C   13. A
14. E   15. C

B 型题：

16. A   17. C   18. E   19. B   20. B   21. D   22. A   23. B   24. C   25. E
26. C   27. E   28. D   29. A   30. B

X 型题：

31. CDE   32. BCE   33. AB   34. ACDE   35. BE   36. ABCD
37. BCD   38. ABCDE   39. ABD   40. ABDE   41. BD   42. ABE

（沈新生）

第8章 神经组织

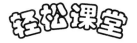

神经组织（nervous tissue）

- 神经细胞（nerve cell）：
- 也称为神经元（neuron），约有 10^{12} 个。
- 接受刺激、整合信息、传导冲动。
- 分析贮存接受信息，传递给效应细胞。
- 意识、记忆、思维和行为调节的基础。
- 神经胶质细胞（neuroglial cell）：
- 数量是神经元的 10～50 倍。
- 对神经元起支持、保护、营养、绝缘等作用。

一、神经元

（一）结构

- 细胞体

位置	大脑和小脑的皮质、脑干和脊髓的灰质以及神经节内
形态	圆形、锥形、梭形、星形等
大小	相差悬殊，小的直径 4～5μm，大的可达 150μm

1. 细胞核：

位置	细胞体中央	
形态	大而圆	
结构		
	核被膜	明显
	染色质	常染色质多，着色浅
	核仁	大而圆

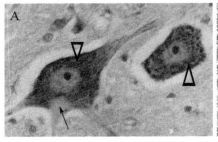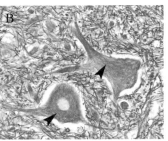

图 8-1 神经元光镜像

A. 天竺牡丹染色，三角示尼氏体，箭头示轴丘；

B. 银浸染，箭头示神经原纤维

2. 细胞质：

- 含尼氏体（Nissl's body）、神经原纤维（neurofibril）、线粒体、高尔基复合体、溶酶体、脂褐素等（图 8-1）。
- 尼氏体、神经原纤维的位置、结构及功能见表 8-1。

表 8-1　尼氏体、神经原纤维的位置、结构及功能

	位　置	结　构		功　能
		光镜下	电镜下	
尼氏体	细胞质和树突	强嗜碱性，均匀分布；呈粗大斑块状（大神经元）或细颗粒状（小神经元）	由发达的粗面内质网和游离核糖体组成	合成蛋白质
神经原纤维	细胞质内交错成网，并伸入树突和轴突	镀银染色切片中呈棕黑色细丝，交错排列成网	由神经丝和微管构成	构成神经元的细胞骨架，参与物质运输

3. 细胞膜：

➤ 可兴奋膜，接受刺激、处理信息、产生和传导神经冲动。

➤ 膜上有各种离子通道和受体。

● 细胞突起

（1）树突（dendrite）

形态	呈树枝状
结构	从树突干发出许多分支，在分支上常可见大量短小突起，称为树突棘（dendritic spine）
功能	接受刺激

（2）轴突（axon）：每个神经元只有一个

形态		
轴丘（axon hillock）	细胞体发出轴突的部位常呈圆锥形。无尼氏体，染色浅	
轴突终末	轴突末端的分支较多，形成轴突终末（图 8-2）	
结构		
轴膜（axo lemma）	轴突表面的细胞膜	
轴质（axo plasm）	为轴突内含的细胞质。含大量神经丝和微管，还有滑面内质网、微丝、线粒体、小泡。无粗面内质网和游离核糖体，故不能合成蛋白质	
功能		
传导神经冲动		
轴突运输（axon transport）	轴突内的物质运输	
慢速轴突运输	细胞体内新形成的神经丝、微丝、微管缓慢向轴突终末延伸	
快速轴突运输	快速顺向轴突运输	轴膜更新所需的蛋白质、含神经递质或神经调质的小泡、线粒体等，由细胞体向轴突终末运输
	快速逆向轴突运输	轴突终末内的代谢产物或由轴突终末摄取的物质（蛋白质、小分子物质或邻近细胞产生的神经营养因子）逆向运输到细胞体

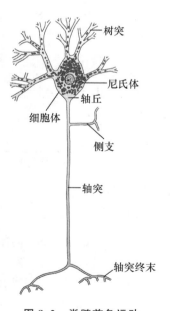

图 8-2　脊髓前角运动神经元光镜结构模式图

（二）分类（图8-3）

按神经元突起数量	多极神经元	1个轴突和多个树突
	双极神经元	轴突和树突各一个
	假单极神经元	中枢突，周围突
按神经元轴突长短	高尔基Ⅰ型神经元	长轴突大神经元
	高尔基Ⅱ型神经元	短轴突小神经元
按神经元功能	感觉神经元	传入神经元，多为假单极神经元
	运动神经元	传出神经元，一般为多极神经元
	中间神经元	一般为多极神经元
按神经元释放的神经递质和神经调质的化学性质分类	胆碱能神经元	
	去甲肾上腺素能神经元	
	胺能神经元	
	氨基酸能神经元	
	肽能神经元	

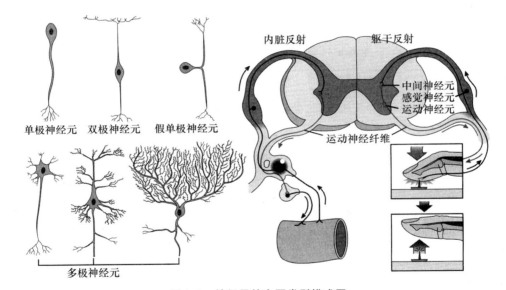

单极神经元 双极神经元 假单极神经元

内脏反射 躯干反射

中间神经元
感觉神经元
运动神经元

运动神经纤维

多极神经元

图8-3 神经元的主要类型模式图

（三）神经干细胞

- 具有增殖和分化潜能的神经细胞称为神经干细胞（neural stem cells）。
- 分布：成人大脑海马、脑和脊髓的室管膜下区（室管膜周围区域）。
- 标记物：中间丝蛋白——巢蛋白（nestin）。

二、突触

- 神经元与神经元之间，或神经元与效应细胞之间的特化结构称为突触（synapse）。
- 常见轴-树突触、轴-棘突触或轴-体突触。
- 分类：化学突触和电突触。

1. 化学突触

定义		以神经递质作为传递信息的媒介，是一般所说的突触（图 8-4、8-5）
结构		电镜下突触由突触前成分、突触间隙和突触后成分构成
	突触前成分 — 形态	光镜下，一般是神经元的轴突终末，呈球形膨大，在镀银染色的切片呈棕黑色的圆形颗粒，称为突触扣结（synaptic knob），或称为突触小体
	突触前成分 — 结构	电镜下，突触扣结内含许多突触小泡（synaptic vesicle），还有线粒体、微丝和微管等。突触小泡内含神经递质或神经调质。突触小泡表面附有一种蛋白质，称为突触素（synapsin），将小泡连接于细胞骨架
		突触前、后成分彼此相对的细胞膜分别称为突触前膜和突触后膜。比一般细胞膜略厚，其细胞质面有致密物质附着。突触前膜细胞质面有排列规则的致密突起
	突触间隙	宽 15～30nm，内含丝状物质
	突触后成分	主要是突触后膜，其上有特异性的神经递质和调质的受体及离子通道

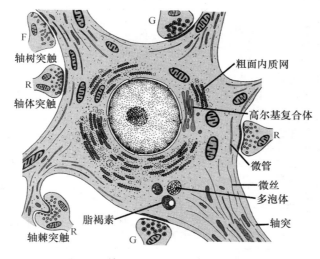

图 8-4　神经元及突触电镜结构模式图

R. 突触扣结内含圆形清亮突触小泡；F. 突触扣结内含扁平清亮突触小泡；

G. 突触扣结内含颗粒型突触小泡

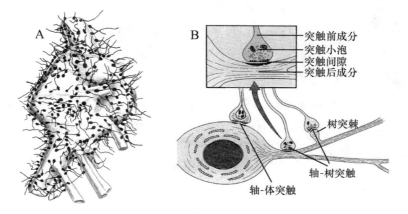

图 8-5　化学突触结构模式图

A. 光镜立体结构模式图，示突触扣结；B. 电镜结构模式图

2. 电突触 即缝隙连接，以电流作为信息载体。

三、神经胶质细胞

神经元与神经元之间，神经元与非神经细胞之间，一般都被神经胶质细胞分隔、绝缘，以保证信息传递的专一性和不受干扰。

神经胶质细胞的主要类型见表 8-2、图 8-6。

表 8-2　各类型神经胶质细胞的比较

神经胶质细胞		位　　置	形　　态	功　　能
中枢神经系统	星形胶质细胞 纤维性星形胶质细胞	白质内	突起长而直，分支较少，胶质丝丰富	参与构成血脑屏障；分泌神经营养因子和多种生长因子，对神经元的分化、功能的维持以及创伤后神经元的可塑性变化有重要影响
	星形胶质细胞 原浆性星形胶质细胞	灰质内	突起较粗短，分支多，胶质丝较少	
	少突胶质细胞	灰质及白质内，神经元细胞体附近及轴突周围	细胞体较小，细胞核卵圆形，染色质致密，突起较少。电镜下其突起末端扩展成扁平薄膜，包卷神经元的轴突形成髓鞘	形成髓鞘
	小胶质细胞	灰质及白质内	最小，细胞体细长或椭圆，细胞核小，呈扁平或三角形，染色深	吞噬死亡细胞碎屑
	室管膜细胞	衬在脑室和脊髓中央管的腔面	立方或柱形，游离面有许多微绒毛，少数细胞有纤毛，部分细胞的基底面有细长的突起伸向深部	产生脑脊液
周围神经系统	施万细胞	包卷在神经纤维轴突的周围	长卷筒状	形成髓鞘
	卫星细胞	包裹神经节细胞	扁平或立方形，细胞核圆形或卵圆形，细胞染色质较浓密	营养保护神经节细胞

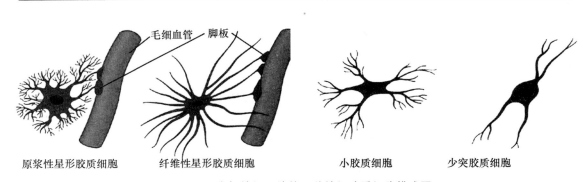

毛细血管　脚板

原浆性星形胶质细胞　　　纤维性星形胶质细胞　　　　小胶质细胞　　　　少突胶质细胞

图 8-6　中枢神经系统的几种神经胶质细胞模式图

四、神经纤维和神经

（一）神经纤维

- 神经纤维（nerve fiber）：由神经元的长轴突及包绕它的神经胶质细胞构成。
- 根据是否形成髓鞘，将其分为有髓神经纤维和无髓神经纤维。

1. 有髓神经纤维 （myelinated nerve fiber）

（1）周围神经系统的有髓神经纤维的结构：

施万细胞呈长卷筒状，一个接一个套在轴突外面（图 8-7、8-8）。

郎飞结	相邻施万细胞不完全连接，于神经纤维上这一部位较狭窄，轴膜部分裸露
结间体	相邻两个郎飞结之间的一段神经纤维
髓鞘的化学成分	主要为脂蛋白，称为髓磷脂，类脂约 80%，其余为蛋白质。HE 染色标本制备时，髓鞘中类脂被溶解，仅见少量残留的网状蛋白质
髓鞘切迹	或称为施-兰切迹，用锇酸固定和染色，能保存髓磷脂，使髓鞘呈黑色，并在其纵切面上见到一些不着色的漏斗形斜裂，是施万细胞内、外侧细胞质间穿越髓鞘的狭窄通道

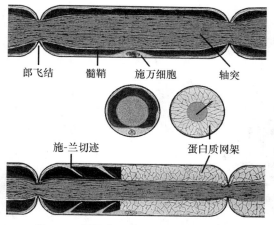

图 8-7　周围有髓神经纤维结构模式图

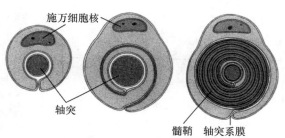

图 8-8　周围有髓神经纤维髓鞘形成模式图

（2）中枢神经系统的有髓神经纤维的结构：

➤ 少突胶质细胞的多个突起末端的扁平薄膜可包卷多个轴突，其细胞体位于神经纤维之间（图 8-9）。

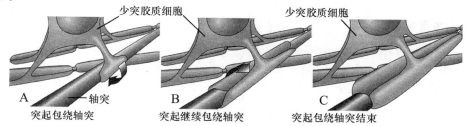

图 8-9　少突胶质细胞与中枢有髓神经纤维关系模式图

➤ 外表面无基膜，髓鞘内无切迹。

有髓神经纤维的功能：

➤ 轴突起始段产生的神经冲动，通过郎飞结处的轴膜呈跳跃式传导。

➤ 轴突越粗，髓鞘也越厚，结间体越长，神经冲动跳跃的距离便越大，传导速度越快。

2. 无髓神经纤维 （unmyelinated nerve fiber）

（1）周围神经系统的无髓神经纤维的结构：

➤ 不规则长柱状施万细胞，表面有纵行凹沟，纵沟内有较细的轴突。

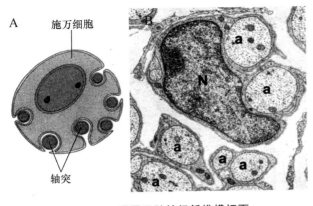

图 8-10　周围无髓神经纤维横切面

A. 模式图；B. 电镜像；N. 细胞核；a. 轴突

> 施万细胞的细胞膜不形成髓鞘，相邻的施万细胞衔接紧密，无郎飞结（图8-10）。

（2）中枢神经系统的无髓神经纤维的结构：

轴突外无特异性的神经胶质细胞包裹，轴突裸露地走行于有髓神经纤维或神经胶质细胞之间。

无髓神经纤维的功能：无髓鞘和郎飞结，神经冲动只能沿轴膜连续传导，故传导速度慢。

（二）神经

周围神经系统的神经纤维集合形成神经纤维束，若干神经纤维束又聚集构成神经（nerve）（图8-11）。

神经外膜（epineurium）	包裹在神经表面的致密结缔组织
神经束膜（perineurium）	神经纤维束表面的几层扁平细胞。细胞间有紧密连接，对进入神经纤维束的分子物质起屏障作用
神经内膜（endoneurium）	每条神经纤维表面的薄层结缔组织

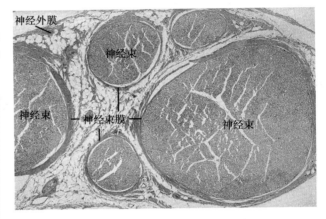

图 8-11　狗坐骨神经横切面光镜像

五、神经末梢

神经末梢是周围神经纤维的终末部分。按功能分为感觉神经末梢和运动神经末梢。

（一）感觉神经末梢

感觉神经末梢（sensory nerve ending）是感觉神经元（假单极神经元）周围突的末端，它们通常和周围的其他组织共同构成感受器（图8-12～8-14）。

表 8-3　感觉神经末梢的分类、分布、结构及功能

感觉神经末梢	分　布	结　构	功　能
游离神经末梢	表皮、角膜和毛囊的上皮细胞之间，或各型结缔组织内，如真皮、骨膜、脑膜、血管外膜、关节囊、肌腱、韧带、筋膜和牙髓等处	较细的有髓或无髓神经纤维的终末反复分支	感受温度、应力和某些化学物质（如高浓度的H^+和K^+）的刺激，参与产生冷、热、轻触和痛的感觉

续表

感觉神经末梢		分　布	结　构	功　能
有被囊神经末梢	触觉小体	皮肤的真皮乳头处，手指掌侧皮肤内最多，数量随年龄递减	呈卵圆形，长轴与皮肤表面垂直，小体内有许多扁平排列的细胞，外包结缔组织被囊。有髓神经纤维进入小体前失去髓鞘，盘绕在扁平细胞之间	感受应力刺激，参与产生触觉
	环层小体	皮下组织、腹膜、肠系膜、韧带和关节囊等处	较大，呈圆形或卵圆形，中央有一条均质状的圆柱体，周围有许多层同心圆排列的扁平细胞。有髓神经纤维进入小体时失去髓鞘，裸露的轴突进入圆柱体内	感受较强的应力，参与产生压觉和振动觉
	肌梭	全身骨骼肌	表面有结缔组织被囊，内含若干条梭内肌纤维。感觉神经纤维进入肌梭前失去髓鞘，轴突分成多支，分别呈环状包绕梭内肌纤维中段的含核部分，或呈花枝样附着在接近中段处。运动神经末梢分布在肌纤维的两侧	感觉肌肉的运动和肢体位置变化的本体感受器

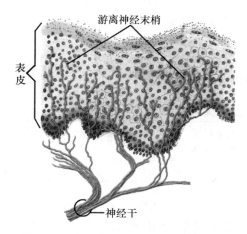

图 8-12　表皮游离神经末梢结构模式图

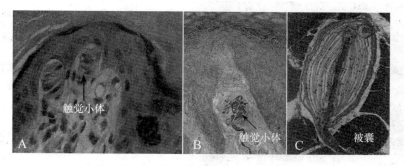

图 8-13　有被囊的感觉神经末梢光镜像

A. HE 染色；B. 硝酸银染色示触觉小体；C. HE 染色示环层小体

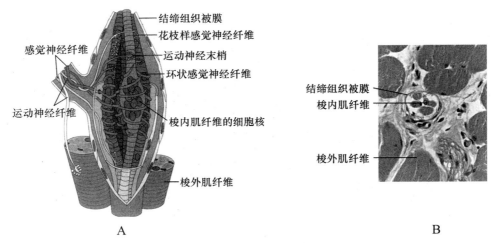

图 8-14　肌梭

A. 立体结构模式图；B. 横切面光镜面

（二）运动神经末梢（motor nerve ending）

- 是运动神经元的轴突在肌组织和腺体的终末结构。
- 支配肌细胞的收缩，调节腺细胞的分泌。
- 分为躯体和内脏运动神经末梢。

1. 躯体运动神经末梢　分布于骨骼肌。

运动终板：或称为神经肌连接（图 8-15）。

来源	脊髓前角或脑干的运动神经元细胞体发出长轴突
结构	轴突末梢抵达骨骼肌时失去髓鞘，轴突反复分支，每一分支形成葡萄状终末，并与骨骼肌细胞建立突触连接，呈椭圆形板状隆起
功能	支配肌纤维收缩

运动单位：

➤ 一个运动神经元及其支配的全部骨骼肌细胞合称为一个运动单位。

➤ 运动单位越小，产生的运动越精细。

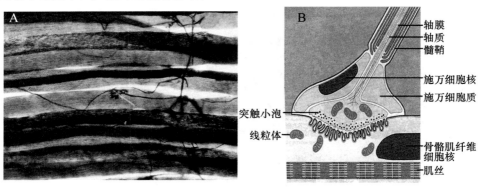

图 8-15　运动终板

A. 光镜像（骨骼肌纤维压片，氯化金法）；B. 电镜结构模式图

2．内脏运动神经末梢

分布	心肌、各种内脏及血管的平滑肌和腺体等处
结构	神经纤维较细，无髓鞘，分支末段呈串珠样膨体，贴附于肌细胞表面或穿行于腺细胞之间，与效应细胞建立突触

轻松记忆

【神经组织的组成】

神经细胞和胶质，犹如电线芯与皮。
前者感受传信息，后者营养护支持。

【神经细胞的结构】

神经胞体加突起，树突传入可多枝，
轴突传出只一个，突触联系靠递质。

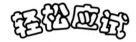

一、填空题

1．神经组织由 _____ 和 _____ 组成，前者又称为 _____，后者对神经元起 _____、_____、_____ 和 _____ 等作用。

2．神经元形态多样、大小不等，每个细胞又分为 _____ 和 _____ 两部分，而后者又分为 _____ 和 _____ 两类。

3．神经元的细胞体是细胞的 _____，光镜下可见其细胞质内含强 _____ 的块状或颗粒状物质称为 _____，电镜下可见是由发达的 _____ 和 _____ 所构成，具有 _____ 的功能。特殊染色（银染）下可见细胞质内含许多交织状的 _____。此外，细胞质还含有 _____、_____、_____ 等细胞器。

4．神经元按细胞突起的多少分为 _____、_____ 和 _____ 3 种类型；若按细胞的功能特点分为 _____、_____ 和 _____ 3 种类型；若按神经元所释放的神经递质和神经调质的化学性质分为 _____、_____、_____、_____ 和 _____ 5 种类型。

5．运动神经元又称为 _____，多为 _____，负责把神经冲动传递给 _____ 或 _____。中间神经元主要为 _____，起 _____ 和 _____ 作用。感觉神经元又称为 _____，多为 _____，可接受体内、外的 _____ 或 _____ 刺激，并将信息传向 _____。

6．突触是 _____ 之间或 _____ 之间的一种特化的 _____，分为 _____ 和 _____，通常泛指的突触是指 _____，电镜下它由 _____、_____ 和 _____ 组成，前者包括 _____ 和 _____；后者膜上有特异性 _____。

7．施万细胞又称为 _____，是周围神经系统形成 _____ 的细胞，它们成串排列，包裹在 _____ 周围，形成 _____。施万细胞外表面是一层 _____。

8．卫星细胞是神经节内包裹神经元细胞体的一层扁平或立方形 _____，又称为

_____。

9. 星形胶质细胞可由细胞体伸出许多放射性_____，末端膨大形成_____，附于_____上，或附着在_____和_____表面，形成胶质界膜。

10. 根据星形胶质细胞突起的形状和原纤维的多少，可将其分为两种：即_____和_____。

11. 中枢神经系统有髓神经纤维的髓鞘是由_____的细胞突起缠绕_____所形成。周围神经系统的无髓神经纤维无_____，也无_____。

二、选择题

【A 型题】

1. 对神经元结构的描述中，哪一项**错误**
   - A. 细胞均呈星状多突形
   - B. 细胞突起分为轴突和树突两类
   - C. 细胞质内含丰富的线粒体、发达的高尔基复合体
   - D. 细胞质内含丰富的粗面内质网和游离核糖体
   - E. 细胞质内含许多神经原纤维

2. 对神经元突起的描述，哪一项**错误**
   - A. 分为轴突和树突
   - B. 轴突细而长，每个神经元只有一根，末端有分支
   - C. 树突较短多分支，尼氏体常分布在其内
   - D. 细胞体发出轴突处有轴丘结构，内含尼氏体
   - E. 神经原纤维沿轴突长轴平行排列

3. 关于神经元尼氏体的分布，哪一项最准确
   - A. 分布在细胞体和轴突内
   - B. 分布在细胞体和树突内
   - C. 分布在细胞体内
   - D. 分布在突起内
   - E. 分布在整个神经元内

4. 神经元的尼氏体在电镜下是
   - A. 粗面内质网和高尔基复合体
   - B. 粗面内质网和线粒体
   - C. 粗面内质网和游离核糖体
   - D. 滑面内质网和线粒体
   - E. 滑面内质网和游离核糖体

5. 关于突触的描述中，哪一项**错误**
   - A. 是神经元与神经元之间，或神经元与效应细胞之间传递信息的结构

   - B. 分为电突触和化学突触，通常泛指的突触是后者
   - C. 光镜下，化学突触分为突触前成分、突触间隙和突触后成分
   - D. 突触前成分包括突触前膜、线粒体和突触小泡
   - E. 突触后膜上有特异性受体

6. 关于突触前成分的描述中，哪一项最正确
   - A. 为神经元终末膨大，内含许多突触小泡、少量线粒体、粗面内质网等
   - B. 为神经元终末膨大，内含许多突触小泡、少量线粒体、滑面内质网等
   - C. 为神经元终末膨大，内含许多糖蛋白和一些微丝、微管
   - D. 为神经元终末膨大，由突触前膜、突触小泡、线粒体等组成
   - E. 突触前膜上有特异性受体，内表面有致密物

7. 关于突触前膜的描述，哪一项**错误**
   - A. 即轴突终末与后一神经元或肌纤维相接触的细胞膜
   - B. 即轴突末端的细胞膜
   - C. 比一般的细胞膜厚
   - D. 即突触前成分
   - E. 与突触小泡、线粒体等组成突触前成分

8. 对神经胶质细胞的描述，哪一项**错误**
   - A. 分布于中枢和周围神经系统
   - B. 有突起，分为树突和轴突两种
   - C. 普通染色只能显示胶质细胞的细胞核
   - D. 特殊染色方法能显示细胞的全貌
   - E. 具有支持、营养、绝缘和防御功能

9. 来源于血液单核细胞的神经胶质细胞是
   A. 星形胶质细胞
   B. 少突胶质细胞
   C. 小胶质细胞
   D. 施万细胞
   E. 卫星细胞

10. 形成周围神经系统有髓神经纤维髓鞘的细胞是
    A. 星形胶质细胞
    B. 小胶质细胞
    C. 少突胶质细胞
    D. 施万细胞
    E. 卫星细胞

11. 原浆性星形胶质细胞的描述中,哪一项**错误**
    A. 细胞呈星形多突
    B. 突起短粗,分支多
    C. 表面粗糙
    D. 细胞质内有少量胶质丝
    E. 分布于中枢神经系统的灰质和白质

12. 形成中枢神经系统有髓神经纤维髓鞘的细胞是
    A. 纤维性星形胶质细胞
    B. 原浆性星形胶质细胞
    C. 小胶质细胞
    D. 少突胶质细胞
    E. 施万细胞

13. 对周围有髓神经纤维髓鞘的描述中,哪一项**错误**
    A. 由施万细胞膜成层包绕而成
    B. 可分成许多节段
    C. 每一节髓鞘是由一个施万细胞的细胞膜包裹而成
    D. 相邻节段之间无髓鞘,称为朗飞结,两结之间为结间体
    E. 神经纤维越细,结间体越短,髓鞘也就越厚

14. 对有髓神经纤维传导神经冲动的描述中,哪一项**错误**
    A. 只发生在朗飞结处的轴膜
    B. 传导的速度呈跳跃式
    C. 传导的速度较快

D. 传导的速度较慢
E. 传导速度呈跳跃式,速度较快

15. 对神经的描述中,哪一项**错误**
    A. 若干神经束与结缔组织共同构成
    B. 每一神经束又包括许多神经纤维
    C. 一条神经内,神经纤维多为混合型
    D. 神经纤维粗细不等,或有髓鞘或无髓鞘
    E. 神经束与神经纤维外包神经束膜和神经膜

16. 游离神经末梢的描述中,哪一项**错误**
    A. 感觉神经元的中央突末段失去髓鞘而成
    B. 感觉神经元的周围突末段失去髓鞘而成
    C. 分布于皮肤表皮或上皮组织内
    D. 也可分布于结缔组织内
    E. 感觉冷、热和痛

17. 环层小体的描述中,哪一项**错误**
    A. 是有被囊的感觉神经末梢
    B. 薄层结缔组织组成被囊
    C. 有髓神经纤维脱去髓鞘穿行于中央
    D. 分布于皮肤真皮乳头内
    E. 感受压觉和振动觉

18. 肌梭的功能是
    A. 感受机体深部的痛觉
    B. 感受骨骼纤维的伸缩变化
    C. 感受平滑肌纤维的伸缩变化
    D. 感受肌腱的伸缩变化
    E. 感受肌组织的压力变化

19. 运动终板的描述中,哪一项**错误**
    A. 是一种化学突触
    B. 感觉神经纤维轴突末端到达肌纤维肌膜处失去髓鞘
    C. 轴突到达肌纤维膜处反复分支,与肌纤维构成神经肌突触
    D. 轴突终末富含突触小泡、线粒体和微丝
    E. 肌膜即突触后膜,其上有受体

20. 神经元传导神经冲动是通过
    A. 轴膜
    B. 突触小泡

C. 神经丝

D. 微丝

E. 微管

21. 有髓神经纤维髓鞘内的施-兰切迹是

    A. 人为产生的

    B. 施万细胞的细胞质通道

    C. 施万细胞的边界

    D. 施万细胞的细胞膜卷入形成

    E. 施万细胞的微丝形成

22. 神经膜细胞是指

    A. 纤维性星形胶质细胞

B. 原浆性星形胶质细胞

C. 少突胶质细胞

D. 施万细胞

E. 卫星细胞

23. 有髓神经纤维传导速度快是由于

    A. 神经元细胞体较大

    B. 有郎飞结

    C. 轴突内含突触小泡多

    D. 轴突内有大量神经原纤维

    E. 轴突内有线粒体和微丝

【B 型题】

(24～28 题共用备选答案)

    A. 原浆性星形胶质细胞

    B. 纤维性星形胶质细胞

    C. 室管膜细胞

    D. 卫星细胞

    E. 小胶质细胞

24. 被覆于脑室和脊髓中央管内表面的是

25. 多分布于脑和脊髓的白质内的是

26. 包裹神经元的细胞体的是

27. 多分布于脑和脊髓的灰质内的是

28. 吞噬细胞碎屑及退化变性的髓鞘的是

(29～33 题共用备选答案)

    A. 神经原纤维

    B. 轴丘

    C. 尼氏体

    D. 缝隙连接

    E. 脂褐素

29. 位于与神经元细胞体连接的轴突处是

30. 作为神经细胞骨架的是

31. 电镜下属神经丝和微管的是

32. 电镜下属粗面内质网和核糖体的是

33. 电突触的结构基础是

(34～38 题共用备选答案)

    A. 肌梭

    B. 树突棘

    C. 朗飞结

    D. 结间体

    E. 运动终板

34. 两个相邻朗飞结的一段神经纤维称为

35. 属本体感受器的是

36. 有髓神经纤维传导神经冲动的部位是

37. 位于骨骼肌运动神经末梢的是

38. 树突表面的棘状突起称为

(39～42 题共用备选答案)

    A. 突触前成分

    B. 突触后成分

    C. 突触间隙

    D. 突触前膜

    E. 突触后膜

39. 突触小泡位于

40. 神经递质特异性的受体位于

41. 电位控制的钙通道位于

42. 神经递质释放后首先进入

(43～45 题共用备选答案)

    A. 髓鞘

    B. 神经膜

    C. 神经纤维

    D. 神经丝

    E. 神经原纤维

43. 轴突与包在它外表的神经胶质细胞构成

44. 施万细胞的细胞膜反复缠绕轴突形成

45. 神经细胞内呈交织状分布的是

(46～48 题共用备选答案)

    A. 电突触

    B. 化学突触

    C. 兴奋性突触

    D. 抑制性突触

    E. 轴树突触

46. 神经元之间的缝隙连接称为

47. 突触后膜的受体受递质作用后，引起效应细胞膜的去极化，产生神经冲动，这种突触称为

48. 神经元之间或神经元与非神经元之间神经冲动的传导，借助神经递质与相应受体结合的突触称为

【X 型题】

49. 神经元的轴突
    A. 均很长
    B. 没有分支
    C. 不能合成蛋白质
    D. 轴浆内无细胞器
    E. 每个神经元只有一个

50. 神经元质膜上的受体多位于
    A. 突触前膜
    B. 突触后膜
    C. 轴突膜
    D. 树突膜
    E. 细胞体膜

51. 化学突触传递神经冲动时可发生
    A. 突触前膜的化学门控通道开放
    B. 细胞外 Ca^{2+} 进入突触前成分
    C. 突触小泡依附在突触前膜上
    D. 突触小泡进入突触间隙
    E. 突触后膜电位门控通道开放

52. 电镜下，神经元轴突内可见
    A. 粗面内质网
    B. 滑面内质网
    C. 神经丝
    D. 微丝和微管
    E. 突触小泡

53. 电镜下，化学突触的结构特点是
    A. 突触前成分内含有突触小泡
    B. 突触小泡有的圆形，有的扁平
    C. 突触小泡有的清亮，有的含致密颗粒
    D. 突触前膜和突触后膜的细胞质面均可

见致密物质
    E. 突触间隙宽 15～30nm

54. 对神经胶质细胞的描述中，**错误**的是
    A. 分布于中枢和周围神经系统
    B. 也有突起，分为树突和轴突
    C. 普通染色能显示胶质细胞全貌
    D. 特殊染色方法能显示细胞全貌
    E. 具有支持、营养、绝缘和防御作用

55. 对肌梭的描述中，正确的是
    A. 分布于骨骼肌和心肌
    B. 结缔组织被囊包裹几条细小肌纤维
    C. 感觉神经纤维的轴突进入其内包绕肌纤维
    D. 其内无运动神经纤维轴突终末
    E. 感觉肌纤维痛觉刺激

56. 对运动终板的描述中，正确的是
    A. 为长轴突多极运动神经元的末梢
    B. 无髓神经纤维的轴突终末形成
    C. 仅分布于骨骼肌
    D. 一个肌纤维通常只受一个神经元的轴突支配
    E. 轴突终末释放乙酰胆碱

57. 对周围神经的有髓神经纤维的描述中，正确的是
    A. 髓鞘是由施万细胞包卷轴突而形成
    B. 每个结间体由两个施万细胞包卷
    C. 郎飞结处有薄层髓鞘
    D. 施万细胞核贴近轴突
    E. 轴突越粗，髓鞘越厚，结间体越长

三、名词解释

1. 尼氏体（光、电镜结构）
2. 神经原纤维（定义、电镜结构）
3. 轴丘（定义、特点）
4. 神经纤维（构成、分类）
5. 施万细胞（定义、结构）
6. 突触小泡（分布、结构和功能）
7. 小胶质细胞（定义、结构）
8. 郎飞结（定义、结构特点）

四、问答题

1. 以多极神经元为例，简述神经元的结构特点。
2. 试述突触的定义、分类及光、电镜下结构。
3. 试述运动终板的定义、电镜下结构。
4. 神经元如何分类及分为哪些？
5. 试述中枢神经系统胶质细胞的分类和主要功能。

选择题参考答案

A型题：

1. A   2. D   3. B   4. C   5. C   6. D   7. D   8. B   9. C   10. D
11. E   12. D   13. E   14. D   15. E   16. A   17. D   18. B   19. B   20. A
21. B   22. D   23. E

B型题：

24. C   25. B   26. D   27. A   28. E   29. B   30. A   31. A   32. C   33. D
34. D   35. A   36. C   37. E   38. B   39. A   40. E   41. D   42. C   43. C
45. A   45. E   46. A   47. B   48. B

X型题：

49. CE   50. BCDE   51. BC   52. BCDE   53. ABCDE   54. BC
55. BC   56. ACDE   57. AE

（任彩霞）

第9章　神经系统

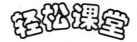

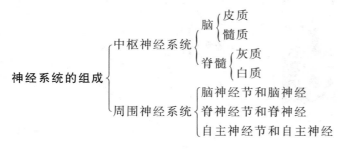

一、大脑皮质

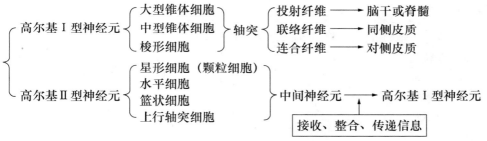

大脑皮质一般可分为6层（图9-1）：

分子层 （molecular layer）	● 位于大脑皮质最表面 ● 神经元少，主要是水平细胞和星形细胞 ● 含有与皮质表面平行的神经纤维
外颗粒层 （external granular layer）	● 星形细胞和少量小型锥体细胞（pyramidal cell） ● 锥体细胞顶树突伸向皮质表面，基树突水平走行 ● 星形细胞多数轴突短，与邻近锥体细胞形成突触；少数较长轴突上行到皮质表面，与锥体细胞顶树突或水平细胞相联系
外锥体细胞层 （external pyramidal layer）	● 主要是中、小型锥体细胞，中型占多数 ● 顶树突延伸至分子层；轴突组成联络纤维和连合纤维
内颗粒层 （internal granular layer）	● 细胞密集，多为星形细胞
内锥体细胞层（图9-2） （internal pyramidal layer）	● 主要由大、中型锥体细胞组成 ● 中央前回运动区，在此层有 Betz 细胞（巨大锥体细胞） ● 顶树突伸至分子层，轴突组成投射纤维
多形细胞层 （polymorphic layer）	● 以梭形细胞为主，还有锥体细胞和上行轴突细胞 ● 梭形细胞的树突从细胞体上下两端发出，分别伸至皮质表层和皮质深层；轴突起自下端树突主干根部，进入白质组成投射纤维、联络纤维或连合纤维

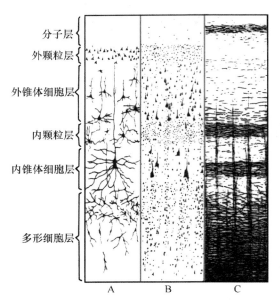

分子层
外颗粒层
外锥体细胞层
内颗粒层
内锥体细胞层
多形细胞层

A   B   C

图 9-1　大脑皮质 6 层光镜结构模式图

A. 银染法显示神经元形态；B. 尼氏染色法显示
6 层结构；C. 髓鞘染色显示神经纤维的分布

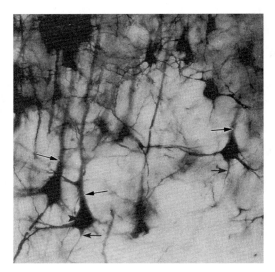

图 9-2　猫大脑皮质锥体细胞高倍光镜像

（银染）▲ 细胞体 ↑ 轴突 ↑ 主树突

二、小脑皮质

细胞组成 {
浦肯野细胞（Purkinje cell）：唯一的传出神经元。
颗粒细胞
星形细胞
篮状细胞
高尔基细胞
}

（一）皮质分层

分子层	● 神经元少而分散，神经纤维多 ● 星形细胞 ➢ 细胞体位于浅层，轴突较短，与浦肯野细胞树突形成突触 ● 篮状细胞 ➢ 细胞体较大，位于深层，轴突较长，向下延伸，末端成网状包裹浦肯野细胞的细胞体，与之形成突触
浦肯野 细胞层	● 由一层浦肯野细胞的细胞体组成 ● 小脑皮质最大的神经元，细胞体呈梨形（图 9-3） ● 主树突粗大，从顶端发出，伸向分子层，分支繁多，呈扇状展开，像柏树的叶子。其上有许多树突棘 ● 轴突细长，从细胞体底部伸向小脑白质，终止于白质的神经核，组成小脑皮质的唯一传出纤维
颗粒层	● 颗粒细胞 ➢ 圆形，细胞体小 ➢ 4～5 个短树突，末端分支如爪状 ➢ 轴突上行进入分子层，成 T 形分支，形成平行纤维，平行于小脑叶片长轴 ➢ 平行纤维与浦肯野细胞的树突棘形成突触（图 9-4） ● 高尔基细胞 ➢ 细胞体较大 ➢ 树突分支较多，多进入分子层与平行纤维接触 ➢ 轴突分支多，与颗粒细胞的树突形成突触

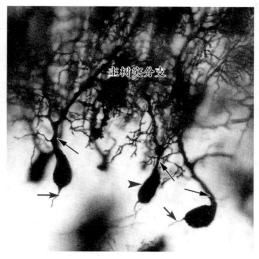

图 9-3 猫小脑皮质浦肯野细胞高倍光镜像
（银染）▲细胞体↑轴突↑主树突

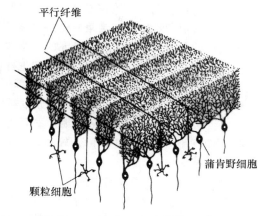

图 9-4 小脑平行纤维与浦肯野细胞排列关系示意图

（二）传入纤维

1. 攀缘纤维
- 兴奋性纤维，直接引起浦肯野细胞兴奋。
- 起源于延髓的下橄榄核。
- 纤维较细，在皮质与浦肯野细胞的树突形成突触。

2. 苔藓纤维
- 兴奋性纤维。
- 起源于脊髓和脑干的神经核。
- 纤维较粗，与颗粒细胞的树突、高尔基细胞轴突或近端树突形成突触。
- 苔藓纤维可以通过兴奋颗粒细胞来兴奋浦肯野细胞。
- 苔藓纤维也可以通过兴奋高尔基细胞、篮状细胞和星形细胞等抑制性中间神经元，来抑制浦肯野细胞的活动。
- 小脑小球（cerebellar glomerulus）：来源于脊髓和脑干神经核的苔藓纤维进入小脑皮质后，纤维末端成苔藓状分支，分支终末膨大，与许多颗粒细胞的树突、高尔基细胞的轴突或近端树突形成复杂的突触群，形似小球，称为小脑小球（图9-5）。

3. 去甲肾上腺素能纤维
- 起源于脑干蓝斑核。
- 对浦肯野细胞有抑制作用。

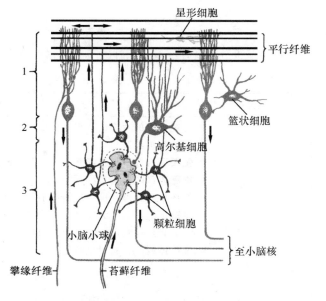

图 9-5 小脑皮质神经元与传入纤维的关系示意图
1. 分子层；2. 浦肯野细胞层；3. 颗粒层
虚线范围代表一个小脑小球

三、脊髓灰质

在脊髓横切面上，灰质在中央，呈蝴蝶形，白质在周围。

灰质分为前角、后角和侧角（侧角主要见于胸腰段脊髓）。

灰质中的主要成分是多极神经元的细胞体、突起、无髓神经纤维和神经胶质。

主要功能：传导上、下行神经冲动和进行反射活动。

1. 前角　多为躯体运动神经元。

● α运动神经元：较大，轴突粗，分布到骨骼肌。神经递质为乙酰胆碱。

● γ运动神经元：较小，轴突细，支配梭内肌。神经递质为乙酰胆碱。

● 闰绍细胞（Ranshaw cell）：较小，其短轴突与α运动神经元形成突触，抑制其活动。神经递质为甘氨酸。

2. 侧角　主要见于脊髓胸腰段。

● 含有内脏运动神经元，属于胆碱能神经元。

● 轴突形成交感神经系统的节前纤维，终止于交感神经节。

● 轴突与节内神经元形成突触。

3. 后角　神经元类型复杂，主要接受感觉神经元轴突传入的神经冲动。

● 含有束细胞和中间神经元。

● 束细胞的长轴突进入白质，形成上行的神经纤维束到脑干、小脑和丘脑。

● 中间神经元的轴突长短不一，但都不离开脊髓。

➢ 短轴突中间神经元，只与同节段的束细胞和运动神经元联系。

➢ 长轴突中间神经元，轴突在白质内上行或下行，到相邻或较远的其他脊髓节段，终止于同侧或对侧的神经元。

四、神经节

神经节可分为脊神经节、脑神经节和自主神经节 3 种。神经节内的神经元称为节细胞（ganglion cell）。

神经节类型	结构特点	
脊神经节	● 脊髓两侧的背神经背根上的膨大 ● 属感觉神经节 ● 主要含有假单极神经元（感觉神经元）的细胞体和有髓神经纤维束 ● 细胞体：圆形，大小不等 ● 细胞核：圆形，位于细胞体中央，核仁明显。尼氏体细小分散 ● 细胞突起：成 T 形分支，一分支为中枢突，进入脊髓；另一分支为周围突，经脊神经分布到器官形成感觉神经末梢 ● 细胞体周围：有卫星细胞包裹，数目较多；T 形分支处改为由施万细胞包裹	
脑神经节	位于脑神经干上，结构与脊神经节类似	
自主神经节	交感神经节	副交感神经节
	位于脊柱两旁及前方	位于器官附近或器官内

续表

神经节类型	结构特点
脑神经节	位于脑神经干上，结构与脊神经节类似
自主神经节	● 节细胞为节后神经元，属多极神经元 ● 细胞体：较小 ● 细胞核：常偏位于细胞体的一侧，部分细胞有双核 ● 细胞质：尼氏体细颗粒状，均匀分布 卫星细胞：数量较少，包绕节细胞的细胞体和突起 ● 节内有节前纤维和节后纤维，以无髓神经纤维为主 ● 节细胞的轴突构成节后纤维，离开神经节，其末梢为内脏神经末梢，支配平滑肌、心肌和腺体的活动

	脊神经节	自主神经节
位置	脊髓两侧，脊神经背根上的膨大	脊柱两旁或前方；器官附近或内部
神经元类型	假单极神经元	多极神经元
节细胞的细胞体	大、圆、成群分布	小，散在分布
卫星细胞	多	少
神经纤维	有髓为主	无髓为主
功能	支配躯体运动	支配内脏运动

五、脑脊膜和血脑屏障

1. 脑脊膜：由外向内分为 3 层（图 9-6）。

硬膜 （duramater）	● 厚、坚韧的致密结缔组织，表面为间皮 ● 硬膜与蛛网膜之间有硬膜下隙
蛛网膜 （arachnoid）	● 薄层纤细的结缔组织 ● 与软膜之间有一宽阔的蛛网膜下隙，与血管周隙相通，内含脑脊液 ● 蛛网膜下隙内有许多小梁连接蛛网膜和软膜，小梁分支成蛛网状 ● 蛛网膜内、外表面和小梁表面都覆盖间皮
软膜 （piamater）	● 薄层结缔组织，紧贴在脑和脊髓表面 ● 内外表面都覆盖间皮 ● 富含血管，供应脑和脊髓

2. 血脑屏障（blood-brain barrier）（图 9-7）：阻止血液中某些物质进入神经组织，但能选择性地让营养物质和代谢产物顺利通过，维持组织内环境的相对稳定。

血脑屏障的组成：

● 连续性毛细血管的内皮及其紧密连接。

● 基膜。

● 神经胶质膜。

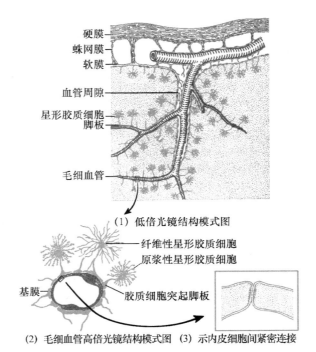

（1）低倍光镜结构模式图

（2）毛细血管高倍光镜结构模式图　（3）示内皮细胞间紧密连接

图 9-6　脑膜和大脑皮质冠状切面示意图

示脑膜、血管周隙和神经胶质细胞突起与毛细血管的关系

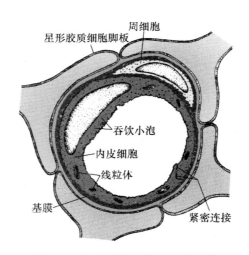

图 9-7　血-脑屏障电镜结构模式图

六、脉络丛和脑脊液

1. 脉络丛（choroid plexus）：

- 部分脑室的软膜与室管膜直接相贴，突入脑室而形成的皱襞状结构。
- 脉络丛上皮为一层矮柱状或立方形室管膜细胞，可以分泌脑脊液。
- 相邻上皮细胞顶部之间有连接复合体，胞质线粒体较多。
- 上皮外侧的结缔组织富含有孔毛细血管和巨噬细胞。

2. 脑脊液（cerebrospinal fluid）：

产生	由脉络丛上皮细胞分泌，无色透明液体
分布	脑室、脊髓中央管、蛛网膜下隙和血管周隙
循环	由蛛网膜粒吸收入血液，从而形成脑脊液循环
功能	营养和保护脑与脊髓

轻松记忆

【中枢神经系统灰白质分布】

大小脑，穿皮衣，皮外髓内很高级。
长脊髓，反穿衣，外白内灰管传递。
（大脑、小脑属于高级中枢，皮质在外，
髓质在内；脊髓白质在外，灰质在内）

【大脑皮质分层】

皮质六层不好认，分子孤独在外层。
颗粒锥体双双站，外外内内岔开行。
梭形锥形加上行，成分复杂是多形。

【小脑皮质分层】

皮质明显分三层，从外到内要记清。

分子下面浦肯野，密密麻麻颗粒层。

【浦肯野细胞的结构】

浦肯野，鸭梨形，体积最大在中层。
两三主树在胞顶，繁密分支如扇形。
一根轴突长又细，胞底发出穿粒层，
离开皮质进髓质，到了核团不再行。

【脑脊神经干】

感觉孤单后双行，前根没有后跟存。
借问何处还须有，福无全至脑神经。
（脑脊神经节属于假单极神经元，分
布在脊神经后根和部分脑神经干上）

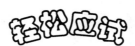

一、填空题

1. 大脑皮质的高尔基Ⅰ型神经元的轴突可以组成_____，发向脑干或脊髓，或组成_____，发向同侧大脑皮质的其他部位，或组成_____发向对侧大脑皮质。

2. 大脑外锥体层主要是_____细胞，以_____占多数，它们的_____伸至分子层，_____组成联络纤维和连合纤维。

3. _____是小脑皮质中的最大的神经元，细胞体呈_____形，顶端发出2～3条粗的_____伸向分子层，分支繁密，其上有许多_____。细长的_____从细胞体底部发出，伸入小脑白质，终止于其中的神经核。

4. 小脑的苔藓纤维主要起源于_____和_____的神经核，纤维较粗，进入皮质后纤维末端成苔藓状分支，分支终末膨大，与许多_____细胞的树突、_____细胞的轴突或近端树突形成复杂的_____，形似小球，故称为_____。

5. 脊髓横切面中央有蝴蝶形的_____，周围是_____。前者分为_____、_____和_____。

6. 脊髓前角内多数是_____神经元，大小不一。大的称为_____，轴突较粗，伸出脊髓后分布到_____；小的称为_____，轴突较细，支配_____。这两种神经元释放的神经递质为_____；另有一种小神经元称为_____，通过释放_____抑制前面所描述的大神经元。

7. 自主神经节包括_____和_____。节细胞的轴突是_____，形成节后纤维，离开神经节，其末梢即_____末梢，支配_____、_____和_____的活动。

8. 脑脊膜是包裹在脑和脊髓表面的_____组织膜，由外向内分为_____、_____和_____3层。具有_____和_____脑和脊髓的作用。

二、选择题

【A 型题】

1. 以下哪个选项中的神经元属于高尔基 I 型神经元
   - A. 大、中型锥体细胞和梭形细胞
   - B. 中、小型锥体细胞和篮状细胞
   - C. 篮状细胞，梭形细胞和大型锥体细胞
   - D. 水平细胞，篮状细胞和大型锥体细胞
   - E. 运动神经元，大、中型锥体细胞

2. 大脑皮质从外向内一般可以分为
   - A. 分子层，外颗粒层，锥体细胞层，浦肯野细胞层，内颗粒层，多形细胞层
   - B. 分子层，浦肯野细胞层，颗粒层，外锥体细胞层，内锥体层，多形细胞层
   - C. 多形细胞层，外颗粒层，外锥体细胞层，内颗粒层，分子层，浦肯野细胞层
   - D. 分子层，外颗粒层，外锥体细胞层，内颗粒层，内锥体层，多形细胞层
   - E. 分子层，多形细胞层，外颗粒层，外锥体细胞层，内颗粒层，内锥体细胞层

3. 小脑皮质中体积最大的神经元是
   - A. 星形细胞
   - B. 颗粒细胞
   - C. 篮状细胞
   - D. 浦肯野细胞
   - E. 高尔基细胞

4. 小脑浦肯野细胞的描述中，下面哪个选项正确
   - A. 细胞体分布在分子层，小而多突
   - B. 顶树突发出 2～3 条主树突，伸向颗粒层
   - C. 轴突从细胞的底部发出，离开皮质进入小脑髓质
   - D. 轴突上行至分子层，呈 T 形分支
   - E. 细胞体呈现多边形，尼氏体呈斑块状

5. 小脑皮质的传入神经包括哪 3 种
   - A. 投射纤维、联络纤维、连合纤维
   - B. 投射纤维、苔藓纤维、连合纤维
   - C. 攀缘纤维、联络纤维、连合纤维
   - D. 攀缘纤维、苔藓纤维、投射纤维
   - E. 攀缘纤维、苔藓纤维、去甲肾上腺素能纤维

6. 脊髓侧角内神经元的描述中，下列哪个选项**错误**
   - A. 是躯体运动神经元
   - B. 是胆碱能神经元
   - C. 是内脏运动神经元
   - D. 其轴突组成交感神经系统的节前纤维
   - E. 其轴突可与交感神经节节细胞形成突触连接

7. 神经节可以分为哪几种
   - A. 脊神经节、交感神经节、脑神经节
   - B. 脊神经节、脑神经节、副交感神经节
   - C. 脊神经节、交感神经节、副交感神经节
   - D. 脑神经节、交感神经节、副交感神经节
   - E. 脑、脊神经节，交感神经节和副交感

神经节

8. 交感神经节的节细胞是
   A. 细胞质内的尼氏体呈斑块状
   B. 细胞体内的尼氏体多为细颗粒状
   C. 细胞体内没有尼氏体
   D. 节内的神经纤维以有髓神经为主
   E. 细胞体为梨形，轴突从细胞底部发出，伸向颗粒层

9. 下面有关脊髓的描述中，哪项正确
   A. 分为灰质和白质，白质在内，灰质在外
   B. 脊髓前角内多为躯体运动神经元，大小不一
   C. 脊髓后角内多为感觉神经元，轴突与交感神经节细胞建立突触
   D. 脊髓灰质多成梨形，中间有脊髓中央管，内含脑脊液
   E. 脊髓白质内有很多神经核，主要是中间神经元，联系脊髓和大、小脑

10. 血脑屏障的结构包括哪几层
    A. 有孔型毛细血管内皮、基膜、神经胶质膜
    B. 连续毛细血管内皮和紧密连接、基膜、施万细胞
    C. 连续毛细血管内皮和紧密连接、基膜、神经胶质膜
    D. 窦状毛细血管内皮、基膜、神经胶质膜
    E. 连续毛细血管和紧密连接、基膜、卫星细胞

11. 大脑锥体细胞的描述中，哪一项错误
    A. 数量较多，分为大、中、小 3 型
    B. 细胞体呈锥体形
    C. 尖端有一条主树突伸向髓质
    D. 底部发出一条细长的轴突
    E. 是大脑皮质的主要投射神经元

12. 小脑浦肯野细胞层的描述中，哪一项错误
    A. 由一层浦肯野细胞组成
    B. 浦肯野细胞的细胞体大，呈梨形
    C. 细胞顶端 2～3 条主树突伸向髓质
    D. 主树突分支繁多，形如侧柏叶
    E. 底部发出轴突伸入髓质

13. 以下哪一器官含假单极神经元
    A. 脑、脊神经节
    B. 自主神经节
    C. 大脑皮质
    D. 小脑皮质
    E. 脊髓灰质

14. 血脑屏障的描述中，哪一项错误
    A. 是血液和脑组织之间的屏障
    B. 由连续毛细血管内皮、基膜和胶质细胞突起形成的胶质界膜组成
    C. 由有孔毛细血管内皮、基膜和胶质细胞突起形成的胶质界膜组成
    D. 电镜下，内皮细胞之间有紧密连接，外有完整的基膜和周细胞
    E. 星形胶质细胞突起的脚板形成胶质界膜包绕毛细血管

15. 关于自主神经节节细胞的描述，正确的是
    A. 由大量的卫星细胞包绕节细胞形成髓鞘
    B. 细胞质内的尼氏体呈斑块状
    C. 属多极神经元
    D. 是神经胶质细胞的一种
    E. 由施万细胞包绕

16. 脊髓前角 α 神经元可支配
    A. 躯干和四肢的骨骼肌
    B. 梭外肌纤维
    C. 内脏平滑肌
    D. 心肌
    E. 腺上皮

17. 小脑皮质的分子层不包含
    A. 星形细胞
    B. 篮状细胞
    C. 浦肯野细胞的轴突
    D. 星形细胞和篮状细胞突起
    E. 浦肯野细胞的树突

18. 小脑皮质的传出神经元是
    A. 浦肯野细胞
    B. 篮状细胞
    C. 星形细胞
    D. 颗粒细胞
    E. 高尔基细胞

19. 脊髓中央管位于脊髓灰质的中央，是胚胎

发育阶段哪种结构的残留

A. 脊索

B. 神经嵴

C. 中肾旁管

D. 生肾索

E. 神经管腔

20. 大脑锥体细胞的轴突有

A. 1 根

B. 2 根

C. 3 根

D. 1~2 根

E. 2~3 根

21. 大脑锥体细胞的轴突伸向何方

A. 皮质表面

B. 髓质方向

C. 水平伸出

D. 髓质方向、水平方向都有

E. 各个方向都有

22. 大脑锥体细胞的树突伸向何方

A. 皮质表面

B. 髓质方向

C. 皮质和髓质方向

D. 水平方向

E. 皮质和水平方向都有

23. 脑脊神经节属于

A. 植物神经节

B. 运动神经节

C. 感觉神经节

D. 植物神经丛

E. 以上都不是

24. 脑脊神经节分布在哪里

A. 脊神经后根和某些脑神经干

B. 消化道黏膜下层

C. 脊神经前根

D. 传出神经

E. 全身各个感觉器官都有

25. 脑脊神经节属于下列哪种神经元

A. 假单极神经元

B. 双极神经元

C. 多级神经元

D. 主要由假单极神经元和双极神经元构成

E. 主要是双极神经元和多级神经元

【B 型题】

(26~30 题共用备选答案)

A. 高尔基Ⅱ型神经元

B. α 运动神经元

C. 浦肯野细胞

D. 内脏运动神经元

E. γ 运动神经元

26. 属于小脑皮质的神经元是

27. 属于脊髓侧角的神经元是

28. 属于大脑皮质的神经元是

29. 支配骨骼肌收缩的是

30. 支配肌梭的梭内肌收缩的是

(31~35 题共用备选答案)

A. 连合纤维

B. 平行纤维

C. 投射纤维

D. 联络纤维

E. 苔藓纤维

31. 参与形成小脑小球的是

32. 从大脑皮质发向脑干或脊髓的是

33. 与浦肯野细胞树突棘形成突触的是

34. 从一侧大脑皮质发向对侧大脑皮质的是

35. 从一侧大脑皮质发向同侧皮质其他部位的是

(36~40 题共用备选答案)

A. 大脑

B. 小脑

C. 脊髓

D. 脊神经节

E. 交感神经节

36. 位于脊柱两旁，其内神经元的细胞体周围有卫星细胞的是

37. 皮质明显分为 3 层的是

38. 与脑神经节结构相似的是

39. 发出交感神经节前纤维的是

40. 皮质分为 6 层的是

（41～45 题共用备选答案）
- A. 大中型锥体细胞
- B. 中小型锥体细胞
- C. 星形细胞和少量小型锥体细胞
- D. 梭形细胞为主，还有锥体细胞和上行轴突细胞
- E. 水平细胞和星形细胞

41. 属于大脑皮质分子层的神经元是
42. 属于大脑皮质外颗粒层的神经元是
43. 属于大脑皮质外锥体细胞层的是
44. 属于大脑皮质内锥体细胞层的是
45. 属于大脑皮质多形细胞层的是

【X 型题】

46. 关于脊髓灰质内的 α 神经元的描述，正确的是
- A. 是躯体运动神经元
- B. 分布到骨骼肌的梭内肌
- C. 又称闰绍细胞（Ranshaw cell）
- D. 是分布到骨骼肌的梭外肌
- E. 是感觉神经元

47. 关于小脑浦肯野细胞的描述，正确的是
- A. 是小脑皮质中体积最大的细胞
- B. 是小脑皮质中一种主要的中间神经元
- C. 细胞体位于颗粒层
- D. 树突伸至分子层内分支成扇形
- E. 树突表面有许多树突棘

48. 关于大脑皮质的描述，正确的是
- A. 一般可分为 6 层
- B. 第 1 至第 4 层主要接收传入的信息
- C. 投射纤维主要起自第 5、6 层的神经元
- D. 第 1 层（分子层）内无神经元
- E. 颗粒细胞数目最多

49. 关于脑脊膜的描述，正确的是
- A. 硬膜为致密结缔组织
- B. 硬脊膜下腔内充满大量脑脊液
- C. 蛛网膜下腔内含少量液体
- D. 软膜薄，富含血管
- E. 软膜不随血管进入脑内

50. 小脑皮质包括
- A. 外锥体层
- B. 颗粒层
- C. 多形细胞层
- D. 分子层
- E. 浦肯野细胞层

51. 小脑皮质的传入纤维有
- A. 攀缘纤维
- B. 苔藓纤维
- C. 胆碱能纤维
- D. 联络纤维
- E. 去甲肾上腺素能纤维

52. 血脑屏障包括
- A. 连续毛细血管内皮和紧密连接
- B. 卫星细胞
- C. 小胶质细胞
- D. 神经胶质膜
- E. 基膜

53. 大脑皮质高尔基 II 型细胞包括
- A. 浦肯野细胞
- B. 水平细胞
- C. 星形细胞，也称为颗粒细胞
- D. 篮状细胞
- E. 上行轴突细胞

三、名词解释

1. 小脑小球（定义）
2. 脊神经节（结构特点）
3. 脑脊膜（结构特点）
4. 血脑屏障（定义、结构组成）

四、问答题

1. 大脑皮质一般可分为哪 6 层结构，各自有什么特点？
2. 小脑皮质 3 层结构的细胞构成和形态特点是什么？
3. 描述脊髓灰质的结构特点。

4. 描述脑脊神经节的分布和特点。

选择题参考答案

A 型题：

1. A 　　2. D 　　3. D 　　4. C 　　5. E 　　6. A 　　7. E 　　8. B 　　9. B 　　10. C
11. C 　　12. C 　　13. A 　　14. C 　　15. C 　　16. A 　　17. C 　　18. A 　　19. E 　　20. A
21. B 　　22. E 　　23. C 　　24. A 　　25. A

B 型题：

26. C 　　27. D 　　28. A 　　29. B 　　30. E 　　31. E 　　32. C 　　33. B 　　34. A 　　35. D
36. E 　　37. B 　　38. D 　　39. C 　　40. A 　　41. E 　　42. C 　　43. B 　　44. A 　　45. D

X 型题：

46. AD 　　47. ADE 　　48. ABCE 　　49. AD 　　50. BDE 　　51. ABE
52. ADE 　　53. BCDE

（迟晓春）

第 10 章　循环系统

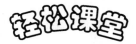

轻松课堂

循环系统的组成：

- 循环系统（circulatory system）由心血管系统和淋巴管系统组成。
- 心血管系统由心脏、动脉、静脉和毛细血管组成（本章讲授重点）。
- 淋巴管系统和淋巴液：
  ➢ 淋巴管系统是单向回流的、心血管系统的辅助管道，由毛细淋巴管、淋巴管和淋巴导管组成。
  ➢ 进入毛细淋巴管的组织液称为淋巴。

一、毛细血管

毛细血管（capillary）是管径最细（$7\sim9\mu m$）、分布最广的血管，毛细血管是血液与周围组织进行物质交换的主要部位。物质通过毛细血管管壁的能力称为毛细血管通透性。毛细血管通透性的大小与毛细血管管壁的结构有关。

（一）管壁

1. 管壁结构（图 10-1）：由内皮和基膜构成，在二者之间可见周细胞（pericyte）。
2. 内皮细胞的功能：

➢ 是循环系统各段共有的结构，形成光滑的内衬，减少血流阻力。

➢ Weibel-Palade 小体（W-P 小体）：是内皮细胞特有的细胞器，W-P 小体内有平行细管，可储存 vWF，与止血、凝血功能有关。W-P 小体在近心的动脉分布较多。

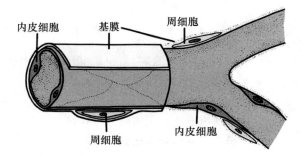

图 10-1　毛细血管结构模式图

➢ 合成分泌活性物质，如内皮素、前列环素、一氧化氮等。

➢ 物质代谢功能：其表面的血管紧张素转换酶可将血管紧张素 I 转换为血管紧张素 II；降解 5-羟色胺、组胺和去甲肾上腺素等。

3. 周细胞的功能：

➢ 支持毛细血管。

➢ 控制毛细血管管径的大小。

➢ 有分化潜能，可分化为内皮、平滑肌和成纤维细胞。

（二）分类

1. 连续毛细血管（continuous capillary）
- 结构特点（图 10-2）：

➤ 内皮细胞完整，细胞间有紧密连接。

➤ 细胞质中有大量吞饮小泡。

➤ 基膜完整。

● 分布：结缔组织、肌组织、中枢神经系统、肺等处。

2. 有孔毛细血管（fenestrated capillary）

● 结构特点（图 10-2）：

➤ 内皮有窗孔（有或无隔膜），细胞间有连接结构。

➤ 基膜完整。

● 分布：肾血管球、胃肠黏膜、某些内分泌腺等处。

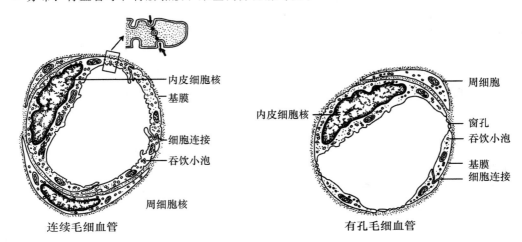

图 10-2　毛细血管电镜结构模式图

3. 窦状毛细血管（sinusoid capillary）或称为血窦（sinusoid）

● 结构特点：

➤ 腔大，不规则。

➤ 内皮细胞上有孔，细胞之间有间隙。

➤ 基膜或连续，或不完整，或缺如。

● 分布：肝、脾、骨髓、某些内分泌腺。

二、动脉

分为大动脉、中动脉、小动脉和微动脉，动脉管壁由内向外分为 3 层，即：内膜（tunica intima）、中膜（tunica media）和外膜（tunica adventitia），管壁结构随管径变细而变化，以中膜变化最为突出。

（一）中动脉

为肌性动脉（图 10-3），除大动脉外，在解剖学中有名称、管径＞1mm 的动脉都属于中动脉（medium-sized artery）。

● 功能：调节分配到身体各部和各器官的血流量。

● 管壁结构
内膜：由内皮、内皮下层、内弹性膜组成。
中膜：有 10～40 层环形平滑肌，还有少许胶原纤维和弹性纤维。
外膜：厚度与中膜相近，由外弹性膜和结缔组织组成。

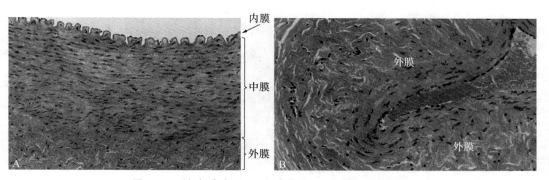

图 10-3　狗中动脉（A）和中静脉（B）横切面光镜像

- 特点：
- ➤ 管壁 3 层分界清楚；
- ➤ 内弹性膜、外弹性膜明显；
- ➤ 中膜厚，环形平滑肌发达（达 10～40 层），因此又称为肌性动脉。
- 动脉壁的平滑肌细胞：是成纤维细胞的亚型，可分泌蛋白质，形成结缔组织的纤维和基质。

（二）大动脉

- 功能：大动脉（large artery）因管壁富于弹性，又称为弹性动脉（图 10-4）。当心脏舒张时，大动脉管壁回缩，使血流持续向前流动。
- 管壁结构 { 内膜：有内皮，内皮下层较厚，内弹性膜不明显。
中膜：有 40～70 层弹性膜，之间有弹性纤维，还有环形平滑肌和少量胶原纤维。
外膜：疏松结缔组织，其中可见营养血管。

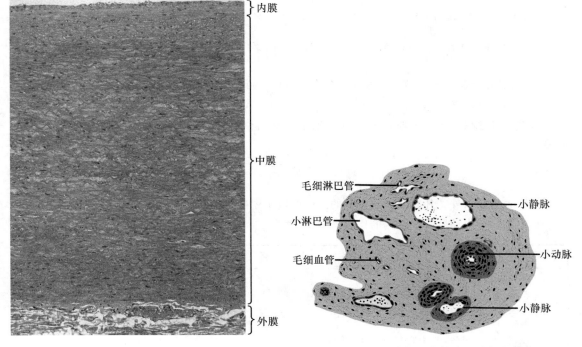

图 10-4　人大动脉横切面光镜像

图 10-5　小动脉、小静脉、毛细血管和小淋巴管光镜结构模式图

- 特点：
  - 内皮下层较厚；
  - 中膜很厚，有发达的弹性膜（40～70 层）和弹性纤维。

（三）小动脉和微动脉（图 10-5）

- 功能：小动脉（small artery）和微动脉（arteriole）可调节组织和器官内部的血流量。
- 小动脉和微动脉管壁结构比较：

	小动脉	微动脉
管径 弹性膜 中膜	管径在 0.3～1mm 内弹性膜明显，无外弹性膜 中膜内可见 3～9 层平滑肌纤维	管径＜0.3mm 无内、外弹性膜 中膜仅有 1～2 层平滑肌纤维

三、静脉

静脉由细至粗逐级汇合，可分为微静脉、小静脉、中静脉和大静脉。静脉管壁结构的变异较大，甚至一条静脉的不同段落也常有较大差异。

（一）与伴行动脉相比，静脉的一般特点

- 管腔大而不规则、管壁薄；
- 管壁结构分 3 层，但分界常不清楚；
- 中膜平滑肌少，排列稀疏，外膜比中膜厚；
- 管径＞2mm 的静脉多有静脉瓣（外覆内皮，核心为含弹性纤维的结缔组织）。

（二）小静脉和微静脉

1. 小静脉（small vein）：管径在 0.2～1mm，内皮外有少量的结缔组织及散在的平滑肌（图 10-5）。

2. 微静脉（venule）：管腔不规则，管径在 50～200μm，内皮外有或无平滑肌。

- 毛细血管后微静脉：

与毛细血管相连续的一段微静脉称为毛细血管后微静脉，该段血管内皮细胞之间有间隙，通透性大。

（三）中静脉

- 除大静脉以外，凡有解剖学名称的静脉都属于中静脉（medium-sized vein）。
- 中静脉与中动脉管壁结构的比较（图 10-3）：

	中动脉	中静脉
三层分界	清楚	不清楚
外形	管腔相对较小而规则，管壁厚	管腔相对较大而不规则，管壁薄
内膜	内弹性膜明显	内弹性膜不发达或无
中膜	平滑肌发达	有少量稀疏排列的平滑肌纤维
外膜	厚度与中膜相似，外弹性膜明显	比中膜厚，无外弹性膜
静脉瓣	无	有

（四）大静脉管壁结构特点（图 10-6）

● 管径＞10mm 的静脉为大静脉（large vein）；

● 内膜较薄；

● 中膜很不发达，由几层稀疏排列的环行平滑肌组成，甚至没有平滑肌；

● 外膜较厚，由结缔组织和纵行排列的平滑肌束组成。

四、微循环的血管

微循环（microcirculation）是指由微动脉到微静脉之间的血循环，是血液循环的基本单位。微循环血管一般包括以下几部分（图 10-7）：

1. 微动脉　其管壁平滑肌的收缩起控制微循环总闸门的作用。

2. 毛细血管前微动脉和中间微动脉　管壁平滑肌稀疏，不成层。

3. 真毛细血管　中间微动脉的分支吻合成

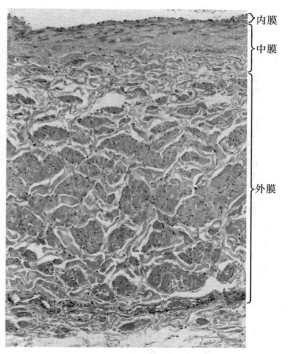

图 10-6　人大静脉横切面光镜像

网，此段血流缓慢，是进行物质交换的主要部位。在真毛细血管的起点有环形平滑肌构成的毛细血管前括约肌，是调节微循环的分闸门。

4. 直捷通路　是中间微动脉的延伸，管壁结构与毛细血管相同，直接连通微动脉和微静脉。是经常开放的血流通路，当组织处于静息状态时，大部分血液由微动脉经此直接入微静脉。

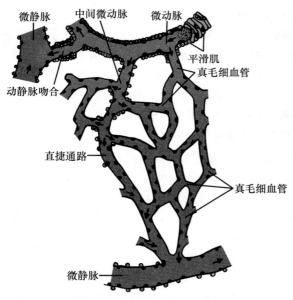

图 10-7　微循环血管模式图

5. 动静脉吻合　微动脉侧支直接与微静脉相通的血管。此处血管壁较厚，有发达的纵行平滑肌和丰富的血管运动神经末梢。是调节局部组织血流量的重要结构。

6. 微静脉　见上述。

五、血管壁的营养血管和神经

● 营养血管：管径＞1mm 的动脉和静脉管壁中都分布有营养血管，其分支达血管壁的外膜和中膜。

六、血管壁的特殊感受器

1. 颈动脉体（图 10-8）

● 扁平状小体，位于颈总动脉分支处管壁的外侧。

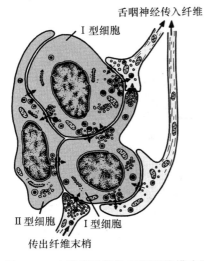

舌咽神经传入纤维

Ⅰ型细胞

Ⅱ型细胞　Ⅰ型细胞

传出纤维末梢

图 10-8　大鼠颈动脉体电镜结构模式图

- 上皮细胞排列成团索状，其间有丰富的血窦。
- 上皮细胞分为两型：
  ➢ Ⅰ型细胞的细胞质内有致密核心小泡（贮存多巴胺、5-羟色胺、肾上腺素），神经纤维终止于Ⅰ型细胞的表面。
  ➢ Ⅱ型细胞的细胞质内颗粒少或无。
- 功能：化学感受器，可感受动脉血 O_2、CO_2 含量和血液 pH 的变化，参与对心血管系统和呼吸系统功能的调节。
  2. 主动脉体　结构和功能与颈动脉体相似。
  3. 颈动脉窦
- 为颈总动脉分支处一个膨大的部分，该处管壁的中膜薄，外膜中有丰富的游离神经末梢。
- 是压力感受器，可感受血压上升所致血管壁扩张的刺激，参与对血压的调节。

七、心脏

主要由心肌构成的厚壁肌性器官（图 10-9），心肌节律性的舒缩赋予血液流动的动力。

（一）心壁结构

- 心内膜（endocardium）
  - 内皮：单层扁平上皮。
  - 内皮下层：细密的结缔组织。
  - 心内膜下层：疏松结缔组织，在心室壁该层内可见心传导系的分支——浦肯野纤维。
- 心肌膜（myocardium）：心肌排列为内纵、中斜、外环，其间毛细血管丰富。
- 心外膜（epicardium）：为浆膜结构（结缔组织外被间皮构成），其中可见血管、神经和脂肪组织。

- 心骨骼：位于房室孔周围，致密结缔组织构成，是心瓣膜和心肌附着处。
- 心瓣膜（cardiac valve）：位于房室孔和动脉口处，由心内膜向腔内突入折叠而成，外覆内皮，中间是致密结缔组织，基部有少量平滑肌和弹性纤维。心瓣膜的功能是防止血液逆流。
- 部分心房肌纤维内有心房特殊颗粒，颗粒内含心房钠尿肽（atrial natriuretic peptide），具有利尿、扩血管，降低血压等功能。

（二）心传导系统

- 组成：由窦房结（位于右心房心外膜深部）、房室结、房室束及其分支（位于心内膜下层）组成（图 10-10）。
- 功能：发出冲动，传导兴奋。
- 由特殊的心肌纤维组成，构成传导系的特殊心肌纤维可分为 3 种：
  ➢ 起搏细胞（P 细胞）：位于窦房结和房室结的中央。
  ➢ 移行细胞：位于窦房结和房室结的周边和房室束。
  ➢ 浦肯野纤维（Purkinje fiber）：又称为束细胞，构成房室束及其分支。浦肯野纤维粗短，有 1～2 个细胞核，肌浆内有丰富的线粒体和糖原，肌丝少，多位于肌细胞的周边，细胞之间有发达的闰盘。

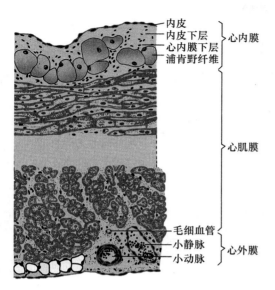

图 10-9　心壁光镜结构模式图

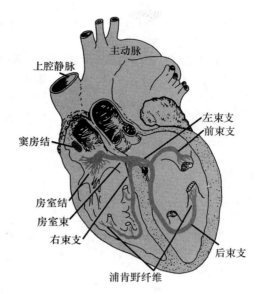

图 10-10　心传导系统分布模式图

轻松记忆

【心脏结构与功能】

循环动力源于心，心壁结构要牢记。
内膜腔面衬内皮，折叠瓣膜入腔内，
脉管房室之间有，开闭调节血流过。
肌膜最厚又居中，室肌厚来房肌薄，
节律收缩血博出，心包脏层即外膜。
特殊心肌传兴奋，构成心脏传导系。

【动脉结构与功能】

动脉可分大中小，管壁三层内中外。

中动脉为最典型，三层分界辨得清。
内外弹性膜可见，平滑肌多是特点。
大动脉富弹性膜，随心缩扩控血排。
小动脉平滑肌少，外周阻力它来调。

【静脉结构与功能】

静脉数多管径大，壁薄柔软弹性差。
腔内突出静脉瓣，防止血液逆流下。

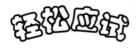

一、填空题

1. 动脉和静脉的管壁由内向外大致分为 3 层，即_____、_____和_____。

2. _____是管径最细、管壁最薄、分布最广的血管。其管壁由_____和_____构成。在这两者之间，还可见到一种扁平有突起的细胞，称为_____，它在血管生长和再生时，能分化为_____、_____和_____。

3. 电镜下，根据内皮细胞等结构的不同，可将毛细血管分为 3 种类型，即 _____、_____ 和 _____。

4. 连续毛细血管的内皮不含细胞核的部分较薄，细胞质内含有许多 _____，细胞相互连续，细胞间可见 _____ 连接，基膜 _____，主要分布在 _____、_____ 和 _____ 等处。

5. 有孔毛细血管内皮细胞不含细胞核的部位有 _____，细胞间有 _____ 结构，基膜 _____，主要分布在 _____、_____ 和 _____ 等处。

6. 血窦形状不规则，管腔 _____，_____ 上有或无窗孔，_____ 之间的间隙较大，故又称为 _____，_____ 不完整或缺如。血窦主要分布在 _____、_____、_____ 和 _____。

7. 中动脉管壁的中膜富含 _____，故又称为 _____ 动脉。其内膜与中膜交界处有一层连续的弹性蛋白膜，称为 _____，在外膜与中膜交界处，有较密集的弹性纤维组成的 _____，中膜与外膜的厚度大致 _____。

8. 大动脉的中膜有 40～70 层 _____，其间有环行的 _____ 及少量的 _____ 和 _____，在管壁的 3 层膜中，_____ 最厚，该动脉又称为 _____ 动脉。

9. 与伴行动脉相比，静脉管壁 _____，管腔 _____，形状 _____，管壁 3 层分界 _____。管径在 2mm 以上的静脉，其内膜向管腔凸入形成两个半月形薄片，彼此相对，这个结构称为 _____，作用是 _____。

10. 心壁由内向外分为 3 层，即 _____、_____ 和 _____；其中 _____ 又可分为内皮、内皮下层和心内膜下层。

11. 心传导系统包括 _____、_____、_____ 及其分支。构成心传导系统的是特殊的心肌纤维，这些特殊心肌纤维的功能是 _____。

12. 电镜下观察内皮细胞的 W-P 小体，可见其内有 _____ 它能合成和贮存 _____。

13. 微循环是指由 _____ 到 _____ 之间的血液循环，是血循环的 _____。

14. 心肌纤维分泌的主要肽类物质称为 _____，它有很强的 _____ 作用。

15. 微循环的总闸门是 _____，分闸门是 _____。

16. 静脉管壁的特点之一是中膜内 _____，大静脉管壁的外膜内有较多的 _____。

二、选择题

【A 型题】

1. 心血管系统各段管壁的共有成分是
   A. 内弹性膜
   B. 内皮
   C. 外弹性膜
   D. 平滑肌
   E. 间皮

2. 中动脉中膜内**不含**
   A. 平滑肌
   B. 弹性纤维
   C. 胶原纤维

   D. 基质
   E. 成纤维细胞

3. 称为外周阻力动脉的是
   A. 大动脉
   B. 中动脉
   C. 股动脉
   D. 肺动脉
   E. 小动脉

4. 毛细血管管壁中具有分化能力的细胞是
   A. 周细胞

B. 内皮细胞

C. 平滑肌细胞

D. 成纤维细胞

E. 网状细胞

5. 有孔毛细血管的"孔"位于

A. 内皮细胞间隙处

B. 内皮细胞不含核的部分

C. 基膜上

D. 内皮细胞核

E. 内皮细胞游离面

6. 以下对连续毛细血管的描述中，哪一项正确

A. 内皮细胞的细胞质内含有少量吞饮小泡，内皮细胞间有紧密连接，基膜完整

B. 内皮细胞的细胞质内含有许多吞饮小泡，内皮细胞间有紧密连接，基膜完整

C. 内皮细胞的细胞质内含有许多吞饮小泡，内皮细胞间有较大间隙，基膜完整

D. 内皮细胞的细胞质内含有许多吞饮小泡，内皮细胞间有紧密连接，基膜不完整

E. 内皮细胞的细胞质内含有少量吞饮小泡，内皮细胞间有较大间隙，基膜完整

7. 以下对有孔毛细血管的描述中，哪一项正确

A. 内皮细胞的细胞质内含有少量吞饮小泡，内皮细胞间有连接结构，基膜完整

B. 内皮细胞的细胞质内含有大量吞饮小泡，内皮细胞间有连接结构，基膜完整

C. 内皮细胞的细胞质内含有少量吞饮小泡，内皮细胞间有较大间隙，基膜完整

D. 内皮细胞的细胞质内含有少量吞饮小泡，内皮细胞间有连接结构，基膜不完整

E. 内皮细胞的细胞质内含有大量吞饮小泡，细胞间无间隙，基膜完整

8. 关于浦肯野纤维的描述，哪一项**错误**

A. 是心肌纤维

B. 是神经纤维

C. 闰盘发达

D. 含肌原纤维少

E. 功能是传导兴奋

9. 连续毛细血管**不存在**于

A. 肾小体

B. 脑组织

C. 肌组织

D. 肺泡隔

E. 胸腺皮质

10. 有孔毛细血管主要分布于

A. 结缔组织

B. 胃肠黏膜

C. 肌组织

D. 肺

E. 大脑

11. 血窦主要分布于

A. 肺

B. 胃肠黏膜

C. 肌组织

D. 肝、脾

E. 肾血管球

12. 以下哪种血管的管壁**不具有**营养血管

A. 大动脉

B. 大静脉

C. 中动脉

D. 中静脉

E. 微动脉

13. 与动脉相比，关于静脉特点的描述，哪一项**错误**

A. 数量相对较多

B. 管壁薄，管腔大

C. 外膜较中膜厚

D. 中膜平滑肌少

E. 管壁 3 层分界明显

14. 以下哪一种器官管壁的中膜与外膜厚度大致相等

A. 大动脉

B. 大静脉

C. 中动脉

D. 中静脉

E. 心脏

15. 以下哪一种组织或器官的毛细血管网较为稀疏

A. 骨骼肌

B. 心肌

C. 脑

D. 肌腱

E. 肝

16. 以下关于心的描述中，哪一项错误

A. 心壁可分为心内膜、心肌膜和心外膜

B. 心壁主要由心肌构成

C. 心内膜还可以分为内皮、内皮下层和心内膜下层

D. 心房肌纤维内含有心房特殊颗粒

E. 心骨骼是由透明软骨构成

17. 以下对于心传导系统的描述中，哪一项错误

A. 心传导系统由特殊的心肌纤维形成

B. 心传导系统包括窦房结、房室结、房室束及其分支

C. 心传导系统均位于心内膜下层

D. 心传导系统的功能是协调心房和心室按一定节律收缩

E. 浦肯野纤维的末端与普通心肌纤维相连续

18. 发起心肌兴奋的细胞是

A. 浦肯野纤维

B. 起搏细胞

C. 移行细胞

D. 内皮细胞

E. 心房肌纤维

19. 下列哪一种结构的毛细血管无基膜

A. 心肌

B. 血脑屏障

C. 胃肠黏膜

D. 脾红髓

E. 肾血管球

20. 内皮细胞的特征结构是

A. 发达的高尔基复合体

B. 丰富的溶酶体

C. 丰富的紧密连接

D. W-P 小体

E. 细胞间有 10~20nm 的间隙

21. 以下哪种结构被破坏后导致静脉曲张

A. 内膜

B. 中膜

C. 外膜

D. 静脉瓣

E. 二尖瓣

22. 动脉粥样硬化时内膜增厚的结缔组织主要由哪种细胞产生

A. 内皮细胞

B. 平滑肌细胞

C. 巨噬细胞

D. 浆细胞

E. 白细胞

【B 型题】

(23~27 题共用备选答案)

A. 大量环行平滑肌

B. 内皮下层较厚

C. 内弹性膜明显

D. 较多纵行平滑肌

E. 大量弹性膜

23. 大动脉中膜含

24. 中动脉中膜含

25. 大静脉外膜含

26. 大动脉内膜

27. 中动脉内膜

(28~32 题共用备选答案)

A. 心内膜下层

B. 主要由心肌纤维构成

C. 是心包膜的脏层

D. 心内膜突出形成的薄片状突起

E. 致密结缔组织构成的心的支架

28. 心肌膜

29. 心外膜

30. 心骨骼是

31. 浦肯野纤维位于

32. 心瓣膜是

（33～37 题共用备选答案）

A. 内皮细胞上有孔，基膜完整

B. 内皮细胞连续，基膜完整

C. 内皮细胞间有间隙，基膜不完整

D. 管径小于 0.3mm，内皮外有 1～2 层平滑肌

E. 管径 0.3～1mm，中膜厚度与外膜相近

33. 小动脉

34. 窦状毛细血管

35. 微动脉

36. 连续毛细血管

37. 有孔毛细血管

【X 型题】

38. 连续毛细血管的特点是

A. 内皮细胞的细胞质内有大量吞饮小泡

B. 内皮细胞之间有间隙

C. 基膜完整

D. 内皮细胞之间有紧密连接

E. 分布在中枢神经系统和胃肠黏膜内

39. 与中动脉比较，中静脉管壁有以下特点

A. 3 层膜分界清楚

B. 中膜比外膜厚

C. 管壁薄，腔大不规则

D. 内、外弹性膜不明显

E. 有静脉瓣

40. 大动脉中膜内有

A. 弹性膜

B. 环行平滑肌

C. 弹性纤维

D. 纵行平滑肌

E. 浦肯野纤维

41. 血窦分布于

A. 中枢神经系统

B. 肺

C. 某些内分泌腺

D. 肾血管球

E. 肝、脾

42. 周细胞在血管损伤时可分化为

A. 内皮细胞

B. 胶原纤维

C. 成纤维细胞

D. 平滑肌

E. 弹性纤维

43. 有孔毛细血管分布于

A. 肝

B. 骨髓

C. 肾血管球

D. 某些内分泌腺

E. 胃肠黏膜

44. 心传导系统中的浦肯野纤维

A. 是神经纤维

B. 是普通的心肌纤维

C. 可见于心室的心内膜下层

D. 特殊的心肌纤维

E. 主要功能是传导兴奋

45. 连续毛细血管分布于

A. 血脑屏障

B. 滤过屏障

C. 气血屏障

D. 肌组织

E. 结缔组织

46. 以下关于动脉管壁的结构和功能正确的是

A. 大动脉的弹性使血流保持连续性

B. 中动脉管壁平滑肌的舒缩可调节分配到身体各部的血流量

C. 小动脉和微动脉是外周阻力的主要产生部位

D. 中间微动脉位于小动脉和微静脉之间

E. 微动脉是毛细血管前阻力血管之一

47. 血管内皮细胞

A. 细胞质内有吞饮小泡

B. 细胞质内有 W-P 小体

C. 不含内质网等细胞器

D. 能合成和分泌多种生物活性物质

E. 多沿血管长轴排列

三、名词解释

1. 血窦（结构、通透性）   3. 浆膜（构成）
2. 束细胞（定义、形态、功能）   4. W-P 小体（结构、功能）

四、问答题

1. 人体毛细血管分为几种类型？试述各型毛细血管的结构及功能。
2. 比较中动脉和中静脉的管壁结构。
3. 简述大动脉的结构及功能。
4. 试述心壁的结构。
5. 构成心传导系统的细胞属于哪种组织？

选择题参考答案

A 型题：

1. B	2. E	3. E	4. A	5. B	6. B	7. A	8. B	9. A	10. B
11. D	12. E	13. E	14. C	15. D	16. E	17. C	18. B	19. D	20. D
21. D	22. B

B 型题：

| 23. E | 24. A | 25. D | 26. B | 27. C | 28. B | 29. C | 30. E | 31. A | 32. D |
| 33. D | 34. C | 35. E | 36. B | 37. A |

X 型题：

| 38. ACD | 39. CDE | 40. ABC | 41. CE | 42. ACD | 43. CDE |
| 44. CDE | 45. ACDE | 46. ABCE | 47. ABDE |

（崔慧林）

第11章 免疫系统

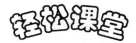

免疫系统的组成与功能
- 组成：由免疫细胞（immune cell）、淋巴组织和淋巴器官组成。
- 主要功能：

免疫防御：识别和清除侵入体内的病原微生物、异体大分子及异体细胞（nonself cell）等。

免疫监视：识别和清除体内表面抗原发生变异的细胞，包括肿瘤细胞和病毒感染细胞。

免疫稳定：识别和清除体内衰老死亡的细胞，维持内环境的稳定。

免疫系统这种"外察诸异，内审诸己"的分子基础是所有体细胞表面都有的主要组织相容性复合分子（major histocompatibility complex molecules），简称为MHC分子。

一、免疫细胞

免疫细胞包括淋巴细胞、巨噬细胞、抗原呈递细胞、浆细胞、肥大细胞和粒细胞等，本部分将叙述体内主要的免疫细胞群体。

（一）淋巴细胞

1. 分类

分 类	来源	占外周血淋巴细胞的比例	亚 群	作 用
T细胞	胸腺	65％～75％	①辅助T细胞（Th） ②调节性T细胞（Ts） ③细胞毒T细胞（Tc）	参与细胞免疫
B细胞	骨髓	5％～10％	在抗原刺激下大部分分化为浆细胞，小部分分化为记忆性B细胞	参与体液免疫
NK细胞	骨髓	10％～15％		直接杀伤病毒感染细胞、肿瘤细胞和异体细胞

2. 分化

T细胞分化	胸腺内淋巴干细胞→在胸腺激素的作用下经过前T细胞、胸腺细胞，分化为成熟胸腺细胞→迁移出胸腺到周围淋巴器官为初始T细胞→在抗原刺激下，大部分形成效应T细胞，小部分分化为记忆T细胞
B细胞分化	骨髓内淋巴干细胞→分化为淋巴前体细胞→继续增殖分化为B细胞→到达周围淋巴器官为初始B细胞→在抗原刺激下，大部分分化为浆细胞分泌抗体，小部分分化为记忆B细胞

（二）单核-吞噬细胞系统

定义	单核细胞及由单核细胞分化而来的具有吞噬功能的细胞，统称为单核-吞噬细胞系统（mononuclear phagocyte system，MPS）
组成	包括单核细胞、疏松结缔组织和淋巴组织中的巨噬细胞、骨组织的破骨细胞、肝巨噬细胞、神经组织的小胶质细胞、肺巨噬细胞以及浆膜腔巨噬细胞等

（三）抗原呈递细胞

定义：体内具有捕获、吞噬和处理抗原，并将抗原呈递给淋巴细胞，激发淋巴细胞活化、特异性增殖的一类细胞，统称为抗原呈递细胞（antigen presenting cell，APC）。主要有树突状细胞和巨噬细胞等。

树突状细胞（dendritic cell，DC）

数量	在体内数量少
分布	血液、淋巴、淋巴组织、间质、表皮等
形态特征	具有树突状突起、细胞形态不规则
组成	血液中的树突状细胞 表皮及消化管内的朗格汉斯细胞 淋巴内的面纱细胞 心、肺、肝和肾等器官结缔组织中的间质树突状细胞 淋巴组织和淋巴器官中的交错突细胞
分子标志	表达大量的 MHC Ⅱ 分子
作用	抗原呈递作用，其能力远强于巨噬细胞

分化：

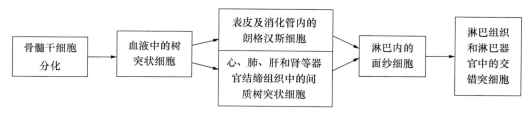

二、淋巴组织

分　类	结构特点	功　能
弥散淋巴组织	在网状组织内弥漫分布着大量淋巴细胞和少量巨噬细胞、浆细胞，与周围组织没有明显分界的淋巴组织。含有高内皮微静脉	是初始 T 细胞接受抗原刺激增殖分化的主要部位，是淋巴细胞从血液重新进入淋巴组织的重要门户
淋巴小结	球形或椭球形淋巴组织，边界清楚，主要含有大量 B 细胞和一定量的 Th 细胞、滤泡树突状细胞、巨噬细胞等	是初始 B 细胞接受抗原刺激增殖分化的主要部位

三、淋巴器官

定义：淋巴器官是以淋巴组织为主构成的器官。

分类：根据其发生的时间和功能分为两类：

● 中枢淋巴器官（central lymphoid organ），包括胸腺（thymus）、骨髓（bone marrow）（人类）和腔上囊（bursa of Fabricius）（禽类）。

● 周围淋巴器官（peripheral lymphoid organ），包括淋巴结（lymphoid node）、脾（spleen）和扁桃体（tonsil）等。

中枢淋巴器官和周围淋巴器官比较

	中枢淋巴器官	周围淋巴器官
器官	胸腺、骨髓	淋巴结、脾、扁桃体
发生	早，退化早	晚，退化晚
构成支架	上皮性网状细胞或者网状细胞	网状组织
抗原刺激	不需要	需要
主要功能	培育 T、B 细胞	免疫应答的场所

（一）胸腺

● 胸腺是中枢淋巴器官，其重量随年龄而有明显变化，婴儿时期重 10～15g；青春期重 30～40g；而至老年期只重 15g 左右，且多为脂肪组织。

● 胸腺的结构与功能（图 11-1）

1. 被膜　结缔组织以片状分支伸入实质形成小叶间隔或胸腺隔，将胸腺实质分隔成许多不完全小叶。

2. 皮质

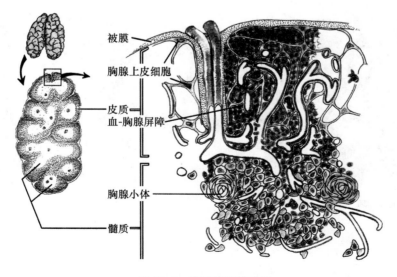

被膜
胸腺上皮细胞
皮质
血-胸腺屏障
胸腺小体
髓质

图 11-1　胸腺结构模式图

皮质胸腺上皮细胞	➤ 包括被膜下上皮细胞和星形上皮细胞 ➤ 在胸腺皮质浅层，尚有一种特殊上皮细胞，称为胸腺哺育细胞，它是星形上皮细胞的亚型，对胸腺细胞的发育具有重要作用
胸腺细胞	➤ 来自骨髓的淋巴干细胞 ➤ 淋巴干细胞经血液由皮、髓质交界处进入胸腺，迁移至被膜下区，从外层皮质向内层皮质、再向髓质迁移 ➤ 到达髓质的胸腺细胞，体积变小并发育为成熟T细胞（或称为处女型T细胞）

血-胸腺屏障：

● 是血液与胸腺皮质间的屏障结构。

● 由以下5层组成（图11-2）：连续毛细血管内皮，内皮间有紧密连接；内皮外完整的基膜；血管周间隙，间隙中可有巨噬细胞、周细胞、组织液等；胸腺上皮细胞基膜；连续的胸腺上皮细胞。

● 这种屏障结构使得血液中的大分子物质（抗原物质）很难与胸腺细胞接触，故不引起直接的免疫反应。

3. 髓质

➤ 髓质的上皮细胞：包括髓质上皮细胞和胸腺小体上皮细胞。

➤ 少量成熟的胸腺细胞、交错突细胞和巨噬细胞构成，着色较浅。

➤ 胸腺小体（图11-3），又称为哈塞尔小体（Hassall's corpuscles），是胸腺髓质的特征性结构，直径30～150μm，散在分布于髓质中。胸腺小体的功能尚不清楚。

● 胸腺的功能

➤ 胸腺的主要功能是产生、培育T细胞，并向周围淋巴器官输送T细胞。

➤ 胸腺上皮细胞可分泌多种胸腺激素，即胸腺生成素、胸腺素、胸腺体液因子等，以参与构成T细胞增殖、分化的微环境。

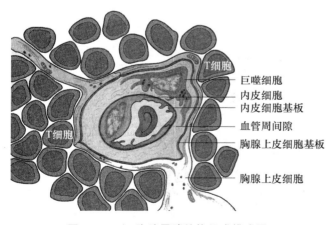

图11-2 血-胸腺屏障结构组成模式图

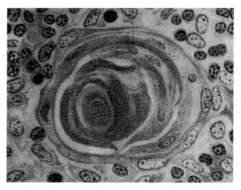

图11-3 人胸腺小体光镜结构模式图

（二）淋巴结

● 淋巴结是周围性淋巴器官，其沿淋巴管分布在机体淋巴所必经部位。

● 淋巴结呈椭圆形、豆形，大小不等，直径介于1～25mm。

● 淋巴结的结构（图11-4）：

1. 被膜

➢ 由较致密结缔组织构成。

➢ 有数条输入淋巴管 (afferent lymphatic vessel) 穿过被膜进入淋巴结实质。

➢ 被膜及淋巴结门处的结缔组织（神经、血管伴随）深入实质形成小梁，形成淋巴结粗的网架。

2. 皮质 (图 11-5)

浅层皮质	是临近被膜处的淋巴组织。主要由 B 细胞密集而成的球状淋巴小结、小结周边的少量弥散淋巴组织构成
副皮质区	主要由含大量 T 细胞的弥散淋巴组织组成，另外还有交错突细胞 (interdigitating cell)、巨噬细胞和少量 B 细胞。此区有毛细血管后微静脉通过，是血液内淋巴细胞进入淋巴组织的重要通道
皮质淋巴窦 (图 11-6)	包括被膜下淋巴窦和小梁周窦。淋巴在窦内缓慢流动，有利于巨噬细胞清除抗原

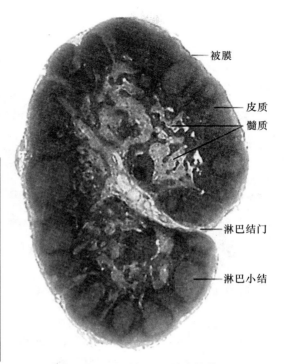

图 11-4　人淋巴结低倍光镜像

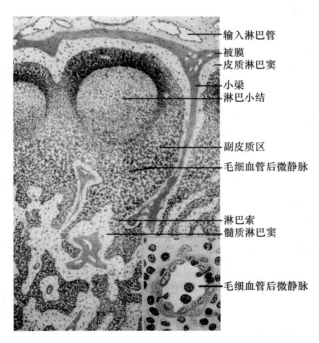

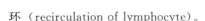

图 11-5　淋巴结皮质光镜结构模式图

3. 髓质：

➢ 髓索：又称为淋巴索 (lymphoid cord)，主要由 B 细胞和浆细胞组成，与副皮质区相连 (图11-7)。另外，在髓索的中央多有扁平内皮细胞围成的毛细血管后微静脉走行。

➢ 髓窦：与皮质淋巴窦结构相似，但窦腔更宽大、走行更迂回。窦腔内常含较多的星形内皮细胞以及巨噬细胞，故具有较强的滤过作用。

● 淋巴结的功能：

➢ 滤过淋巴液。

➢ 进行免疫应答的场所。

● 淋巴细胞再循环：

➢ 周围淋巴器官和淋巴组织内的淋巴细胞经淋巴管、静脉进入血液循环周游全身后，又通过毛细血管后微静脉，再回到周围淋巴器官及淋巴组织内 (图11-8)，如此周而复始，反复循环，称为淋巴细胞再循环 (recirculation of lymphocyte)。

➢ 体内大部分淋巴细胞均参与再循环，其中以记忆性 T 细胞和记忆性 B 细胞最为活跃。

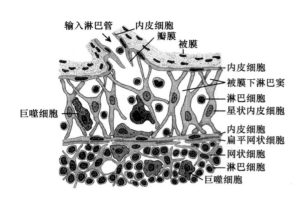

图 11-6　淋巴结被膜下淋巴窦结构模式图

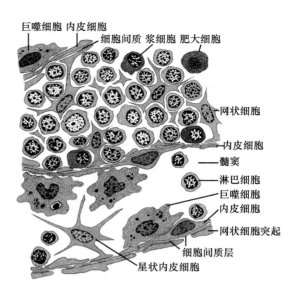

图 11-7　淋巴结髓索和髓窦光镜结构模式图

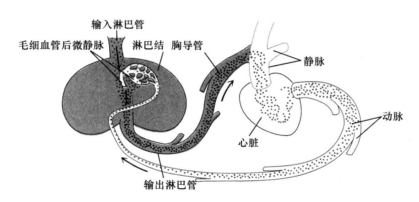

图 11-8　淋巴细胞再循环模式图

（三）脾

● 脾（spleen）是人体内最大的周围淋巴器官，位于血液循环的通路上。

● 脾的组织结构（图 11-9）：

1. 被膜与小梁

➢ 较厚，由富含弹性纤维及平滑肌的致密结缔组织构成。

➢ 被膜外面覆有间皮。

➢ 被膜及脾门处的结缔组织深入脾实质形成脾小梁。

2. 白髓

动脉周围淋巴鞘	由位于中央动脉（central artery）周围的淋巴组织构成。主要含大量 T 细胞，属于胸腺依赖区
脾小结	即淋巴小结，位于淋巴鞘与边缘区之间，大部嵌入淋巴鞘内。其结构与淋巴结的淋巴小结相同，主要由大量 B 细胞组成，同时含有巨噬细胞等
边缘区	是白髓向红髓移行的区域。宽约 $100\mu m$，结构疏松，含有大量的巨噬细胞和一些 T、B 细胞，以 B 细胞较多。该区具有很强的吞噬滤过作用

3．红髓

脾窦	又称为脾血窦，为腔大、不规则的血窦，并相互通连成网，腔内充满血液（图 11-10）
脾索	为相邻脾窦之间的淋巴组织。切片观呈条索状；立体观呈海绵网状。网状组织构成网架，网孔中含 B 细胞、各种血细胞、巨噬细胞和一些浆细胞，这些细胞可以穿过内皮裂隙进入脾窦

● 脾的功能：

➢ 滤过血液：脾内含有大量的巨噬细胞。当血液流经脾的边缘区和脾索时，巨噬细胞可吞噬和清除血液中的病菌、异物、抗原和衰老的细胞、血小板等。

➢ 进行免疫应答的场所：血液内的淋巴细胞通过淋巴组织再循环有 50％ 是通过脾，因此脾是淋巴细胞再循环的中心。

➢ 造血：脾在胚胎时期就有造血功能，出生后脾逐渐转变为免疫应答器官，产生 T、B 细胞。但成人脾中仍有少量造血干细胞，因此，当机体大出血或严重缺血时，脾可恢复造血功能。

➢ 储存血液：脾窦、脾索和其他部位可储存约 40ml 的血液。

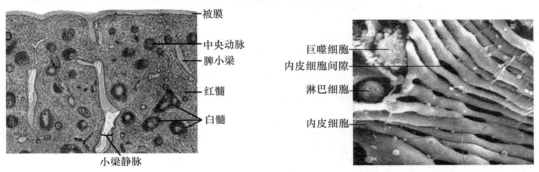

图 11-9　人脾光镜结构模式图　　　　　图 11-10　脾血窦内皮扫描电镜像

（四）扁桃体

包括腭扁桃体、咽扁桃体和舌扁桃体，其中以腭扁桃体最大。

腭扁桃体的结构与功能（图 11-11）：

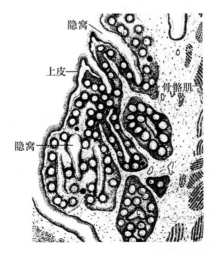

图 11-11　人腭扁桃体光镜结构模式图

位置	为一对实质性周围淋巴器官，位于舌腭弓与咽腭弓之间，呈椭圆形
结构	黏膜表面为复层扁平上皮，上皮深陷至固有膜结缔组织内形成10~20个隐窝。上皮下及隐窝周围结缔组织内分布着大量淋巴小结（主要由B细胞组成）及弥散淋巴组织（含T、B细胞、巨噬细胞等）。弥散淋巴组织的区域也可见毛细血管后微静脉
功能	扁桃体是T、B细胞增殖的场所，在此淋巴细胞直接参与机体的细胞免疫和体液免疫，同时具有很重要的防御保护作用

轻松记忆

【免疫系统的功能】

免疫系统不简单，保护机体它当先。
胸腺保送T细胞，细胞免疫冲在前。
骨髓培育B细胞，体液免疫抗体现。
树突状细胞称DC，呈递抗原它尽力。

【胸腺的结构与功能】

胸腺是中枢器官，T细胞发育家园。
被膜皮质和髓质；胸腺小叶居实质。
皮质在小叶周边，小叶中央是髓质。
上皮细胞作支架，胸腺细胞居其间。
造血诱导微环境，血胸屏障不可缺。
要说选择真严格，淘汰95%T细胞。
分化合格到髓质，经过血循到周围。

【淋巴结的结构与功能】

淋巴结分布全身，滤过淋巴很重要。
细胞和体液免疫，保护机体免侵袭。
B细胞居浅皮质，增殖分化在这里。
T细胞住副皮质，又称胸腺依赖区。
效应记忆T细胞，清除抗原记免疫。
巨噬细胞滤淋巴，清洁淋巴出结门。

【脾的结构与功能】

脾脏功能不简单，滤血储血和造血。
免疫细胞发育处，清洁血液保机体。
淋巴鞘为T细胞，细胞免疫它当先。
B细胞居脾小结，体液免疫由它行。
边缘区先触抗原，同属白髓记心间。
红髓即脾索脾窦，过滤血液它最行。

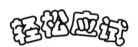

一、填空题

1. 根据细胞表面标志、形态结构和功能的不同，一般将淋巴细胞分为3类：_____，简称_____细胞；_____，简称_____细胞；_____，简称_____。

2. T细胞占循环血中淋巴细胞总数的_____，主要参与机体的_____免疫；B细胞占_____，主要参与机体的_____免疫。

3. 胸腺皮质以_____细胞为支架，间隙内含有大量_____细胞和少量_____细胞等。胸腺髓质内含有大量_____细胞和一些成熟的_____细胞、_____细胞和_____细胞。

4. 淋巴结皮质由3部分构成：即_____、_____、_____；淋巴结髓质由两部分构成：即_____、_____。

5. 淋巴结副皮质区位于皮质深层，主要是以_____细胞聚集而成的_____淋巴组织，是_____依赖区。该区的免疫辅佐细胞是_____细胞，并且常含有_____静脉，是血液内淋巴细胞进入淋巴组织的重要通道。

6. 动脉周围淋巴鞘是围绕着_____动脉的_____淋巴组织，呈套状，相当于淋巴结的_____、主要由_____构成。

7. T 细胞分为 3 个亚群，即_____、_____、_____。

8. 淋巴组织有两种形态：即_____、_____。

9. 脾小体即淋巴小结，由大量_____细胞组成，产生免疫应答时淋巴小结帽朝向_____。

10. 脾窦的窦壁由纵行排列的_____状内皮细胞围成，其外为不完整的_____和少量_____纤维。内皮细胞间有较宽的_____，窦壁呈栅形多孔状，故脾索内的_____细胞可经此进入血窦。

二、选择题

【A 型题】

1. 脾的胸腺依赖区是
   A. 脾小结
   B. 边缘区
   C. 动脉周围淋巴鞘
   D. 脾索
   E. 生发中心

2. 脾白髓包括
   A. 脾小结和脾窦
   B. 脾小结、边缘区和动脉周围淋巴鞘
   C. 脾索和边缘区
   D. 脾小结和动脉周围淋巴鞘
   E. 脾窦和边缘区

3. 胸腺髓质最显著的特征性结构为
   A. 毛细血管后微静脉
   B. 胸腺小体
   C. 血-胸腺屏障
   D. 胸腺上皮细胞数量较少
   E. 胸腺上皮细胞

4. 淋巴结的胸腺依赖区是指
   A. 淋巴小结的生发中心
   B. 小结帽
   C. 浅层皮质
   D. 副皮质
   E. 动脉周围淋巴鞘

5. 淋巴结的毛细血管后微静脉位于
   A. 淋巴小结
   B. 髓索

C. 小梁
D. 副皮质区
E. 边缘区

6. 脾内 T 细胞主要分布于
   A. 动脉周围淋巴鞘
   B. 脾小结
   C. 脾窦
   D. 脾索
   E. 脾窦和边缘区

7. 脾内 B 细胞主要分布于
   A. 脾索与脾小结
   B. 脾窦
   C. 动脉周围淋巴鞘
   D. 脾小梁的结缔组织
   E. 脾窦和边缘区

8. 淋巴结内 B 细胞主要分布于
   A. 髓索与淋巴小结
   B. 髓窦
   C. 深层皮质
   D. 被膜下窦
   E. 边缘区

9. 淋巴结内 T 细胞主要分布于
   A. 浅层皮质
   B. 髓索
   C. 髓窦
   D. 小梁
   E. 副皮质区

10. 血-胸腺屏障是指
    A. 胸腺毛细血管后微静脉与其周围结构之间的屏障
    B. 胸腺皮质的毛细血管与其周围结构之间的屏障
    C. 胸腺髓质毛细血管与其周围结构之间的屏障
    D. 胸腺皮质、髓质交界处毛细血管与其周围结构之间的屏障
    E. 胸腺被膜下毛细血管与其周围结构之间的屏障

11. 胸腺上皮细胞的主要功能是
    A. 产生网状纤维，构成胸腺支架
    B. 吞噬抗原，保护胸腺细胞
    C. 分泌细胞因子，促进巨噬细胞功能
    D. 分泌胸腺激素、培育 T 细胞
    E. 保护作用

12. 淋巴结过滤淋巴液、清除抗原的细胞主要是
    A. 淋巴窦壁内皮细胞
    B. 网状细胞
    C. 巨噬细胞
    D. 滤泡树突状细胞
    E. 单核细胞

13. 关于脾的功能以下哪一点是**错误**的
    A. 清除血液中的抗原
    B. 无造血干细胞，故无造血潜能
    C. 脾血窦有一定的贮血功能
    D. 被膜和小梁的平滑肌收缩可调节血流量
    E. 是进行体液免疫应答和细胞免疫应答的场所

14. 淋巴结内毛细血管后微静脉的内皮是
    A. 单层立方上皮
    B. 单层扁平上皮
    C. 杆状上皮
    D. 单层柱状上皮
    E. 假复层柱状上皮

15. 淋巴小结生发中心内主要增殖的细胞是
    A. T 细胞
    B. B 细胞
    C. K 细胞
    D. NK 细胞

E. 树突状细胞

16. 淋巴结能滤过淋巴液主要是由于
    A. 网状细胞、内皮细胞的吞噬作用
    B. 巨噬细胞吞噬作用
    C. 致敏的 B 细胞分泌 Ig 结合抗原
    D. 致敏的 T 细胞分泌淋巴因子
    E. 淋巴细胞和巨噬细胞

17. 再循环的淋巴细胞进入淋巴结是经过
    A. 被膜毛细血管
    B. 小梁周窦
    C. 小毛细血管
    D. 毛细血管后微静脉
    E. 被膜周窦

18. 脾的主要结构是
    A. 红髓、白髓、边缘区
    B. 脾小结、动脉周围淋巴鞘、边缘区
    C. 脾窦、动脉周围淋巴鞘
    D. 脾索、脾小结
    E. 红髓、白髓、副皮质区

19. 下列哪种细胞**不属于**单核-吞噬细胞系统
    A. 血窦内皮细胞、网状细胞
    B. 库普弗细胞
    C. 尘细胞
    D. 结缔组织、淋巴结、脾内的巨噬细胞
    E. 小胶质细胞

20. 单核-吞噬细胞系统的细胞起源于
    A. 骨髓的巨核细胞
    B. 血窦壁内皮细胞
    C. 骨髓和淋巴结等处的网状细胞
    D. 骨髓的原单核细胞
    E. 骨髓的粒细胞系

21. 有关 T 细胞性能以下哪一点是正确的
    A. 在胸腺内受抗原刺激而分化发育
    B. 其功能与体液免疫无关
    C. 在血液内占淋巴细胞总数 20%～30%
    D. 在抗原刺激下可发生转化和增殖
    E. 在骨髓内受抗原刺激而分化发育

22. 中枢淋巴器官特点之一是
    A. 较周围淋巴器官发生晚
    B. 均以网状细胞和网状纤维为支架
    C. 培养效应性 T 细胞或 B 细胞
    D. 淋巴细胞增殖不受抗原直接影响

E. 是免疫反应的主要场所

23. 脾窦的结构是
    A. 扁平有孔内皮,外有基膜
    B. 扁平有孔内皮,外无基膜
    C. 长杆状内皮,外有基膜
    D. 长杆状内皮,外有不完整基膜及网状纤维
    E. 长杆状内皮,外有基膜和弹性纤维

24. 分泌胸腺素的细胞是
    A. 胸腺上皮细胞
    B. 浆细胞
    C. 网状细胞
    D. 胸腺细胞
    E. 巨噬细胞

25. 新生小鼠切除胸腺后,体内缺乏
    A. T 细胞
    B. B 细胞
    C. NK 细胞
    D. K 细胞
    E. 浆细胞

26. 来自胸腺的淋巴细胞在淋巴结内增殖的部位是
    A. 淋巴小结
    B. 副皮质区
    C. 髓索
    D. 髓窦
    E. 皮质淋巴窦

27. 淋巴结内发生细胞免疫应答时,结构明显增大的是
    A. 浅层皮质
    B. 副皮质区
    C. 髓质
    D. 皮质淋巴窦
    E. 皮髓交界处

28. 脾内发生细胞免疫应答的主要变化是
    A. 脾索增大
    B. 脾小体增多增大
    C. 动脉周围淋巴鞘增厚
    D. 边缘区增大
    E. 红白髓交界处

【B 型题】

(29～32 题共用备选答案)
    A. 淋巴小结
    B. 副皮质区
    C. 毛细血管后微静脉
    D. 淋巴窦
    E. 脾索

29. 具有滤过血液的功能
30. T 细胞增殖的区域
31. B 细胞增殖的区域
32. 淋巴细胞再循环的通路

(33～37 题共用备选答案)
    A. T 细胞
    B. B 细胞
    C. 浆细胞
    D. 网状细胞
    E. 滤泡树突细胞

33. 淋巴母细胞化后产生抗体

34. 可分泌抗体
35. 在人类胸腺内增殖分化
36. 参与构成淋巴结和脾的微细支架
37. 参与机体的细胞免疫

(38～42 题共用备选答案)
    A. 郎格汉斯细胞
    B. 面纱细胞
    C. 交错突细胞
    D. 滤泡树突细胞
    E. 微皱褶细胞

38. 位于皮肤表皮内
39. 位于淋巴管道内
40. 位于淋巴结副皮质区
41. 位于脾小结内
42. 位于腭扁桃体隐窝和回肠集合淋巴小结处上皮内

【X 型题】

43. 脾血窦的结构特点是

    A. 形状不规则,互相连接成网

B. 长杆状的内皮细胞纵向平行排列构成
窦壁

C. 内皮细胞间有明显的间隙，外有不连
续的基膜

D. 大量网状纤维围绕血窦，使窦壁形成
栅栏状

E. 窦壁内皮细胞扁平状，并有孔

44. 淋巴组织可以分为
A. 弥散淋巴组织
B. 淋巴小结
C. 淋巴结
D. 脾
E. 扁桃体

45. 胸腺依赖淋巴细胞主要分布在
A. 淋巴结副皮质区
B. 脾边缘区
C. 脾动脉周围淋巴鞘
D. 脾小结
E. 扁桃体弥散淋巴组织

46. 淋巴结内存在的细胞有
A. 网状细胞
B. 交错突细胞
C. 巨噬细胞
D. T 细胞、B 细胞
E. 滤泡树突细胞

47. 脾小结内存在的细胞有
A. B 细胞
B. 滤泡树突细胞
C. 网状细胞
D. 巨噬细胞
E. 浆细胞

48. 属于单核-吞噬系统的细胞是
A. 郎格汉斯细胞
B. 小胶质细胞
C. 库普弗细胞
D. 破骨细胞
E. 尘细胞

49. 关于胸腺小体的描述正确的是
A. 位于胸腺髓质内
B. 由数层胸腺上皮细胞围成
C. 外层细胞幼稚、细胞核清晰，中心细
胞退化

D. 分泌胸腺素
E. 分泌淋巴因子

50. 淋巴小结生发中心的组成是
A. 暗区
B. 明区
C. 副皮质区
D. 小结帽
E. 边缘区

51. 淋巴结髓索主要由下列哪些细胞组成
A. B 细胞
B. 浆细胞
C. 滤泡树突细胞
D. 巨噬细胞
E. 网状细胞

52. 脾的边缘区是脾内
A. 首先接触抗原，产生免疫应答的部位
B. 淋巴细胞由血液进入淋巴组织的重要
通道
C. 中央动脉侧支形成边缘窦开口于此
D. B 细胞定居的部位
E. T 细胞分裂增殖的部位

53. 交错突细胞分布在下列哪些器官
A. 脾
B. 胸腺
C. 淋巴结
D. 甲状腺
E. 扁桃体

54. 毛细血管后微静脉位于
A. 淋巴结副皮质区
B. 脾边缘区
C. 胸腺皮，髓质交界处
D. 脾动脉周围淋巴鞘内
E. 脾小结

55. 骨髓依赖淋巴细胞主要分布在
A. 髓索
B. 脾索
C. 脾小结
D. 淋巴小结
E. 边缘区

56. 细菌等抗原物质进入机体后，局部淋巴结
表现的变化有
A. 淋巴小结内生发中心明显扩大

B. 淋巴结内巨噬细胞增多，吞噬活动增强

C. 副皮质区扩大，淋巴细胞分裂相增多

D. 髓索内浆细胞增多

E. 淋巴窦增多

三、名词解释

1. 副皮质区（部位、结构、功能）
2. 胸腺小体（哈氏小体）（部位、结构、功能）
3. 血-胸腺屏障（部位、结构、功能）
4. 巨噬细胞和单核-吞噬细胞系统（来源、定义、细胞组成）

5. 抗原呈递细胞（来源、定义、细胞组成）
6. 淋巴细胞再循环（定义、功能）
7. 树突状细胞（来源、定义、细胞组成）
8. 毛细血管后微静脉（部位、结构、功能）
9. 胸腺上皮细胞（结构、功能）
10. 动脉周围淋巴鞘（结构、功能）

四、问答题

1. 试述胸腺的结构和功能。
2. 试述淋巴结的结构和功能。
3. 试述脾的结构和功能。
4. 比较淋巴结与脾的结构和功能的异同点。
5. 试述在细胞免疫和体液免疫应答过程中，淋巴结和脾的结构各发生什么变化？
6. 试述 T 细胞在胸腺内的分化过程及其在周围淋巴器官内的分布和免疫应答。

选择题参考答案

A 型题：

1. C 2. B 3. B 4. D 5. D 6. A 7. A 8. A 9. E 10. B
11. D 12. C 13. A 14. A 15. B 16. B 17. D 18. A 19. A 20. D
21. D 22. D 23. D 24. A 25. A 26. B 27. B 28. C

B 型题：

29. E 30. B 31. A 32. C 33. B 34. C 35. A 36. D 37. A 38. A
39. B 40. C 41. D 42. E

X 型题：

43. ABCD 44. AB 45. ACE 46. ABCDE 47. ABCDE 48. ABCDE
49. ABC 50. AB 51. ABDE 52. ABCD 53. ABCE 54. AC
55. ABCDE 56. ABCD

（苏衍萍）

第 12 章 皮 肤

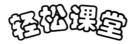

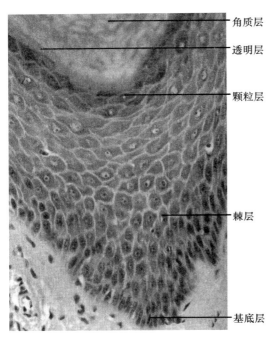

图 12-1　人手指皮肤表皮高倍光镜像

角质层

透明层

颗粒层

棘层

基底层

概述：

- 人体最大的器官，占成人体重的 5%～15%。
- 由表皮和真皮构成。有毛、汗腺等附属器。
- 功能：
> 屏障、保护。
> 感觉。
> 吸收、排泄、调节体温。
> 参与免疫应答及维生素 D 的合成。

一、表皮

- 表皮（epidermis）位于皮肤的浅层，为角化的复层扁平上皮。
- 由角质形成细胞和非角质形成细胞组成。

1. 角质形成细胞分层与角化　厚表皮从深层到浅层分为 5 层（图 12-1）。

（1）基底层（stratum basal）

- 位于表皮最深层，附着于基膜上。
- 由一层基底细胞组成。
> 基底细胞的形态结构：

	光镜下		电镜下
细胞体	矮柱状或立方形	细胞质内含	游离核糖体丰富 散在或成束的角蛋白丝（张力丝，tonofilament）
细胞核	椭圆形		
细胞质	较少，嗜碱性	细胞连接	与基膜以半桥粒相连，相邻细胞之间以桥粒相连

> 基底细胞功能：为表皮的干细胞，具有活跃的分裂能力，新生的细胞向浅层移动渐分化为其余各层细胞。

（2）棘层（stratum spinosum）

- 位于基底层上方。
- 由 4～10 层棘细胞组成。
> 棘细胞的形态结构：

	光镜下	电镜下	
细胞体	体积大、多边形，表面伸出短小棘状突起	细胞质内含	游离核糖体丰富 较多成束的角蛋白丝和板层颗粒 板层颗粒分布在细胞周边，以胞吐方式将内容物释放到细胞间隙形成膜状物
细胞核	大、圆形、位于中央		
细胞质	丰富，弱嗜碱性	细胞连接	相邻细胞之间以大量桥粒相连

➤ 棘细胞的功能：为表皮渗透屏障的重要组成部分。

（3）颗粒层（stratum granulosum）

● 位于棘层上方。

● 由 3～5 层梭形细胞组成。

➤ 梭形细胞的形态结构：

	光镜下	电镜下	
细胞体	梭形	细胞质内含	透明角质颗粒无膜包被，形状不规则 角蛋白丝增多，常深入透明角质颗粒 板层颗粒增多 细胞器已退化
细胞核	已退化		
细胞质	含有较多强嗜碱性的透明角质颗粒	细胞连接	相邻细胞之间以大量桥粒相连

（4）透明层（stratum lucidum）

● 位于颗粒层上方。

● 由 2～3 层扁的梭形细胞组成。

➤ 扁平细胞的形态结构：

	光镜下	电镜下	
细胞体	界限不清	细胞质内含	同角质层 细胞器消失
细胞核	消失		
细胞质	透明均质状，强嗜酸性	细胞连接	相邻细胞之间以桥粒相连

（5）角质层（stratum corneum）

● 位于表皮的最浅层。

● 由多层扁平的角质细胞组成。

➤ 角质细胞的形态结构：

	光镜下	电镜下	
细胞体	界限不清	细胞质内含	粗大密集的角蛋白丝束与透明角质颗粒形成复合体，即角蛋白 细胞器消失
细胞核	消失		
细胞质	均质状，嗜酸性	细胞连接	细胞间隙中充满脂类物质，角质细胞之间的桥粒解体

※ 基底层 ⟹ 角质层

表皮由基底层到角质层的结构变化，反映了角质形成细胞增殖、迁移、逐渐分化为角质细胞，然后脱落的过程，与此伴随的是角蛋白及其他成分的合成的量与质的变化。

2. 非角质形成细胞　散在分布于角质形成细胞之间，由黑素细胞、朗格汉斯细胞和梅克尔细胞组成。

（1）黑素细胞（melanocyte）

● 位于基底细胞之间。

● 形态结构：

光镜下（特殊染色）		电镜下	
细胞体	圆形，细胞质透明，有较多较长突起伸入基底细胞和棘细胞之间。HE 染色突起不能辨认	细胞质内含	粗面内质网丰富，高尔基复合体发达可见许多黑素体（图 12-2）
细胞核	较小、椭圆形	细胞连接	与角质形成细胞之间无桥粒连接

● 功能：

➢ 黑素体内含酪氨酸酶，能把酪氨酸转化为黑色素。

➢ 黑色素能吸收紫外线，以保护深层组织免受辐射损伤。

（2）郎格汉斯细胞（Langerhans cell）

● 散在于棘层浅部。

● 形态结构：

光镜下		电镜下
细胞	组织化学染色显示细胞有树枝状突起	细胞质内含
		较多的溶酶体、线粒体等细胞器
		特征性的伯贝克颗粒（图 12-3）

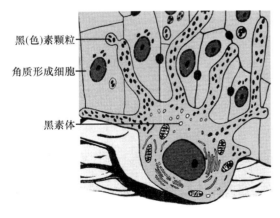

黑(色)素颗粒

角质形成细胞

黑素体

图 12-2　黑（色）素细胞电镜结构模式图

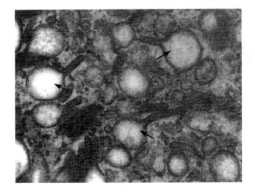

图 12-3　小鼠皮肤表皮郎格汉期细胞电镜像↑示伯贝克颗粒

● 功能：

➢ 捕获皮肤中的抗原物质，处理后形成抗原复合物分布于细胞表面，将抗原呈递给淋巴细胞，引发免疫应答。

（3）梅克尔细胞（Merkel cell）

- 常分布于基底细胞之间。
- 数量很少。
- 形态结构：

	光镜下		电镜下
细胞体	HE 染色不易分辨，特殊染色显示扁圆形	细胞	细胞质基底部有许多膜包被颗粒，颗粒内有致密核心
细胞核	较小，不规则		顶部指状突起伸入到角质形成细胞之间，基底面与感觉神经末梢形成类似的突触结构
细胞质			

- 功能：尚不清楚，可能是一种感受机械刺激的感觉细胞。

二、真皮

真皮 ⎰ 乳头层：较薄，为疏松结缔组织。
（dermis）⎱ 网织层：较厚，为不规则致密结缔组织。含有较多的血管、淋巴管、神经、毛囊、皮脂腺、汗腺和环层小体。

三、皮肤的附属器

1. 毛（hair）（图 12-4）

毛干	毛露在皮肤外的部分	
毛根	毛埋在皮肤内的部分	
毛囊	是包绕毛根的组织，包括上皮根鞘和结缔组织根鞘	
毛球	毛根和毛囊的下端融合并膨大的部分，是毛发的生长点	
	毛母质细胞	为干细胞，可以不断分裂增殖，向上移动，逐渐角化，形成毛根和内根鞘的细胞
	黑素细胞	可产生并输送黑素颗粒至毛根的上皮细胞中
毛乳头	毛球底部内陷，结缔组织突入其中形成毛乳头。内含毛细血管和神经	
立毛肌	位于毛根与皮肤表面，呈钝角的一侧的一束平滑肌	

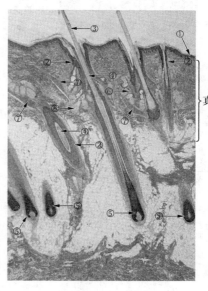

图 12-4　人头皮光镜像
①表皮；②毛囊；③毛干；④毛根；
⑤毛球；⑥皮脂腺；⑦立毛肌

2．皮脂腺（sebaceous gland）

位置	位于毛囊与立毛肌之间（图 12-5）	
组成	分泌部	呈泡状，多层细胞组成 ➢ 周边的细胞：是一层较小的干细胞，称为基细胞，可不断分裂产生新的细胞。新的腺细胞体积增大，向腺泡中心移动，细胞质中形成越来越多的脂滴 ➢ 中央的细胞：又称皮质细胞，为多边形，细胞核固缩，细胞质中充满脂滴，最后解体，成为皮脂
	导管部	复层扁平上皮，多开口于毛囊上段
功能	皮质可以润滑皮肤，同时有抑菌作用	

3. 汗腺（sweat gland）

● 外泌汗腺：通常所指的汗腺。

分布		全身皮肤（图 12-6）
组成	分泌部	为较粗的管状腺，盘曲成团，由单层锥体形细胞或矮柱状细胞组成，细胞质染色浅
	导管部	两层较小的立方形细胞围成，细胞质嗜碱性，染色较深
功能		分泌汗液。可调节体温、湿润皮肤及排泄代谢废物等

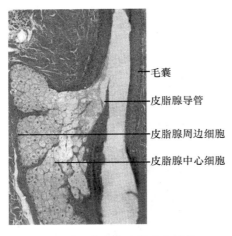

图 12-5　人头皮皮脂腺光镜像

毛囊
皮脂腺导管
皮脂腺周边细胞
皮脂腺中心细胞

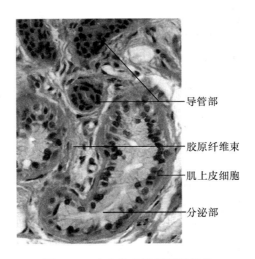

图 12-6　人皮肤外泌汗腺光镜像

导管部
胶原纤维束
肌上皮细胞
分泌部

● 顶泌汗腺：又称为大汗腺。

分布		腋窝、乳晕、肛门周围及会阴处
组成	分泌部	管径粗，管腔大，单层立方形或矮柱状细胞，染色浅
	导管部	两层立方形细胞围成，染色较深
功能		分泌物为黏稠的乳状液，被细菌分解后产生臭味

轻松记忆

【表皮的结构与功能】

表皮实为复扁平，角质耐磨居外层。
棘层上颗粒层下，增殖修复靠基层。

4. 指甲　略。

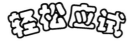

一、填空题

1. 皮肤由_____和_____组成，借_____与深层组织相连。

2. 表皮由角化的_____构成，它包括_____细胞和_____细胞。前者从基底面到游离面可分为 5 层，依次为_____、_____、_____、_____和_____。

3. 真皮位于表皮的_____，由浅至深分为_____和_____。后者主要由_____结缔组织构成。

4. 触觉小体是分布于_____的神经感受器，环层小体主要分布在_____深部。

5. 毛发伸出皮肤外的部分称为_____，埋在皮肤内的称为_____，包围毛根的上皮和结缔组织组成_____。

6. 毛根和毛囊下端形成膨大的_____，是毛和毛囊的_____，此处的上皮细胞较幼稚，称为_____细胞。

7. 黑素细胞具有合成_____的功能；朗格汉斯细胞的功能与_____有关；梅克尔细胞可能是一种_____。

8. 人种间的黑素细胞的_____无明显差别，肤色的颜色主要取决于黑素颗粒的_____、_____、_____及_____

9. 皮脂腺是一种_____腺，位于_____和_____之间；由_____和_____组成。皮脂腺分泌的方式为_____，皮质具有_____作用。

10. 汗腺为_____，根据分泌方式、分泌物的性质及其所在部位可分为_____和_____两种。

二、选择题

【A 型题】

1. 表皮的干细胞位于
   A. 基底层
   B. 棘层
   C. 颗粒层
   D. 基底层和棘层
   E. 基底层和乳头层

2. 构成表皮的主要细胞是
   A. 角蛋白形成细胞
   B. 非角蛋白形成细胞
   C. 黑素细胞
   D. 郎格汉斯细胞
   E. 梅克尔细胞

3. 白化病的主要病因是
   A. 酪氨酸缺乏
   B. 黑素体极少
   C. 黑素颗粒少
   D. 酪氨酸酶缺乏
   E. 黑色素吸收过多

4. 下列哪项**不属于**皮肤的结构
   A. 表皮
   B. 真皮乳头层
   C. 真皮网状层
   D. 附属结构

E. 皮下组织

5. 厚表皮从表面向基底部依次为
   A. 透明层、角质层、颗粒层、棘层、基底层
   B. 角质层、透明层、颗粒层、棘层、基底层
   C. 角质层、透明层、棘层、颗粒层、基底层
   D. 基底层、棘层、颗粒层、透明层、角质层
   E. 棘层、颗粒层、透明层、角质层、基底层

6. 表皮中具有强嗜碱性的是哪一层
   A. 角质层
   B. 颗粒层
   C. 透明层
   D. 棘层
   E. 基底层

7. 含有透明角质颗粒的是
   A. 角质层
   B. 颗粒层
   C. 透明层
   D. 棘层

E. 基底层

8. 组成表皮的两类细胞是
   A. 郎格汉斯细胞和黑素细胞
   B. 角质形成细胞和黑素细胞
   C. 角质形成细胞和非角质形成细胞
   D. 郎格汉斯细胞和非角质形成细胞
   E. 角质形成细胞和梅克尔细胞

9. 以下关于基底层细胞的描述中，哪一项错误
   A. 细胞质强嗜碱性
   B. 基底面与基膜之间有桥粒连接
   C. 细胞质内有丰富的游离核糖体
   D. 细胞质内有张力丝
   E. 具有很强的增殖和分化能力

10. 以下关于透明层细胞的描述中，哪一项错误
    A. 位于颗粒层的上方
    B. 细胞均质透明状
    C. 细胞界限清晰可见
    D. 细胞核和细胞器退化消失
    E. 仅在厚表皮中可见

11. 以下关于棘层细胞的描述中，哪一项错误
    A. 细胞表面有许多短小的棘状突起
    B. 细胞质嗜碱性，有大量游离核糖体
    C. 细胞质内含有卵圆形的板层颗粒，内含糖脂和固醇
    D. 位于透明层的上方
    E. 细胞质内有很多角蛋白丝

12. 以下关于颗粒层细胞的描述中，哪一项错误
    A. 含有许多透明角质颗粒
    B. 透明角质颗粒无膜包裹
    C. 透明角质颗粒的内容物释放到细胞间隙中
    D. 含有很多板层颗粒
    E. 细胞核和细胞器已退化

13. 以下关于角质层细胞的描述中，哪一项错误
    A. 位于表皮的最表层
    B. 细胞核扁圆形
    C. 细胞质内充满角蛋白丝和均质状物质，其他细胞器消失

D. 表层细胞连接松散，逐渐脱落形成皮屑
E. 细胞完全角化，轮廓不清

14. 皮肤内的感受器不包括
    A. 肌梭
    B. 触觉小体
    C. 游离神经末梢
    D. 环层小体
    E. 梅克尔细胞

15. 毛的生长点是
    A. 上皮性鞘
    B. 毛球
    C. 毛乳头
    D. 毛根
    E. 黑素细胞

16. 关于立毛肌的描述中，哪一项错误
    A. 位于毛与皮肤表面呈钝角的一侧
    B. 连于毛囊和真皮乳头层
    C. 是一束骨骼肌
    D. 是一束平滑肌
    E. 收缩时使毛直立

17. 以下哪一种不是皮肤的衍生物
    A. 毛发
    B. 汗腺
    C. 皮脂腺
    D. 皮下组织
    E. 指甲

18. 表皮基底细胞与基膜之间的连接结构是
    A. 桥粒
    B. 半桥粒
    C. 紧密连接
    D. 中间连接
    E. 缝隙连接

19. 关于汗腺的描述，哪一项错误
    A. 是弯曲的管状腺
    B. 腺细胞与基膜之间有肌上皮细胞
    C. 导管开口于皮肤表面
    D. 导管由内皮构成
    E. 分泌部位于真皮的网织层和皮下组织

20. 以下描述错误的是
    A. 朗格汉斯细胞位于表皮棘层浅部
    B. 朗格汉斯细胞可能是一种感觉细胞

C. 梅克尔细胞可能是一种感觉细胞

D. 黑素细胞不与角质形成细胞形成桥粒

E. 黑色素对表皮起保护作用

【B 型题】

(21～25 题共用备选答案)

A. 含板层颗粒

B. 含透明角质颗粒

C. 含丰富的游离核糖体

D. 充满角质

E. 均质透明状

21. 基底细胞

22. 棘细胞

23. 颗粒层细胞

24. 透明层细胞

25. 角质细胞

(26～30 题共用备选答案)

A. 梅克尔细胞

B. 黑素细胞

C. 郎格汉斯细胞

D. 基底细胞

E. 角质细胞

26. 能吸收紫外线的是

27. 有抗原呈递作用的是

28. 含酪氨酸酶的是

29. 功能不清楚的是

30. 保护表皮深层细胞的是

(31～35 题共用备选答案)

A. 毛球

B. 毛乳头

C. 立毛肌

D. 皮脂腺

E. 毛根

31. 位于毛根部的膨大部分的是

32. 富含血管和神经的是

33. 收缩使毛直立的是

34. 位于立毛肌与毛根之间的是

35. 毛的生长点

(36～40 题共用备选答案)

A. 皮脂腺

B. 外泌汗腺

C. 毛干

D. 毛球

E. 毛乳头

36. 毛母质细胞存在于

37. 润滑皮肤的是

38. 开口于毛囊上端的是

39. 开口于皮肤表面的是

40. 富含血管和神经的是

【X 型题】

41. 皮肤的功能包括

A. 保护

B. 排泄代谢废物

C. 感受外界刺激

D. 调节体温

E. 防止体液丢失

42. 表皮棘细胞

A. 排列为多层

B. 有分裂增生能力

C. 含板层颗粒

D. 含透明角质颗粒

E. 表面有许多棘状突起

43. 表皮角质细胞

A. 浅层的角质细胞间桥粒消失

B. 细胞膜增厚

C. 细胞间隙充满脂质膜状物

D. 细胞质含大量角蛋白丝

E. 无细胞核

44. 毛的结构

A. 毛球由毛母质细胞和黑素细胞组成

B. 毛乳头是毛的生长点

C. 毛囊包括上皮性鞘和结缔组织性鞘

D. 毛乳头内血管丰富

E. 立毛肌受交感神经支配

45. 汗腺

A. 为分支管状腺

B. 分分泌部和导管部

C. 有肌上皮细胞

D. 开口于毛囊上部

E. 腺细胞的细胞质中有脂滴

46. 郎格汉斯细胞

A. 有抗原呈递作用

B. 功能不清

C. 参与免疫反应

D. 含有伯贝克颗粒

E. 分布于棘层

47. 皮肤的颜色决定于

A. 黑素颗粒的存在与分布

B. 黑素细胞的存在与多少

C. 真皮中毛细血管的分布

D. 透明角质颗粒的存在与多少

E. 表皮中毛细血管的分布

48. 角蛋白的组成包括

A. 核糖体

B. 板层颗粒

C. 透明角质颗粒

D. 张力丝

E. 肌动蛋白丝

49. 表皮内有突起的细胞包括

A. 棘细胞

B. 黑素细胞

C. 颗粒层细胞

D. 梅克尔细胞

E. 朗格汉斯细胞

50. 角质形成细胞包括

A. 颗粒细胞

B. 棘细胞

C. 基底细胞

D. 毛母质细胞

E. 朗格汉斯细胞

三、名词解释

1. 角质形成细胞（定义、分类）

2. 基底细胞（位置、结构及功能特点）

3. 郎格汉斯细胞（结构及功能特点）

4. 黑素细胞（结构及功能特点）

5. 毛母质细胞（位置、结构及功能特点）

6. 立毛肌（位置、结构及功能特点）

四、问答题

1. 叙述角蛋白形成细胞从表皮深层至浅层的结构变化及角化过程。

2. 简述毛的结构。

3. 简述外泌汗腺和顶泌汗腺的区别。

选择题参考答案

A 型题：

1. A 2. A 3. D 4. E 5. B 6. B 7. B 8. C 9. B 10. C
11. D 12. C 13. B 14. A 15. B 16. C 17. D 18. B 19. D 20. B

B 型题：

21. C 22. A 23. B 24. E 25. D 26. B 27. C 28. B 29. A 30. B
31. A 32. B 33. C 34. D 35. A 36. D 37. A 38. A 39. B 40. E

X 型题：

41. ABCDE 42. ACE 43. ABCDE 44. ACDE 45. BC 46. ACDE
47. AB 48. CD 49. ABDE 50. ABC

（邵素霞）

第13章 内分泌系统

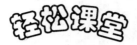

内分泌系统的组成及功能：

- 组成：
  - 内分泌腺：甲状腺、甲状旁腺、肾上腺、垂体等。
  - 分布于其他器官的内分泌细胞。
- 功能：
  - 维持内环境稳定。
  - 调节机体的生长发育和物质代谢。
  - 控制生殖。
- 内分泌腺的结构特点：
  - 腺细胞排列成索状、团状、滤泡状。
  - 无排送分泌物的导管。
  - 毛细血管丰富。
  - 其分泌物称为激素。
- 根据分泌激素的化学性质，内分泌细胞分为两类：

组成	电镜结构特点
氮类激素分泌细胞	细胞质内含丰富的粗面内质网、发达的高尔基复合体、有膜包被的分泌颗粒
类固醇激素分泌细胞	细胞质内含丰富的滑面内质网、管状嵴线粒体、大量的脂滴

一、甲状腺

（一）甲状腺的结构

1. 一般结构
- 甲状腺（thyroid gland）位于气管两侧，蝴蝶形，分为左右两叶，中间以峡部相连。
- 成人甲状腺平均重量为 20～40g。
2. 组织结构（图 13-1）
- 实质性器官，表面被覆结缔组织被膜，实质内含大量大小不等的甲状腺滤泡。

甲状腺滤泡（图 13-2）：由滤泡上皮细胞和滤泡旁细胞构成滤泡壁，内为滤泡腔，腔内充满胶质。
  - 滤泡上皮细胞形态结构：

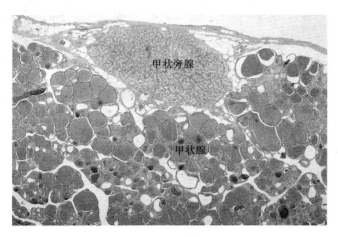

图 13-1　狗甲状腺及甲状旁腺低倍光镜像

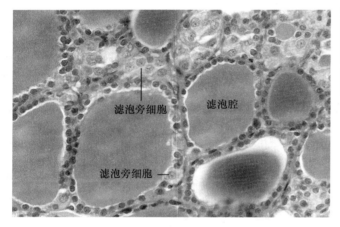

图 13-2　狗甲状腺高倍光镜像

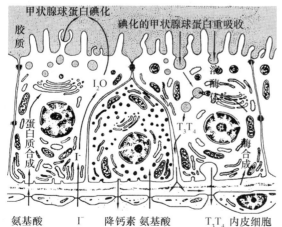

图 13-3　甲状腺滤泡上皮细胞和滤泡旁细胞电镜结构模式图及甲状腺激素和降钙素合成与分泌示意图

光镜下	
细胞体	立方形、细胞形态随功能而变化
细胞核	圆形、居中
细胞质	较多、较均匀、弱嗜碱性
电镜下（图 13-3）	
细胞膜	游离面有许多微绒毛
细胞质	丰富的粗面内质网 发达的高尔基复合体 大量的分泌颗粒

➢ 滤泡旁细胞：

位置	位于滤泡上皮细胞之间或滤泡间
形态 结构	细胞较大，染色淡，银染可见细胞质内含有黑色嗜银颗粒
功能	分泌降钙素，使血钙浓度降低

（二）甲状腺的功能

1. 甲状腺素的合成　滤泡上皮细胞合成和分泌甲状腺素，甲状腺素的形成经过合成、贮存、碘化、吸收、分解、释放等过程（图 13-3）。

合成	滤泡上皮细胞从血中摄取氨基酸，在粗面内质网合成甲状腺球蛋白前体，并在高尔基复合体内加糖并浓缩形成分泌颗粒
贮存	形成的分泌颗粒以胞吐方式排到滤泡腔内贮存
碘化	滤泡上皮细胞从血中摄取 I⁻，经过氧化物酶的作用而活化，再进入滤泡腔与甲状腺球蛋白结合，形成碘化甲状腺球蛋白
吸收	滤泡上皮细胞在腺垂体分泌促甲状腺激素的作用下，胞吞滤泡腔内的碘化甲状腺球蛋白，形成胶质小泡
分解	胶质小泡与溶酶体融合，小泡内的甲状腺球蛋白被水解酶分解形成大量的四碘甲状腺原氨酸（T_4）和少量三碘甲状腺原氨酸（T_3）
释放	T_3 和 T_4 于上皮细胞基部释放入血

2. 甲状腺素的功能

(1) 促进机体新陈代谢、提高神经系统兴奋性

甲状腺功能亢进　　　　　突眼（图 13-4）、消瘦、多汗、易怒（图 13-5）

甲状腺功能低下　　　　　黏液性水肿、表情淡漠

(2) 促进生长发育，尤其是婴幼儿骨骼和神经系统的发育

儿童甲状腺功能低下　　　导致呆小症（图 13-6）

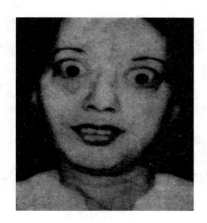
图 13-4　甲亢突眼患者

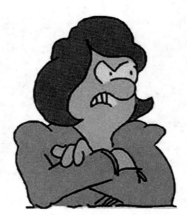
图 13-5　甲亢患者易怒

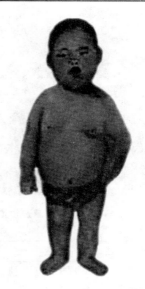
图 13-6　甲低呆小症儿童

二、甲状旁腺

● 甲状旁腺（parathyroid）呈扁椭圆形，上下两对，位于甲状腺左右叶的背面。
● 其内腺细胞分为主细胞（chief cell）和嗜酸性细胞（oxyphil cell）两种。

组　　成	形态结构	功　　能
主细胞	数量多、多边形；细胞核圆形居中；细胞质着色浅	分泌甲状旁腺激素，使血钙降低
嗜酸性细胞	数量少、较主细胞大；细胞核小、染色深；细胞质强嗜酸性	不详

三、肾上腺

● 由被膜和实质构成。
● 实质：由周边的皮质和中央的髓质两部分组成。

（一）皮质

占肾上腺体积的 80%。
根据皮质细胞的形态和排列特征，可将皮质分为球状带、束状带和网状带（图 13-7）。

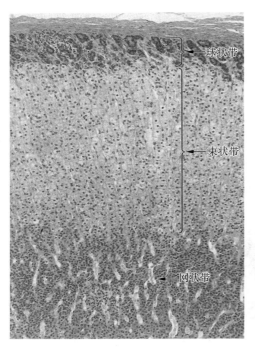

图 13-7 猴肾上腺皮质高倍光镜像

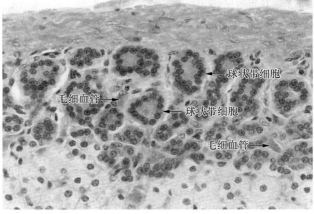

图 13-8 猴肾上腺皮质球状带高倍光镜像

组　　成	位　　置	细胞形态特点	分泌物及其功能
球状带	被膜下方	较薄，细胞体积较小，呈锥形聚集成球团形（图 13-8） 细胞核小、染色深 细胞质较少，含少量脂滴	醛固酮激素 保 Na⁺ 排 K⁺
束状带	中层	较厚，细胞较大，呈多边形，排列成条、索状（图 13-9） 细胞核圆形、较大、染色浅 细胞质呈泡沫状、染色浅	糖皮质激素 使蛋白质和脂肪分解成糖，抑制免疫应答及抗炎症
网状带	内层	细胞体积小，细胞索相互吻合成网（图 13-10） 细胞核小，着色深 细胞质呈嗜酸性，内含较多脂褐素和少量脂滴	雄激素、少量雌激素和糖皮质激素

（二）髓质

● 由中央静脉、大量成团成索排列的髓质细胞和少量交感神经节细胞组成。

● 髓质细胞又称为嗜铬细胞（chromaffin cell）。

嗜铬细胞的形态结构：

光镜下
细胞呈多边形，经铬盐固定后，细胞质内可见黄褐色嗜铬颗粒
电镜下
细胞内含有许多电子密度高的分泌颗粒

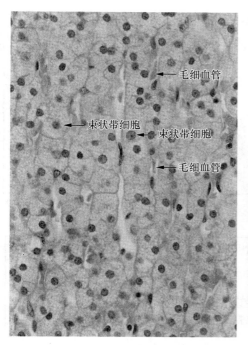

图 13-9　猴肾上腺皮质束状带高倍光镜像

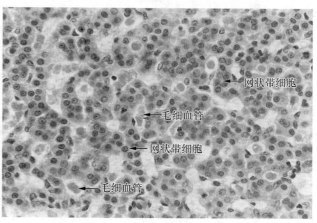

图 13-10　猴肾上腺皮质网状带高倍光镜像

四、脑垂体

位于颅骨垂体蝶鞍垂体窝内，为一椭圆形小体，重约 0.5g。

垂体的组成和分部（图 13-11）：

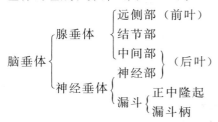

（一）腺垂体

1. 远侧部

● 腺细胞排列成团索状或滤泡状。

● 腺细胞间有少量毛细血管和结缔组织。

● 根据腺细胞的着色特点，可将其分为嗜酸性细胞、嗜碱性细胞和嫌色细胞（图13-12）。

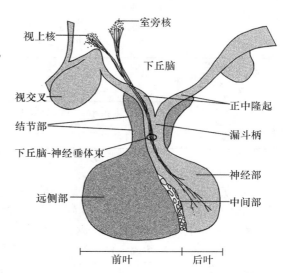

图 13-11　人下丘脑及垂体矢状面结构模式图

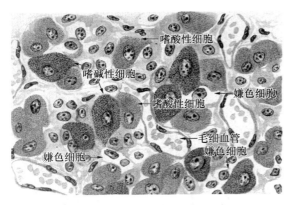

图 13-12 人垂体远侧部高倍光镜模式图

（1）嗜酸性细胞（oxyphil cell）：

形态特点	数量多，呈圆形或椭圆形，细胞质强嗜酸性	
分类	生长激素细胞	分泌生长激素 促进肌肉、内脏的生长及多种代谢 ➤ 幼儿分泌不足——侏儒症 ➤ 幼儿分泌过多——巨人症 ➤ 成人分泌过多——肢端肥大症
	催乳激素细胞	分泌催乳激素 促进乳腺发育和乳汁分泌

（2）嗜碱性细胞（basophil cell）：

形态特点	数量较嗜酸性细胞少，呈圆形或多边形，细胞质强嗜碱性。		
分类	促甲状腺激素细胞	分泌促甲状腺激素	
		促进甲状腺素的形成和释放	
	促肾上腺皮质激素细胞	分泌促肾上腺皮质激素	
		促进肾上腺皮质束状带细胞分泌糖皮质激素	
	促性腺激素细胞	分泌卵泡刺激素和黄体生成素	
		卵泡刺激素	女性：促进卵泡发育 男性：促进精子产生
		黄体生成素	女性：促进排卵和黄体形成 男性：刺激睾丸间质细胞分泌雄激素

（3）嫌色细胞：

光镜下	数量多、体积小、细胞界限不清，细胞质少、着色浅
电镜下	细胞质内含少量分泌颗粒

2．中间部

● 为一纵形、狭窄区域，占垂体体积的 2%。

● 主要由大小不等的滤泡构成。

● 滤泡内含嗜酸性或嗜碱性胶质。

3．结节部

● 包围着神经垂体的漏斗。

● 腺细胞成条索状纵向排列于毛细血管之间。

● 腺细胞较小，主要是嫌色细胞。

4．垂体门脉系统（图 13-13）

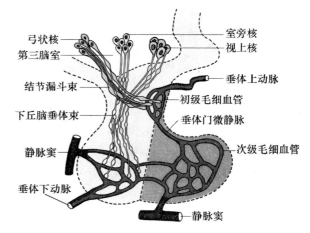

图 13-13 下丘脑与垂体的关系及垂体血管分布模式图

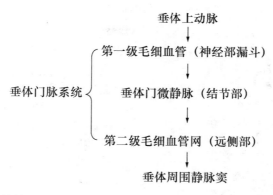

垂体上动脉

第一级毛细血管（神经部漏斗）

垂体门脉系统 ── 垂体门微静脉（结节部）

第二级毛细血管网（远侧部）

垂体周围静脉窦

5. 下丘脑与腺垂体的关系（图 13-13）

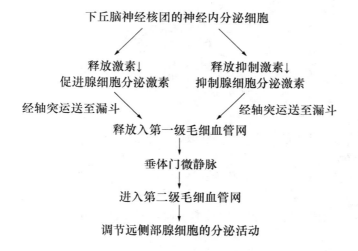

下丘脑神经核团的神经内分泌细胞

释放激素↓
促进腺细胞分泌激素

释放抑制激素↓
抑制腺细胞分泌激素

经轴突运送至漏斗　　　　　　　经轴突运送至漏斗

释放入第一级毛细血管网

垂体门微静脉

进入第二级毛细血管网

调节远侧部腺细胞的分泌活动

（二）神经垂体

1. 组成　由无髓神经纤维、有孔毛细血管和神经胶质细胞（垂体细胞）组成。

垂体细胞（pituicyte）的结构特点和功能：

● 细胞质内含有较多的脂滴和脂褐素。

● 具有支持、营养神经纤维的功能。

2. 下丘脑与神经垂体的关系　下丘脑视上核、室旁核内有大型的神经内分泌细胞。

● 其分泌颗粒沿轴突运输到神经部，聚集成团形成赫林体（Herring body），光镜下为大小不等的嗜酸性团块。

● 其轴突经漏斗进入神经部，是神经部无髓神经纤维的来源。

● 这些细胞分泌的激素及功能：

➢ 抗利尿激素（加压素）：使尿液浓缩。

➢ 催产素：促进子宫平滑肌收缩。

轻松记忆

【内分泌系统的组成及功能】

机体的生命活动，内分泌系在作用。
除了几个大器官，还有散的员工。
重体分泌促抑素，针对下级来调控。
甲状腺泌两激素，甲状腺素降钙素。
甲状旁腺主细胞，血钙升高靠旁素。
肾上腺皮质三带，各带功能不相同。

球状带泌醛固酮，调水盐靠生命素。
束状带糖皮质素，蛋脂分解糖形成。
抑制免疫也重要，抗炎消炎做软膏。
网状带产性激素，雄多雌少不分性。
垂体虽小功效大，腺与神经分两部。
促生促甲又催乳，促肾促性多功能。
门脉系统来供血，发挥丘脑的作用。

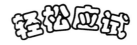

一、填空题

1. 内分泌系统是由独立的 _____ 和散在分布在其他器官内的 _____ 组成，该系统的腺细胞的分泌物称为 _____ 。

2. 激素作用的特定器官或细胞，称为该激素的 _____ 或 _____ 。激素直接作用于邻近的细胞称为 _____ 。

3. 根据内分泌细胞分泌激素化学性质的不同，内分泌细胞分两类：即 _____ 细胞和 _____ 细胞。

4. 分泌含氮类激素细胞电镜结构特点是 _____ ， _____ ， _____ 。

5. 分泌类固醇激素细胞电镜结构特点是 _____ ， _____ ， _____ 。

6. 甲状腺滤泡主要由单层 _____ 细胞围成，中间是 _____ ，其内充满胶质，主要成分为 _____ 。

7. 甲状腺激素是由 _____ 分泌，其分泌不足，在幼儿可导致 _____ 。

8. 滤泡旁细胞又称为 _____ 细胞，位于 _____ 之间或 _____ 之间，分泌的激素为 _____ ，该激素可促进 _____ 活动，使血钙 _____ 。

9. 甲状旁腺主细胞分泌 _____ ，可促进 _____ 细胞活动，使骨盐 _____ ，并促进肠及肾小管吸收钙，使血钙 _____ 。

10. 血钙浓度受 _____ 和 _____ 两种激素调节，前者由 _____ 分泌，后者由 _____ 分泌。

11. 肾上腺皮质由外向内依次为 _____ 、 _____ 、 _____ 3条带，其分泌的激素分别为 _____ 、 _____ 、 _____ 。

12. 肾上腺髓质细胞可分泌 _____ 和 _____ 。

13. 垂体由 _____ 和 _____ 两部分组成，前者又可分为三部分，即 _____ 、 _____ 、 _____ ，后者又可分为 _____ 和 _____ 部。

14. 根据 HE 染色的着色差异，腺垂体远侧部的细胞分为 _____ 细胞和 _____ 细胞。

15. 腺垂体远侧部嗜酸性细胞分泌_____和_____两种激素，嗜碱性细胞主要分泌_____、_____、_____激素。

16. 垂体门脉系统由_____、_____、_____组成。

17. 神经垂体与_____直接相连，神经部主要含有_____、_____、_____3 种结构。

18. 在 HE 染色切片上，神经垂体内可见均质状嗜酸性团块，称为_____，是下丘脑神经核团分泌的激素贮存形式。

19. 下丘脑神经内分泌细胞分泌的激素，通过_____系统调节腺垂体细胞的分泌活动，而神经垂体通过_____，使其与下丘脑形成结构和功能的统一体。

20. 侏儒症是因儿童时期_____激素分泌不足引起，此激素是由_____垂体_____细胞分泌的。

二、选择题

【A 型题】

1. 有关内分泌腺的特点，哪一项描述**错误**
   A. 腺细胞排列成团成索或围成滤泡
   B. 有的滤泡与导管相连
   C. 腺细胞的分泌物称激素
   D. 激素作用于靶器官或靶细胞
   E. 腺细胞间有丰富的毛细血管

2. 有关分泌含氮激素细胞的描述，哪一项**错误**
   A. 细胞质内有丰富的粗面内质网
   B. 细胞质内有发达的高尔基复合体
   C. 较多的脂滴
   D. 游离核糖体多
   E. 膜包被的分泌颗粒

3. 有关含类固醇激素细胞的描述，哪一项**错误**
   A. 细胞质内富含丰富的滑面内质网
   B. 有管状嵴的线粒体
   C. 分泌颗粒有膜包被
   D. 有丰富的脂滴
   E. HE 切片显示细胞质呈泡沫状

4. 关于甲状腺滤泡的描述，哪一项**错误**
   A. 大小不一
   B. 上皮为单层立方上皮
   C. 上皮内可有滤泡旁细胞
   D. 上皮细胞质中粗面内质网发达
   E. 滤泡腔内物质为甲状腺激素

5. 甲状腺滤泡腔内的胶质主要成分是
   A. 三碘甲腺原氨酸
   B. 四碘甲腺原氨酸
   C. 甲状腺激素
   D. 碘化的甲状腺球蛋白
   E. 甲状腺球蛋白

6. 关于甲状腺激素形成过程的描述，哪一项**错误**
   A. 滤泡上皮自血液中摄取酪氨酸
   B. 在粗面内质网和高尔基复合体内合成加工
   C. 分泌颗粒以胞吐方式排入滤泡腔内
   D. 活化的碘在滤泡腔与甲状腺球蛋白结合
   E. 碘化的甲状腺球蛋白即甲状腺激素

7. 分泌降钙素的细胞是
   A. 甲状腺滤泡上皮细胞
   B. 甲状腺滤泡旁细胞
   C. 甲状旁腺嗜酸性细胞
   D. 甲状旁腺主细胞
   E. 甲状腺血管内皮细胞

8. 有关甲状旁腺的描述，哪一项正确
   A. 含滤泡旁细胞，分泌甲状旁腺素
   B. 含主细胞，分泌甲状旁腺素
   C. 含嗜酸性细胞，分泌甲状旁腺素
   D. 含滤泡旁细胞，分泌降钙素
   E. 含主细胞，分泌降钙素

9. 有关肾上腺皮质的描述，哪一项**错误**
   A. 分为球状带、束状带、网状带
   B. 球状带分泌盐皮质激素
   C. 束状带分泌糖皮质激素
   D. 网状带分泌性激素

E. 细胞属于分泌含氮激素细胞

10. 有关肾上腺髓质的描述，哪一项错误
    A. 与皮质网状带交界处参差不齐
    B. 主要由髓质细胞构成
    C. 髓质细胞内含有嗜银颗粒
    D. 髓质细胞分泌肾上腺素和去甲肾上腺素
    E. 髓质内有少量交感神经节细胞

11. 呆小症是因为
    A. 甲状腺激素分泌不足所造成
    B. 甲状旁腺激分泌不足所造成
    C. 性激素分泌不足所造成
    D. 生长激素分泌不足所造成
    E. 降钙素分泌不足所造成

12. 侏儒症是由于
    A. 儿童时期甲状腺激素分泌不足
    B. 儿童时期生长激素分泌不足
    C. 青年时期生长激素分泌不足
    D. 儿童时期促性腺激素分泌不足
    E. 青年时期甲状腺激素分泌不足

13. 有关腺垂体的描述，哪一项错误
    A. 分为远侧部、中间部和结节部
    B. 远侧部占垂体大部分
    C. 由嗜色细胞和嫌色细胞组成
    D. 嗜酸性细胞少，嗜碱性细胞多
    E. 远侧部细胞分泌激素的种类多

14. 关于神经垂体神经部的描述，哪一项错误
    A. 有丰富的无髓神经纤维
    B. 赫林体嗜酸性，散在分布，大小不一
    C. 有大量的垂体细胞
    D. 毛细血管多为连续性
    E. 是下丘脑的一部分

15. 有关腺垂体嗜碱性细胞，哪一项错误
    A. 细胞质中含有嗜碱性颗粒
    B. 分泌促甲状腺激素
    C. 分泌促肾上腺髓质激素

D. 分泌卵泡刺激素
E. 分泌间质细胞刺激素

16. 腺垂体嗜酸性细胞可分泌
    A. 催乳素细胞、促肾上腺皮质激素细胞和促甲状腺激素细胞
    B. 生长激素细胞、催乳激素细胞和抗利尿激素细胞
    C. 促肾上腺皮质激素细胞、促甲状腺激素细胞和促性腺激素细胞
    D. 生长激素细胞、催乳激素细胞
    E. 催乳激素细胞、促甲状腺激素细胞和促性腺激素细胞

17. 下列哪一项不是神经垂体的结构
    A. 丰富的毛细血管
    B. 大量的神经内分泌细胞
    C. 赫林体
    D. 大量的无髓神经纤维
    E. 垂体细胞

18. 关于垂体门脉系统的描述，哪一项错误
    A. 由垂体上动脉发出
    B. 是连接下丘脑与神经垂体的一条通路
    C. 一级毛细血管网位于漏斗柄
    D. 二级毛细血管网位于远侧部
    E. 是下丘脑调节腺垂体分泌活动的通路

19. 以下哪一项不是腺垂体的分泌物
    A. STH
    B. TSH
    C. ACTH
    D. FSH
    E. ADH

20. 抗利尿激素由下列哪一种细胞合成
    A. 肾上腺球状带细胞
    B. 下丘脑视上核的神经内分泌细胞
    C. 神经垂体的垂体细胞
    D. 肾球旁细胞
    E. 腺垂体嗜酸性细胞

【B 型题】

(21~25 题共用备选答案)
    A. 甲状腺激素
    B. 降钙素
    C. 甲状旁腺素

D. 促甲状腺激素
E. 促甲状腺激素释放激素

21. 甲状腺滤泡旁细胞分泌
22. 甲状旁腺主细胞分泌

23. 甲状腺滤泡上皮细胞分泌
24. 弓状核神经内分泌细胞分泌
25. 腺垂体嗜碱性细胞分泌

（26～30 题共用备选答案）

 A. 生长激素

 B. 性激素

 C. 促肾上腺皮质激素

 D. 糖皮质激素

 E. 盐皮质激素

26. 腺垂体嗜酸性细胞分泌
27. 腺垂体嗜碱性细胞分泌
28. 肾上腺球状带细胞分泌
29. 肾上腺束状带细胞分泌
30. 肾上腺网状带细胞分泌

（31～35 题共用备选答案）

 A. 嗜铬细胞

 B. 腺垂体嗜碱性细胞

 C. 滤泡旁细胞

 D. 滤泡上皮细胞

 E. 腺垂体嗜酸性细胞

31. 分泌的激素促进成骨细胞活动
32. 分泌的激素促进婴幼儿骨骼和中枢神经系统的生长发育
33. 分泌肾上腺素和去甲肾上腺素
34. 分泌的激素促进卵泡的发育
35. 分泌的激素促进乳腺的发育

（36～40 题共用备选答案）

 A. 垂体

 B. 松果体

 C. 甲状腺

 D. 肾上腺

 E. 下丘脑

36. 分泌褪黑激素
37. 分泌降钙素
38. 分泌醛固酮
39. 分泌催乳素
40. 分泌催产素

【X 型题】

41. 分泌类固醇激素细胞的结构特点是

 A. 细胞质内富含脂滴

 B. 细胞质内含丰富的粗面内质网

 C. 细胞质内含膜包裹的分泌颗粒

 D. 细胞质内含管状嵴的线粒体

 E. 细胞质内滑面内质网丰富

42. 甲状腺滤泡上皮

 A. 功能活跃时，呈高柱状

 B. 分泌活动受促甲状腺激素的调控

 C. 基膜外结缔组织内有丰富的有孔毛细血管

 D. 具有分泌含氮类激素细胞的结构特点

 E. 功能低下时，幼儿可致侏儒症

43. 甲状旁腺

 A. 细胞排列成团成索

 B. 主细胞数量多，呈多边形

 C. 嗜酸性细胞随年龄而增多

 D. 嗜酸性细胞分泌甲状旁腺素

 E. 电镜下，嗜酸性细胞的颗粒为线粒体

44. 肾上腺皮质分泌

 A. 醛固酮

 B. 皮质醇

 C. 雄激素

 D. 去甲肾上腺素

 E. 肾上腺素

45. 肾上腺髓质细胞

 A. 细胞较大，呈多边形

 B. 含大量的脂滴

 C. 含嗜铬颗粒

 D. 含膜被颗粒

 E. 含黏原颗粒

46. 垂体远侧部细胞分泌

 A. 生长激素

 B. 生长抑素

 C. 催乳素

 D. 催产素

 E. 促脂素

47. 垂体前叶嗜碱性细胞分泌

 A. 促肾上腺皮质激素

 B. 促性腺激素

 C. 促脂素

 D. 促甲状腺激素

E. 褪黑激素

48. 垂体神经部

A. 可见垂体细胞

B. 含大量有髓神经纤维

C. 合成抗利尿激素和催产素

D. 可见赫林体

E. 储存视上核和室旁核神经内分泌细胞分泌的激素

三、名词解释

1. 含氮激素细胞（电镜下细胞质特点、来源）
2. 类固醇激素细胞（电镜下细胞质特点、来源）
3. 滤泡旁细胞（别称、染色特点、功能）
4. 靶器官
5. 垂体门脉系统（形成）
6. 赫林体（形成、结构特点）
7. 呆小症
8. 旁分泌

四、问答题

1. 试述甲状腺滤泡上皮细胞的结构（光镜、电镜）和功能。
2. 试述肾上腺皮质的结构（光镜、电镜）及分泌的激素。
3. 试述腺垂体远侧部嗜色细胞光镜下的结构及功能。
4. 试述神经垂体的组成及其与下丘脑的关系。
5. 试述垂体门脉系统的组成及其功能意义。

选择题参考答案

A 型题：

1. B 2. C 3. C 4. E 5. D 6. E 7. B 8. B 9. E 10. C
11. A 12. B 13. D 14. D 15. C 16. D 17. B 18. B 19. E 20. B

B 型题：

21. B 22. C 23. A 24. E 25. D 26. A 27. C 28. E 29. D 30. B
31. C 32. D 33. A 34. B 35. E 36. B 37. C 38. D 39. A 40. E

X 型题：

41. ADE 42. ABCD 43. ABCE 44. ABC 45. ACD 46. ACE
47. ABCD 48. ADE

（祁丽花）

第 14 章 消化管

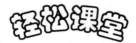

消化系统的组成及功能：

- 组成：
  - ➤ 消化管：口腔、咽、食管、胃、小肠、大肠和肛门。
  - ➤ 消化腺：小消化腺、大消化腺。
- 功能：消化食物、吸收营养、排出粪便。

一、消化管壁的一般结构

消化管壁（除口腔、咽外）自内向外分为黏膜、黏膜下层、肌层与外膜 4 层（图 14-1）。

（一）黏膜

消化管最内层，分为：

1. 上皮
   - ➤ 上端（口腔、食管、肛门）：复层扁平上皮→保护。
   - ➤ 其余（胃、小肠、大肠大部分）：单层柱状上皮→消化吸收。

2. 固有层

为结缔组织，内含小消化腺、免疫细胞、淋巴组织等。

3. 黏膜肌层

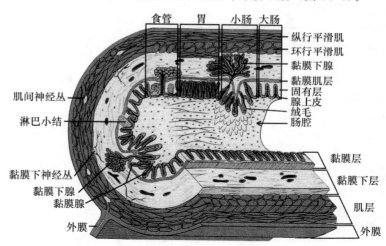

图 14-1　消化管壁一般结构模式图

薄层平滑肌，一般分为内环、外纵两层，收缩可使黏膜活动，促进腺体分泌和血液运行，利于物质的吸收和转运。

（二）黏膜下层

连接黏膜与肌层，由疏松结缔组织构成，含丰富的血管和淋巴管，可见黏膜下神经丛，食管和十二指肠的黏膜下层分别含有食管腺和十二指肠腺。

（三）肌层

- 除口腔、咽和部分食管为骨骼肌外，其余均为平滑肌。
- 一般分为内环、外纵两层。胃的肌层尤厚，分为内斜、中环、外纵 3 层。
- 可见肌间神经丛，调节肌层舒缩。

(四) 外膜

- 纤维膜：消化管的上段（咽和食管）和下段（直肠），由结缔组织构成。
- 浆膜：消化管的中段（胃、肠的大部分），由结缔组织和间皮构成。

二、食管

食管腔面有纵行皱襞，食物通过时皱襞消失（图 14-2）。

黏膜	上皮	复层扁平上皮
	固有层	细密结缔组织
	黏膜肌层	一层纵行平滑肌
黏膜下层		结缔组织，内含黏液性食管腺
肌层		上 1/3 段为骨骼肌，下 1/3 段为平滑肌，中 1/3 段则兼具两者
外膜		为纤维膜

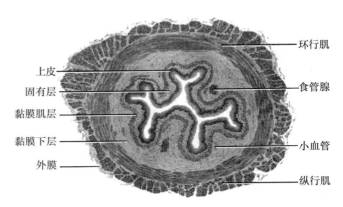

图 14-2 人食管横切面光镜结构模式图

三、胃

食物入胃后，与胃液混合为食糜，初步消化蛋白质，吸收部分水、无机盐和醇类。

黏膜	上皮	单层柱状上皮
	固有层	结缔组织，内有胃腺（胃底腺、贲门腺和幽门腺）
	黏膜肌层	内环、外纵两薄层平滑肌。
黏膜下层		结缔组织
肌层		内斜行、中环行和外纵行 3 层平滑肌
外膜		为浆膜

(一) 黏膜

- 胃空虚时腔面可见许多纵行皱襞，充盈时皱襞几乎消失。
- 黏膜表面有许多浅沟，将黏膜分成许多直径 2～6mm 的胃小区。
- 黏膜表面还遍布约 350 万个不规则形的小孔，称为胃小凹（gastric pit）。
- 每个胃小凹底部与 3～5 条腺体通连（图 14-3）。

1. 上皮 为单层柱状上皮，主要由表面黏液细胞（surface mucous cell）组成。

光镜下		电镜下	
细胞体	柱状	细胞质	细胞质内充满黏原颗粒
细胞核	椭圆形，位于基部	细胞间	具有紧密连接
细胞质	着色浅淡		

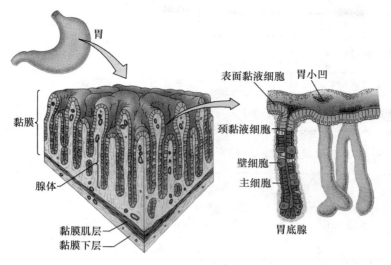

图 14-3　胃立体结构和胃腺细胞结构模式图

2. 固有层　内有紧密排列的大量管状腺，根据所在部位和结构的不同，分为胃底腺、贲门腺和幽门腺。

部位	贲门部	幽门部	胃体、胃底部
名称	贲门腺	幽门腺	胃底腺
组成细胞	黏液性腺细胞 少量壁细胞	黏液性腺细胞 较多内分泌细胞	5 种细胞

胃底腺（fundic gland）：由主细胞、壁细胞、颈黏液细胞、干细胞和内分泌细胞组成。

● 主细胞（chief cell）：又称为胃酶细胞（zymogenic cell），数量最多，主要分布于胃底腺的下半部（图 14-3、14-4）。

光镜下	
细胞体	体积小，柱状
细胞核	圆形，位于基部
细胞质	基部呈强嗜碱性，顶部色浅淡
电镜下	
细胞质	顶部充满酶原颗粒 内含大量粗面内质网和高尔基复合体
细胞间	具有紧密连接
功能	分泌胃蛋白酶原

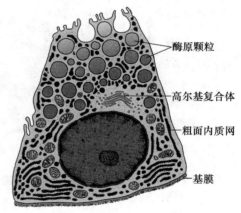

图 14-4　主细胞电镜结构模式图

● 壁细胞（parietal cell）：又称为泌酸细胞（oxyntic cell），在胃底腺的上半部较多（图 14-3）。

光镜下		电镜下	
细胞体	体积大，圆锥形	细胞质	含有细胞内分泌小管、微管泡系统、丰富的线粒体
细胞核	圆而深染，居中，可有双核	细胞间	具有紧密连接
细胞质	呈强嗜酸性，顶部色浅淡	功能	合成和分泌盐酸 分泌内因子

细胞内分泌小管的结构和盐酸分泌功能（图 14-5、14-6）。

结构	
➢ 管壁和细胞顶面质膜相连，并都富有微绒毛 ➢ 分泌小管周围有表面光滑的小管和小泡，称为微管泡系统（tubulovesicularsystem），其膜结构与分泌小管相同	
分泌期	静止期
分泌小管开放，微绒毛增多增长，而微管泡系统数量锐减	分泌小管多不与腺腔相通，微绒毛短而稀疏，微管泡系统却极发达
功能	
➢ 分泌小管膜中有大量质子泵（H^+、K^+-ATP 酶）和 Cl^- 通道，能分别把壁细胞内形成的 H^+ 和从血液摄取的 Cl^- 输入小管，两者结合成盐酸后进入腺腔 ➢ 盐酸（也称为胃酸）能激活胃蛋白酶原，使之转变为胃蛋白酶，并为其活性提供所需的酸性环境，以对食物蛋白质进行初步分解；盐酸还有杀菌作用	

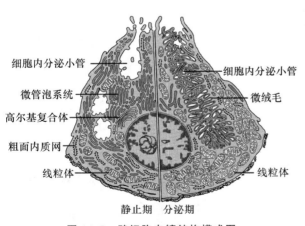

图 14-5 壁细胞电镜结构模式图

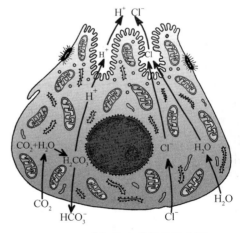

图 14-6 壁细胞合成盐酸示意图

内因子（intrinsic factor）：

➢ 与食物中的维生素 B_{12} 结合成复合物，使维生素 B_{12} 在肠道内不被酶分解，并能促进回肠吸收维生素 B_{12}，供红细胞生成所需。

➢ 在萎缩性胃炎，由于壁细胞减少，内因子缺乏，维生素 B_{12} 吸收障碍，可出现恶性贫血。

● 颈黏液细胞（mucous neck cell）：较少，位于胃底腺顶部。

	光镜下		电镜下
细胞体	楔形夹在其他细胞之间	细胞质	核上方有很多黏原颗粒
细胞核	扁平，居细胞基底		
细胞质	染色浅淡	功能	分泌可溶性的酸性黏液

3. 黏膜肌层　由内环行与外纵行两薄层平滑肌组成（图 14-3）。

4. 胃黏膜-碳酸氢盐屏障

（1）定义及组成：

➤ 胃黏膜的自我保护机制：表面存在黏液-碳酸氢盐屏障（mucous-HCO$_3^-$ barrier）（图 14-7）。

➤ 胃上皮细胞之间的紧密连接以及上皮表面有一层不溶性黏液层，含大量 HCO$_3^-$，构成胃黏液-碳酸氢盐屏障。

（2）功能及意义：

➤ 高浓度的 HCO$_3^-$ 与渗入的 H$^+$ 结合──→ H$_2$CO$_3$ ──→碳酸酐酶分解为 H$_2$O 和 CO$_2$，防止胃酸及胃蛋白酶对上皮细胞的侵蚀。

➤ 一旦胃酸分泌过多或黏液产生减少，屏障受到破坏，都会导致胃组织的自我消化，形成胃溃疡。

（二）其他各层结构

● 黏膜下层为内含血管、淋巴管和神经的结缔组织。

● 肌层较厚，一般由内斜行、中环行和外纵行 3 层平滑肌构成。

● 外膜为浆膜。

四、小肠

● 小肠是消化和吸收的主要部位，分为十二指肠、空肠和回肠。

● 黏膜和黏膜下层共同突入肠腔，形成环状皱襞。

● 黏膜层的上皮和固有层共同向肠腔内形成指状突起称为小肠绒毛（图 14-8）。

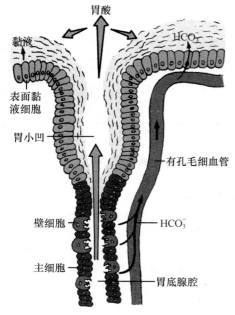

图 14-7　胃黏液-碳酸氢盐屏障示意图

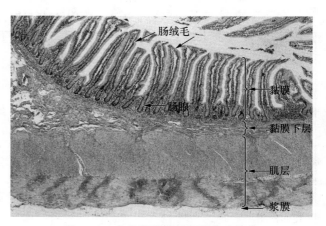

图 14-8　人小肠壁纵切面低倍光镜像

黏膜	上皮	单层柱状上皮
	固有层	含有淋巴组织和大量小肠腺
	黏膜肌	内环、外纵两薄层平滑肌
黏膜下层		十二指肠的黏膜下层内有大量十二指肠腺
肌层		内环、外纵两层平滑肌
外膜		除部分十二指肠壁为纤维膜外，其余均为浆膜

（一）黏膜

1. 上皮：
● 为单层柱状上皮，由吸收细胞、杯状细胞和少量内分泌细胞组成。
● 小肠腺由吸收细胞、杯状细胞、潘氏细胞、少量内分泌细胞和干细胞组成（图14-9）。

（1）吸收细胞（absorptive cell）：

光镜下		电镜下	
细胞体	呈高柱状。游离面有纹状缘	细胞质	内含丰富的滑面内质网和高尔基复合体，可将细胞吸收的脂类物质结合形成乳糜微粒
细胞核	椭圆形，位于基部	细胞间	细胞顶部有紧密连接
细胞质	粉红色	游离面	大量的微绒毛，其表面有一层厚的细胞衣，内含消化酶
功能	除了参与消化吸收作用外，还参与分泌性免疫球蛋白A的释放		

（2）杯状细胞：散在于吸收细胞间，分泌黏液，有润滑和保护作用（图14-9）。
（3）潘氏细胞（Paneth cell）：是小肠腺的特征性细胞，常三五成群位于腺底部（图14-9）。

光镜下	
细胞体	呈锥体形
细胞核	椭圆，居细胞基底
细胞质	顶部充满粗大嗜酸性的分泌颗粒
功能	分泌防御素、溶菌酶，对肠道微生物有杀灭作用

（4）内分泌细胞：种类很多（表14-1）。

表14-1 主要的胃肠内分泌细胞

细胞名称	分布部位	分泌物	主要作用
EC细胞（肠嗜铬细胞）	胃、肠	5-羟色胺、P物质	增加胃肠运动、胆囊收缩、抑制胃胰分泌
ECL细胞（组胺细胞）	胃底	组胺	刺激壁细胞分泌盐酸
G细胞（胃泌素细胞）	幽门十二指肠	胃泌素	刺激壁细胞分泌盐酸
I细胞（缩胆囊素细胞）	十二指肠空肠	胆囊收缩素-促胰酶素	促使胆汁和胰酶分泌
S细胞（促胰液素细胞）	胃、十二指肠、空肠	促胰液素	刺激胰导管上皮分泌水和碳酸氢盐

（5）干细胞：位于小肠腺下半部，细胞体较小，呈柱状。

2. 固有层：

● 绒毛中轴内，有 1~2 条纵行毛细淋巴管，称为中央乳糜管（central lacteal），吸收细胞释出的乳糜微粒入中央乳糜管后输出。

● 中央乳糜管周围具有丰富的有孔毛细血管，吸收的氨基酸、单糖等水溶性物质主要经此进入血液。

● 绒毛内还有少量平滑肌细胞，其收缩使绒毛变短，利于淋巴和血液运行。

3. 黏膜肌层 由内环行和外纵行两薄层平滑肌组成。

（二）其他各层结构

● 在较致密的结缔组织中有较多的血管和淋巴管。

● 十二指肠的黏膜下层内有十二指肠腺（duodenal gland），此腺分泌黏稠的碱性黏液，保护十二指肠免受胃酸侵蚀。

● 肌层由内环行和外纵行两层平滑肌组成。

● 外膜除十二指肠后壁为纤维膜外，余均为浆膜。

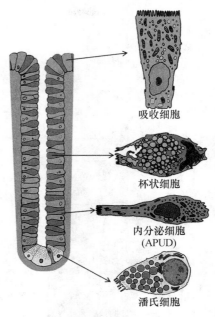

吸收细胞

杯状细胞

内分泌细胞
（APUD）

潘氏细胞

图 14-9 小肠腺细胞光镜结构模式图

五、大肠

● 大肠分为盲肠、阑尾、结肠、直肠和肛管。

● 主要功能是吸收水分和电解质，将食物残渣形成粪便。

（一）结肠（图 14-10、14-11）

黏膜	上皮	单层柱状上皮，主要由吸收细胞和杯状细胞组成
	固有层	内有稠密的大肠腺，呈单管状，含吸收细胞、大量杯状细胞、少量干细胞和内分泌细胞
	黏膜肌	内环、外纵两薄层平滑肌
黏膜下层	结缔组织	
肌层	内环、外纵行两层平滑肌 内环行肌节段性局部增厚，形成结肠袋 外纵行肌局部增厚形成 3 条结肠带	
外膜	大部分为浆膜，结缔组织中常有脂肪细胞聚集构成的肠脂垂	

（二）阑尾

● 阑尾腔小，不规则。

● 大肠腺短而少。

● 固有层有丰富的淋巴组织，大量淋巴小结可连续成层，并突入黏膜下层，致使黏膜肌层不完整。

● 肌层很薄，外覆浆膜（图 14-12）。

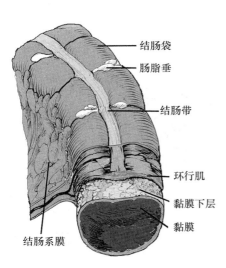

图 14-10　结肠解剖立体结构模式图

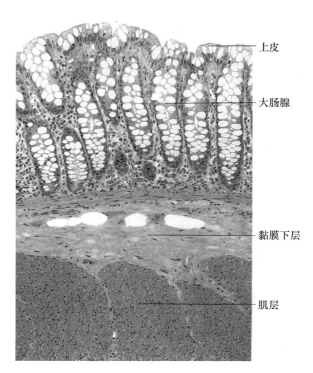

图 14-11　结肠光镜像

六、胃肠的内分泌细胞

- 胃肠的内分泌细胞大多单个夹于其他上皮细胞之间。
- 细胞呈不规则的锥形，基底部附于基膜，并可有基底侧突与邻近细胞相接触。
- 底部细胞质含有大量分泌颗粒，分泌颗粒的大小、形状与电子密度依细胞种类而异。
- 在 HE 染色切片上，内分泌细胞多较圆，细胞核圆形、居中，细胞质染色浅淡（图 14-13）。

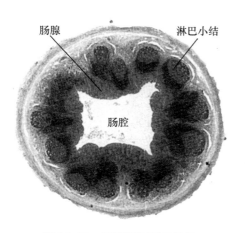

图 14-12　阑尾横断面光镜像

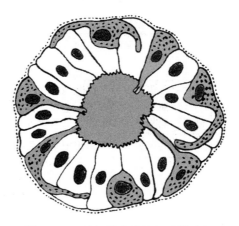

图 14-13　消化管内分泌细胞模式图

轻松记忆

【主细胞的结构与功能】	【壁细胞的结构与功能】
主细胞，小柱蓝，主要位于腺下部。 蛋白分泌来理解，蛋白酶原它分泌。 发挥功能蛋白酶，盐酸激活是关键。	壁细胞，大圆红，主要位于腺上部。 分泌小管会变化，微管泡系是储备。 盐酸由它来分泌，内因子也不能忘。

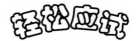

一、填空题

1. 消化管壁的组织结构由内向外依次为_____、_____、_____和_____。

2. 食管肌层的肌组织类型在食管上段为_____；中段为_____；下段为_____。

3. 根据胃腺所在的部位，胃腺分为 3 种类型，即_____、_____和_____。

4. 组成胃底腺的细胞主要有_____、_____、_____、_____和_____。

5. 电镜下，胃底腺壁细胞顶部的细胞膜向细胞内凹陷形成迂曲分支的小管，称为_____，其周围的细胞质内有表面光滑的小管和小泡，称为_____；该细胞具有合成和分泌_____及_____的功能。

6. 胃底腺主细胞的超微结构特征是：细胞基底部及细胞核周围有丰富的_____、细胞核上方有发达的_____、游离端细胞质内有_____，它们都是与合成_____有关的细胞器。该细胞可分泌_____。

7. 内因子是由胃底腺的_____分泌，其分泌减少时可影响食物中_____的吸收。

8. 增加小肠表面吸收面积的结构有_____、_____和_____。

9. 小肠绒毛的上皮属于_____上皮，其主要由_____和_____细胞组成，前者的功能是_____；后者的功能是_____。

10. 小肠腺的细胞组成是_____、_____、_____、_____和_____。

11. 小肠腺的腺底部常三五成群存在一种特征性细胞，即_____，细胞呈锥体形，顶部细胞质充满粗大嗜酸性的分泌颗粒，该细胞分泌的_____和_____，对肠道微生物有杀灭作用。

12. 分布于消化管黏膜下层的小消化腺主要有_____和_____两种。

二、选择题

【A 型题】

1. 消化管腔面可被覆
   A. 单层扁平上皮和单层柱状上皮
   B. 单层立方上皮和单层扁平上皮
   C. 假复层纤毛柱状上皮和复层扁平上皮
   D. 假复层纤毛柱状上皮和单层立方上皮

   E. 单层柱状上皮和复层扁平上皮
2. 复层扁平上皮与单层柱状上皮交界处位于
   A. 食管与胃贲门之间
   B. 口腔与咽之间
   C. 咽与食管之间

D. 胃与十二指肠之间

E. 回肠与盲肠之间

3. 关于人食管结构，哪一项**错误**

    A. 腔面有纵行皱襞

    B. 黏膜表面被覆角化的复层扁平上皮

    C. 黏膜肌层为一层纵行的平滑肌

    D. 黏膜下层内含黏液腺

    E. 管壁内既有平滑肌，又含骨骼肌

4. 关于胃黏膜的描述，哪一项**错误**

    A. 为单层柱状上皮

    B. 含少量杯状细胞

    C. 细胞顶部含大量黏原颗粒

    D. HE 染色标本中着色较淡

    E. 上皮细胞可分泌黏液

5. 构成胃黏膜上皮的细胞主要是

    A. 表面黏液细胞

    B. 杯状细胞

    C. 颈黏液细胞

    D. 干细胞

    E. 内分泌细胞

6. 消化管壁可分为

    A. 内膜、中膜、外膜

    B. 内膜、中膜、浆膜

    C. 内膜、中膜、纤维膜

    D. 内皮、肌层、纤维膜

    E. 黏膜、黏膜下层、肌层、外膜

7. 胃黏膜之所以能抵御胃液侵蚀，主要是因为

    A. 胃液中的消化酶

    B. 上皮细胞分泌碱性黏液，具有保护作用

    C. 杯状细胞分泌保护性黏液

    D. 微绒毛屏障

    E. 胃黏液-碳酸氢盐屏障

8. 胃黏膜上皮分泌

    A. 胃蛋白酶原

    B. 5-羟色胺

    C. 黏液

    D. 内因子

    E. 氢离子

9. 胃底腺的主细胞可分泌

    A. 盐酸

    B. 胃蛋白酶

C. 胃蛋白酶原

D. 内因子

E. 维生素 B_{12}

10. 胃底腺壁细胞合成盐酸的部位是

    A. 滑面内质网

    B. 粗面内质网

    C. 高尔基复合体

    D. 微管泡系统

    E. 细胞内分泌小管

11. 关于壁细胞合成盐酸的描述，哪一项**错误**

    A. 先由细胞质内的碳酸酐酶催化 CO_2 与 H_2O 形成 H_2CO_3

    B. 先由细胞质内的碳酸酐酶催化 H_2CO_3 解离生成 H^+

    C. H^+ 被主动运输到细胞内分泌小管

    D. Cl^- 也被主动运送到细胞内分泌小管

    E. H^+ 与 Cl^- 在细胞内分泌小管内结合形成 HCl

12. 内因子是由何种细胞分泌

    A. 胃腺主细胞

    B. 颈黏液细胞

    C. 壁细胞

    D. 内分泌细胞

    E. 吸收细胞

13. 壁细胞主要分布于

    A. 胃底腺的底部

    B. 胃底腺的底部和颈部

    C. 胃底腺的底部和体部

    D. 胃底腺的颈部和体部

    E. 胃底腺的颈部

14. 哪一种特点与壁细胞**无关**

    A. 细胞质嗜酸性

    B. 可分泌盐酸

    C. 细胞质内富含线粒体

    D. 细胞质内富含粗面内质网

    E. 细胞内含细胞内分泌小管

15. 细胞内分泌小管由

    A. 壁细胞基底面的细胞膜向细胞质内凹陷而成

    B. 壁细胞顶部的细胞膜向细胞质内凹陷而成

    C. 主细胞游离面的细胞膜向细胞质内凹

陷而成

D. 主细胞基底面的细胞膜向细胞质内凹陷而成

E. M 细胞基底面的细胞膜向细胞质内凹陷而成

16. 恶性贫血可与下列哪种因素有关

A. 主细胞分泌胃蛋白酶原少

B. 主细胞不能合成维生素 B_{12}

C. 壁细胞减少，盐酸缺乏

D. 壁细胞减少，内因子缺乏

E. 颈黏液细胞分泌的黏液少

17. 小肠环形皱襞由

A. 上皮和固有层向肠腔内突起形成

B. 上皮、固有层和黏膜肌层向肠腔内突起形成

C. 黏膜、黏膜下层和肌层共同向肠腔内突起形成

D. 黏膜和部分黏膜下层共同向肠腔内突起形成

E. 黏膜和肌层共同向肠腔内突起形成

18. 小肠消化吸收的重要部位是

A. 绒毛表面的黏液层

B. 微绒毛表面的细胞衣

C. 吸收细胞的粗面内质网

D. 吸收细胞的滑面内质网

E. 小肠的潘氏细胞

19. 中央乳糜管

A. 是毛细血管，与脂肪吸收有关

B. 是毛细血管，与氨基酸吸收有关

C. 是毛细淋巴管，与单糖吸收有关

D. 是毛细淋巴管，与脂肪吸收有关

E. 是小淋巴管，与脂肪吸收有关

20. 小肠绒毛

A. 由单层柱状上皮组成

B. 由单层柱状上皮和固有层向肠腔突出

而成

C. 由黏膜和黏膜下层向肠腔突出而成

D. 由黏膜下层向肠腔突出而成

E. 与水电解质转运相关

21. 小肠腺的特征性细胞是

A. 柱状细胞

B. 杯状细胞

C. 内分泌细胞

D. 干细胞

E. 潘氏细胞

22. 肠腺潘氏细胞内的嗜酸性分泌颗粒内含有

A. 蛋白酶

B. 脂酶

C. 组织胺酶

D. 溶菌酶

E. 过氧化物酶

23. 关于大肠的结构特征，哪一项错误

A. 黏膜无绒毛

B. 柱状上皮细胞表面有纹状缘

C. 杯状细胞含量多

D. 肠腺长而密

E. 固有层内有较多的孤立淋巴小结

24. 关于阑尾的描述，哪一项错误

A. 管腔小而不规则

B. 肠腺短而少

C. 固有层含丰富的淋巴组织

D. 肠绒毛短而细

E. 肌层较薄

25. 关于胃肠道内分泌细胞的分布，哪一项错误

A. 胃上皮及腺内

B. 小肠上皮及腺内

C. 食管上皮内

D. 结肠的上皮及腺内

E. 阑尾的上皮及腺内

【B 型题】

(26～30 题共用备选答案)

A. 细胞内分泌小管

B. 中央乳糜管

C. 横小管

D. 纵小管

E. 有孔毛细血管

26. 合成盐酸的部位是

27. 运输乳糜微粒的是

28. 运输氨基酸的是

29. 运输葡萄糖的是

30. 传导冲动的通道是

（31～36题共用备选答案）

   A. 杯状细胞
   B. 壁细胞
   C. 主细胞
   D. 颈黏液细胞
   E. 潘氏细胞

31. 细胞质内含溶菌酶的细胞

32. 能分泌胃蛋白酶原的细胞

33. 能分泌盐酸的细胞

34. 能分泌内因子的细胞

35. 能分泌可溶性酸性黏液的细胞

36. 能分泌防御素的细胞

（37～41题共用备选答案）

   A. 皱襞
   B. 肠绒毛
   C. 微绒毛
   D. 细胞内分泌小管

   E. 质膜内褶

37. 黏膜和黏膜下层向腔内突出形成

38. 上皮和固有层向腔内突出形成

39. 细胞膜和细胞质向腔内突出形成

40. 游离面的细胞膜向胞质内凹陷形成

41. 基底面的细胞膜向胞质内凹陷形成

（42～47题共用备选答案）

   A. D细胞
   B. I细胞
   C. G细胞
   D. EC细胞
   E. D_1细胞

42. 能分泌5-羟色胺的细胞是

43. 能分泌生长抑素的细胞是

44. 能分泌血管活性肠多肽的细胞是

45. 能分泌胃泌素的细胞是

46. 能分泌缩胆囊素-促胰酶素的细胞是

47. 能分泌P物质的细胞是

【X型题】

48. 盐酸的主要作用是
   A. 杀菌
   B. 稀释毒物
   C. 消化蛋白质
   D. 激活胃蛋白酶原
   E. 促进维生素B_{12}吸收

49. 与扩大小肠的表面积有关的结构是
   A. 肠绒毛
   B. 微绒毛
   C. 小肠腺
   D. 杯状细胞
   E. 环形皱襞

50. 黏膜上皮内不含杯状细胞的器官是
   A. 胃
   B. 空肠
   C. 食管
   D. 结肠
   E. 阑尾

51. 存在于消化管固有层内的腺体有
   A. 食管腺
   B. 胃底腺
   C. 贲门腺

   D. 肠腺
   E. 十二指肠腺

52. 关于肠腺中的潘氏细胞描述正确的是
   A. 细胞呈锥体形
   B. 可分泌黏液
   C. 三五成群位于肠腺底部
   D. 产生溶菌酶
   E. 分泌促胰酶素

53. 关于胃酶细胞描述正确的是
   A. 细胞呈圆形或锥体形
   B. 细胞质嗜酸性
   C. 细胞质内含丰富的粗面内质网
   D. 细胞质内含发达的高尔基复合体
   E. 分泌胃蛋白酶原

54. 参与构成胃黏液-碳酸氢盐屏障的结构是
   A. 上皮表面的黏液层
   B. 胃上皮的基膜
   C. 胃上皮细胞之间的紧密连接
   D. 固有层中毛细血管的管壁
   E. 固有层中毛细淋巴管的管壁

55. 黏膜下层含有腺体的器官是
   A. 气管

B. 食管
C. 胃

D. 十二指肠
E. 结肠

三、名词解释

1. 杯状细胞（形态结构、功能）
2. 潘氏细胞（位置、形态结构、功能）
3. 胃小凹（形成）
4. 胃黏液-碳酸氢盐屏障（定义、组成、功能）

5. 胃底腺（分布、细胞组成）
6. 环形皱襞（形成）
7. 小肠绒毛（形成）
8. 中央乳糜管（定义、功能）
9. 胃肠内分泌细胞（位置、功能）

四、问答题

1. 叙述消化管壁的一般结构和功能。
2. 胃壁的组织结构特点是什么？
3. 试述胃底腺主细胞和壁细胞的数量、分布、结构和功能。
4. 叙述小肠绒毛的结构及与消化、吸收的关系。
5. 试述小肠各段的形态结构特点，比较小肠与结肠黏膜结构的异同。

选择题参考答案

A 型题：

1. E   2. A   3. B   4. B   5. A   6. E   7. E   8. C   9. C   10. E
11. B   12. C   13. D   14. D   15. B   16. D   17. D   18. B   19. D   20. B
21. E   22. D   23. B   24. D   25. C

B 型题：

26. A   27. B   28. E   29. E   30. C   31. E   32. C   33. B   34. B   35. D
36. E   37. A   38. B   39. C   40. D   41. E   42. D   43. A   44. E   45. C
46. B   47. D

X 型题：

48. AD   49. ABE   50. AC   51. BCD   52. ACD   53. CDE
54. AC   55. ABD

（吴春云）

轻松课堂

消化腺（digestive gland）是由位于消化管壁内的许多小消化腺和独立于消化管壁之外的大消化腺组成。

- 小消化腺：口腔内的小唾液腺、食管腺、胃腺和肠腺等。
- 大消化腺：包括 3 对大唾液腺、肝、胰。
- 主要功能：对食物进行化学消化，有的腺还有内分泌功能。

一、大唾液腺

（一）唾液腺的一般结构

唾液腺（salivary gland）为复管泡状腺，外覆结缔组织被膜，结缔组织伸入腺内，将腺体分隔为若干叶，血管、淋巴管和神经也随同走行其间。

腺泡：分为黏液性腺泡、浆液性腺泡和混合性腺泡（图15-1）（详细内容见第 2 章上皮组织）。

- 导管：闰管→纹状管→小叶间导管→总导管。

腺细胞和部分导管上皮细胞与基膜之间有肌上皮细胞。

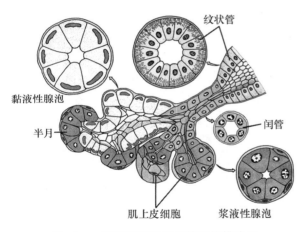

图 15-1　唾液腺腺泡和导管结构模式图

（图中标注：纹状管、黏液性腺泡、半月、肌上皮细胞、浆液性腺泡、闰管）

导管部的组织结构

闰管	导管的起始段，直接与腺泡相连，管壁由单层扁平或立方上皮组成
纹状管	➤ 又称为分泌管，与闰管相连接。由单层高柱状上皮组成，细胞核圆形、大，位于细胞顶部，细胞质嗜酸性，基部细胞质中可见纵纹。电镜结构显示细胞基部有丰富的质膜内褶和纵行排列的线粒体 ➤ 功能：主动吸收分泌物中的 Na^+，将 K^+ 排入管腔，并可重吸收或排出水，故可调节唾液中的电解质含量和唾液量
小叶间导管	走行于小叶之间的结缔组织内 随管径的变大，管壁上皮由单层柱状上皮→假复层柱状上皮
总导管	一条或几条总导管开口于口腔，近口腔开口处导管由假复层柱状上皮渐变为复层扁平上皮，与口腔黏膜上皮相连续

（二）3 种唾液腺的结构特点

腮腺	为纯浆液腺，闰管长，纹状管较短。分泌物含大量唾液淀粉酶
下颌下腺	为混合性腺。闰管短而不明显，纹状管发达。分泌物含唾液淀粉酶较少，黏液较多。上皮细胞还可分泌 30 种生物活性多肽（图 15-2）
舌下腺	为混合性腺，无闰管，纹状管也较短。以黏液性腺泡为主，可见较多的混合性腺泡，分泌物以黏液为主。

● 唾液：为大、小唾液腺分泌物组成的混合液体。95％来自大唾液腺（70％下颌下腺、25％腮腺、5％舌下腺）。

二、胰腺

胰腺（pancreas）表面覆有薄层结缔组织被膜，结缔组织伸入腺内将实质分隔为许多小叶。胰腺实质由外分泌部和内分泌部共同组成（图 15-3）。

（一）外分泌部

1. 外分泌部的结构　为浆液性复管泡状腺。

● 腺泡：纯浆液性腺泡，腔面可见一些较小的、细胞质着色浅淡的扁平或立方形的泡心细胞（centroacinar cell），此乃延伸入腺泡腔内的闰管起始部上皮细胞（图 15-4）。

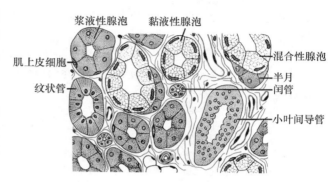

图 15-2　下颌下腺结构模式图

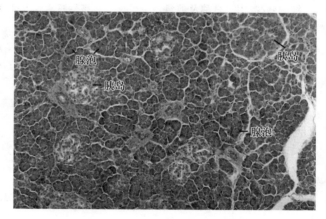

图 15-3　人胰外分泌部和胰岛光镜像

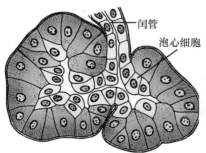

（1）泡心细胞与闰管关系模式图

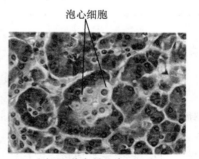

（2）HE染色显示泡心细胞

图 15-4　胰腺泡示泡心细胞与闰管关系模式图

● 导管：

闰管 ——→ 小叶内导管 ——→ 小叶间导管 ——→ 总导管
(单层扁平上皮) (单层立方上皮) (单层柱状上皮) (高柱状上皮) ——→ 肝胰壶腹→十二指肠
胆总管

2．外分泌部的功能

● 胰腺泡细胞分泌多种消化酶：如胰蛋白酶原、胰糜蛋白酶原、胰淀粉酶、胰脂肪酶、DNA 酶、RNA 酶等，它们分别消化食物中的各种营养成分。

● 酶原激活及防止内激活机制：

➢ 胰蛋白酶原和胰糜蛋白酶原在进入小肠后，被肠致活酶激活，成为有活性的胰蛋白酶和胰糜蛋白酶。

➢ 胰腺泡细胞分泌的胰蛋白酶抑制因子，能防止以上两种蛋白酶原在胰腺内被激活。若这种内在机制失调，或某些致病因素使蛋白酶原在胰腺内激活，可导致胰腺组织的自我消化，形成急性胰腺炎。

（二）内分泌部

胰腺的内分泌部，又称为胰岛（pancreas islet），是由内分泌细胞组成的球形细胞团，胰尾部较多，分布于腺泡之间，细胞间有丰富的有孔毛细血管。在 HE 染色切片中胰岛细胞着色浅淡，目前主要用免疫组织化学法进行鉴别。

细胞名称	别称及数量	结构特点及分布	功　　能
A 细胞	又称为甲细胞，约占胰岛细胞总数的 20%	细胞体积较大，多分布在胰岛周边部。电镜观察，细胞的分泌颗粒较大，圆形或卵圆形，含有偏于一侧的致密芯及芯周晕	分泌胰高血糖素，通过促进肝糖原分解为葡萄糖和抑制糖原合成，使血糖浓度升高
B 细胞	又称为乙细胞，占胰岛细胞总数的 70%	细胞较小，多位于胰岛的中央部。电镜观察，分泌颗粒大小不等，有一至数个杆状或不规则的结晶小体	分泌的激素称胰岛素，主要促进肝细胞、脂肪细胞等细胞吸收血液内的葡萄糖，合成糖原或转化为脂肪贮存，使血糖降低
D 细胞	又称为丁细胞，占胰岛细胞总数的 5%	与 A、B 细胞之间有缝隙连接	分泌生长抑素，抑制 A 细胞、B 细胞或 PP 细胞的分泌活动
PP 细胞	数量很少	细胞的分泌颗粒较小，内含胰多肽	分泌胰多肽，具有抑制胃肠运动、胰液分泌以及胆囊收缩的作用

三、肝

● 肝（liver）是人体最大的腺体，相当于机体的一个化工厂，具有极复杂多样的生物化学功能。

➢ 肝细胞产生的胆汁入十二指肠，参与脂类物质的消化和吸收。

➢ 合成多种蛋白质，直接分泌入血。

➢ 参与糖、脂类、激素、药物等的代谢。

➢ 胚胎时期具有造血功能。

● 肝的基本结构：

➢ 被膜：致密结缔组织构成，绝大部分为浆膜。

➢ 实质：肝小叶（图 15-5、15-6）。

➢ 间质：小叶间结缔组织，可见门管区。

（一）肝小叶

● 肝小叶（hepatic lobule）是肝的结构和功能单位，呈多面棱柱体，长约 2mm，宽约 1mm，50 万～100 万个。肝小叶中央有一条沿其长轴走行的中央静脉，以中央静脉为中心放射状分布有肝索、肝血窦及胆小管（图 15-6）。

1. 中央静脉（central vein）

● 位于肝小叶中央，壁薄。

● 内皮外有少量结缔组织，管壁有孔与肝血窦相通，接受肝血窦的血流，汇入小叶下静脉。

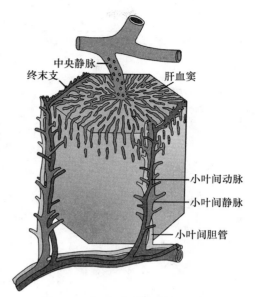

图 15-5　肝小叶立体结构模式图

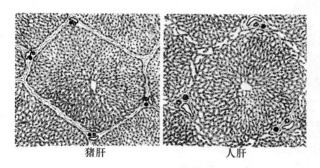

猪肝　　　　　　　人肝

图 15-6　肝小叶横切面光镜结构模式图

2. 肝板（hepatic plate）

● 是由肝细胞单层排列成凹凸不平的板状结构，相邻肝板相互吻合，形成迷路样结构，其断面呈索状，故称为肝索（hepatic cord）。

● 肝板之间为肝血窦，血窦借肝板上的孔相互连通。

● 肝小叶周边的肝板环形排布，细胞较小，嗜酸性强，称为界板。

● 肝细胞（hepatocyte）占肝内细胞总数的 80%，是构成肝板的主要细胞。

肝细胞的光电镜结构与功能

光镜结构	电镜结构（图 15-7）	功　　能
➢ 呈多面体形，直径 15～30μm ➢ 细胞核大而圆，常染色质丰富，可见一至数个核仁，多倍体和双核细胞较多	线粒体约 2000 个	供能
	粗面内质网成群分布	合成多种重要的血浆蛋白：白蛋白、纤维蛋白原、凝血酶原、脂蛋白、补体等
	滑面内质网膜上有多种酶系规律地分布	细胞摄取的有机物在滑面内质网进行连续的合成、分解、结合、转化等反应，包括胆汁合成、脂类代谢、糖代谢、激素代谢、从肠道吸收的大量有机异物（如药物、腐败产物等几百种化合物）的生物转化

续表

光镜结构	电镜结构（图15-7）	功　能
➤ 细胞质嗜酸性，蛋白质合成功能旺盛时可见含有弥散分布的嗜碱性团块	高尔基复合体	①加工粗面内质网合成的蛋白质，再经分泌小泡由血窦面排出；②参与胆汁排泌
	溶酶体	参与细胞内消化活动、胆红素转运和铁储存
	过氧化物酶体（微体）	解毒
	内含物	糖原、脂滴和色素。糖原含量随进食或饥饿而发生明显变化

3. 肝血窦（hepatic sinusoid）　肝板内的血流通道，腔大而不规则，借肝板上的孔连接成网（图15-8）。

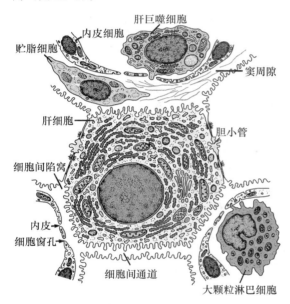

图15-7　肝细胞、肝血窦、窦周隙和胆小管关系模式图

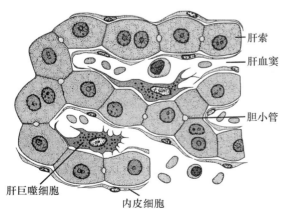

图15-8　肝索和肝血窦关系模式图

（1）窦壁内皮细胞

● 单层扁平细胞

➤ 有孔，直径多为 $0.1\mu m$，大的可达 $1\sim2\mu m$；孔上无隔膜。

➤ 细胞间隙大，通常为 $0.1\sim0.5\mu m$，有的甚至可达 $1\mu m$ 宽。

➤ 内皮外无基膜，仅有少量网状纤维附着。

➤ 含吞饮小泡。

➤ 无基膜。

● 上述结构赋予内皮很高的通透性，除血细胞和乳糜微粒外，血浆各种成分均可进入窦周隙。

（2）血窦腔内的细胞

● 肝巨噬细胞（hepatic macrophage）：

➤ 又称为库普否细胞（Kupffer cell）。

➤ 由血液单核细胞分化而来，是定居在肝血窦的巨噬细胞，具有与巨噬细胞相同的光镜和电镜结构特点（图15-8）。电镜下，可见其以板状和丝状伪足附着在内皮细胞上，或穿过内皮窗孔和细胞间隙伸入窦周隙。

➤ 肝巨噬细胞在清除从门静脉入肝的抗原异物、清除衰老的血细胞、监视肿瘤等方面发挥重要作用。

● 大颗粒淋巴细胞：

➤ 为 NK 细胞。

➤ 附着在内皮细胞或肝巨噬细胞上，细胞核呈肾形，常偏于一侧，细胞质内含较多溶酶体。

➤ 能抵御病毒感染和防止肝内肿瘤及其他肿瘤细胞的肝转移。

（3）窦周隙与贮脂细胞：

● 窦周隙（perisinusoidal space）：

➢ 为肝血窦内皮细胞与肝细胞间的狭小间隙，宽约 0.4μm，内含血浆和少量的网状纤维。

➢ 肝细胞血窦面有大量微绒毛浸于血浆内，创造了一个肝细胞与血浆进行充分而高效物质交换的环境。

● 贮脂细胞（fat-storing cell）：

➢ 又称为肝星形细胞（hepatic stellate cells，HSCs）。

➢ 位于窦周隙，借突起附于内皮细胞基底面和肝细胞表面，或伸入肝细胞之间。

➢ 细胞质内除含有粗面内质网和高尔基复合体外，还含有许多大的脂滴。用氯化金或硝酸银浸染法或免疫组织化学法方可清楚显示该细胞。

➢ 功能：

◇ 贮存维生素 A，占人体摄取维生素 A 的 70%～85%。

◇ 合成细胞外基质。窦周隙内的网状纤维即由它产生。在慢性肝炎、慢性酒精中毒等肝疾病，贮脂细胞异常增殖，肝内纤维增多，可导致肝硬化。

4. 胆小管（bile canaliculi）

● 为相邻肝细胞膜凹陷而成的微细管道，肝细胞有微绒毛突向胆小管。

● 直径 0.5～1.0μm，在肝板内连接成网，银染或 ATP 酶组织化学染色方可显示（图 15-7、15-9）。

● 靠近胆小管周围的肝细胞膜有连接复合体，可封闭胆小管周围的细胞间隙，防止胆汁外溢至细胞间或窦周隙。

5. 肝细胞的功能面

● 每个肝细胞有 3 种类型的功能面，即血窦面、胆小管面和肝细胞连接面（图 15-7、15-10）。一个肝细胞至少有 2～3 个血窦面，有利于和血液进行物质交换。

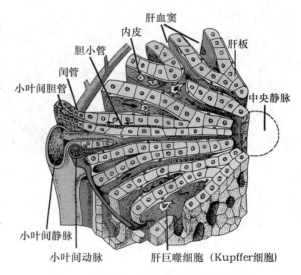

图 15-9　肝板、肝血窦和胆小管模式图

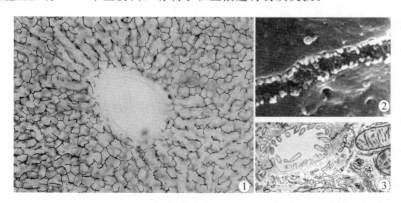

图 15-10　兔肝胆小管光镜和电镜像

（1）银染法显示胆小管；（2）胆小管扫描电镜像和（3）透射电镜像（首都医科大学王秀琴供图）

- 相邻肝细胞之间的连接面有紧密连接、桥粒和缝隙连接等结构。
- 有的肝细胞之间还有贯通的细胞间通道。

（二）门管区

相邻肝小叶之间呈三角形或椭圆形的小区有较多的结缔组织，除含神经纤维和淋巴管外，还可见 3 种伴行的管道，即小叶间静脉、小叶间动脉和小叶间胆管，该小区称为门管区（portal area）（图 15-11）。每个肝小叶有 3～4 个门管区。

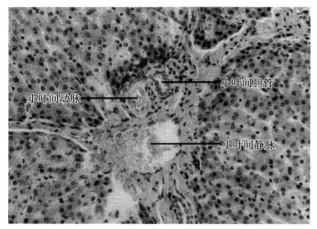

图 15-11　肝门管区光镜像

- 小叶间动脉：系肝动脉分支，管腔小，管壁相对较厚，有环形平滑肌环绕。
- 小叶间静脉：门静脉分支，管腔大而不规则，管壁薄。
- 小叶间胆管：管壁为单层立方上皮，它们向肝门方向汇集，最后形成左、右肝管，出肝汇成肝总管。

在非门管区的小叶间结缔组织中，还有单独走行的小叶下静脉，由中央静脉汇集形成（图 15-5），它们在肝门部汇集为肝静脉。

（三）肝内血液循环

- 由小叶中央流向小叶周边

肝动脉→小叶间动脉→终末肝微动脉↓

肝血窦→中央静脉→小叶下静脉→肝静脉

门静脉→小叶间静脉→终末门微静脉↑

（四）肝内胆汁排出途径

- 胆汁从肝小叶中央流向周边。

	胆小管→	闰管（Hering 管）→	小叶间胆管→	左/右肝管→肝总管→胆总管
位置	肝索	小叶边缘	门管区	肝外
细胞	肝细胞	单层立方上皮（含干细胞）	单层立方上皮	单层柱状上皮，含杯状细胞

四、胆囊与胆管

（一）胆囊

1. 胆囊壁由黏膜、肌层和外膜组成（图 15-12）。
- 黏膜：形成许多高而分支的皱襞。
➢ 上皮：单层柱状上皮，上皮细胞游离面有微绒毛，细胞核位于基部，核上区有高尔基复合体、线粒体、粗面内质网等，还可见小泡、脂滴及少量黏原颗粒。细胞上部侧缘有连接复合体；细胞侧面下部可见许多指状突起互相嵌合。上述结构赋予上皮细胞以分泌黏液、吸收胆汁中的水和无机盐的功能。

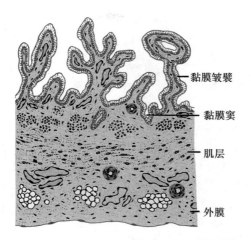

图 15-12　胆囊光镜结构模式图

➢ 固有层：较薄，富含血管，无腺体，但皱襞之间的上皮常凹入固有层内，形成许多窦状凹陷，称为黏膜窦。窦内易有细菌或异物残留，常引起炎症。

● 肌层：肌层较薄，为平滑肌，排列不规则，大致呈纵行和螺旋行排列。

● 外膜：外膜大部分为浆膜，少部分为纤维膜。

2. 胆囊功能

● 胆囊具有贮存和浓缩胆汁的功能，其容量为 40～70ml。

● 当受到摄入的脂肪性食物刺激时，小肠内分泌细胞分泌缩胆囊素，刺激肌层收缩，排出胆汁。

（二）肝外胆管

分黏膜、肌层和外膜 3 层。

● 黏膜：有纵行皱襞。上皮为单层柱状，含杯状细胞，固有层内有黏液性腺。

● 肌层：肝管和总胆管的上 1/3 段肌层很薄，平滑肌分散；总胆管的中 1/3 段肌层渐厚，尤其是纵行平滑肌增多；总胆管下 1/3 段的肌层分内环行、外纵行两层。胆管纵行平滑肌收缩可使管道缩短，管腔扩大，有利于胆汁通过。

● 外膜：为较厚的结缔组织。

（三）胆汁及胰液排泄途径

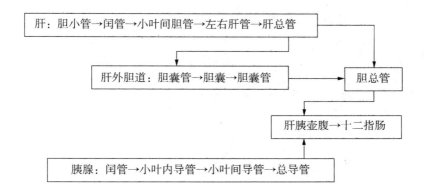

轻松记忆

【胰腺的结构与功能】

胰腺人体消化腺，内外分泌功能全。
外分泌部浆液腺，泡心细胞位中央。
分泌颗粒是酶原，不具活性劲头攒。
一旦激活各酶原，物质分解真简单。
胰岛激素产的少，生理平衡作用强。
A细胞产高糖素，升高血糖任务重。
B细胞产胰岛素，降低血糖勇承担。
为啥不叫低糖素，百分比中它占先。
D细胞产抑制素，各部正常人安康。
PP细胞数很少，胰多肽却抑制坚。

【肝的结构与功能】

肝为最大消化腺，供能交换助消化。

胚胎时期亦作用，造血功能牢记心。
基本结构肝小叶，中央静脉有视窗。
动静脉血流入畅，汇入小叶下静脉。
肝板血窦胆小管，围绕中央静脉航。
肝板筑成细胞墙，有孔允许血窦穿。
功能活跃肝细胞，丰富胞器内含物。
血窦内皮有孔型，隙大无膜通透强。
巨噬细胞不规则，单核吞噬能力强。
Diss隙称窦周隙，物质交换场所棒。
微绒毛在血浆中，扩大面积转运忙。
贮脂细胞周隙藏，贮VA产基质忙。
肝细胞膜作用广，胆小管壁它做墙。
门管区住小叶间，动静脉与胆管伴。
血流周边向中央，胆汁中央流周旁。
胆囊胆管结构同，黏膜肌层与外膜。

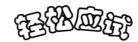

一、填空题

1. 腮腺只含_____性腺泡，故为_____性腺；舌下腺和下颌下腺中有两种腺泡，即_____和_____，故为_____腺。

2. 胰腺内分泌部称为_____，分布于_____之间，主要由_____、_____、_____、_____和_____5种细胞组成。

3. 每个肝细胞有3种类型的功能面，即_____、_____和_____。

4. 肝细胞分泌的胆汁排入_____，后者在肝小叶边缘汇集为_____，出肝小叶后汇入_____。

5. 肝脏小叶间动脉和小叶间静脉的终末分支分别称为_____和_____，两者的血流汇入_____内，继而汇入_____，后者汇合成_____。

6. 贯穿肝小叶中央的血管称为_____，肝血窦的窦壁上皮为_____，胆小管的管壁由_____构成。

7. 肝贮脂细胞分布在_____内，电镜下观察细胞质内有许多_____，其中贮存大量_____。

8. 肝小叶内血流是由_____向_____流动，而胆汁是由_____向_____流动。

9. 胰岛素是由_____细胞分泌，其生理作用是_____，当胰岛素相对不足时，可致_____升高，并从尿中排出，即为_____病。

二、选择题

【A 型题】

1. 胰岛中，数量最多的细胞是
   A. A 细胞
   B. B 细胞
   C. D 细胞
   D. A 细胞和 B 细胞
   E. B 细胞和 D 细胞

2. 电镜下，纹状管单层高柱状上皮细胞基部具有
   A. 丰富的滑面内质网
   B. 发达的质膜内褶和线粒体
   C. 丰富的分泌颗粒
   D. 粗面内质网和核糖体
   E. 溶酶体

3. 胰岛 B 细胞的特征，**错误**的是
   A. 分泌胰岛素
   B. 其数量仅次于 A 细胞
   C. 电镜下有大小不等的分泌颗粒
   D. 分布于胰岛中央
   E. 细胞体积较小

4. 关于肝小叶的描述哪项是**错误**的
   A. 中央静脉的管壁无平滑肌
   B. 肝板通过分支互连成网
   C. 肝血窦互连成网
   D. 胆小管与窦周隙直接相通连
   E. 胆小管在肝板内互连成网

5. 肝细胞呈
   A. 立方体
   B. 椭圆形
   C. 多边形
   D. 柱形
   E. 正方体

6. 关于胰岛的描述**错误**的是
   A. 腺泡之间的内分泌细胞团
   B. 大小不等
   C. 胰头部较多
   D. 胰尾部较多
   E. 细胞间有丰富的毛细血管

7. 有关胰腺腺泡的描述**错误**的是
   A. 与闰管相连

B. 有泡心细胞
C. 外有基膜
D. 无肌上皮细胞
E. 由浆液性腺细胞和黏液性腺细胞混合组成

8. 形成胆小管管壁的是
   A. 肝细胞的细胞膜
   B. 立方上皮
   C. 肝巨噬细胞
   D. 内皮细胞
   E. 贮脂细胞

9. 向血管内注入台盼蓝染料，细胞质内可见染料颗粒的细胞是
   A. 贮脂细胞
   B. 血窦内皮细胞
   C. 肝细胞
   D. 肝巨噬细胞
   E. 中央静脉内皮细胞

10. 泡心细胞是由
    A. 小叶内导管上皮细胞形成
    B. 腺细胞分裂产生
    C. 成纤维细胞形成
    D. 小叶间导管上皮细胞形成
    E. 闰管上皮细胞形成

11. 可见半月结构的腺是
    A. 胰腺和腮腺
    B. 胰腺和下颌下腺
    C. 胰腺和舌下腺
    D. 腮腺和下颌下腺
    E. 舌下腺和下颌下腺

12. 肝小叶的窦周隙位于
    A. 胆小管与肝细胞之间
    B. 内皮细胞与肝细胞之间
    C. 肝细胞与肝细胞之间
    D. 胆小管之间
    E. 肝血窦之间

13. 肝血窦内皮特点是
    A. 有窗孔，有基膜，间隙大
    B. 无窗孔，无基膜，间隙小

C. 有窗孔，无基膜，间隙大

D. 无窗孔，有基膜，间隙小

E. 无窗口，无基膜，间隙大

14. 窦周隙内有

A. Kupffer 细胞

B. 内皮细胞

C. 红细胞

D. 贮脂细胞

E. 淋巴细胞

15. 肝细胞内参与激素失活和解毒功能的细胞器是

A. 线粒体

B. 滑面内质网

C. 过氧化物酶体

D. 高尔基复合体

E. 粗面内质网

16. 肝细胞与血液在何处进行物质交换

A. 肝血窦

B. 窦周隙

C. 中央静脉

D. 肝细胞之间

E. 肝细胞和胆小管之间

17. 肝门管区内不含

A. 小叶间动脉

B. 小叶间静脉

C. 小叶间胆管

D. 小叶下静脉

E. 神经纤维和淋巴管

18. 关于闰管的描述，哪一项错误

A. 与腺泡相连

B. 单层柱状上皮

C. 管径较细

D. 下颌下腺和舌下腺的闰管短或无

E. 腮腺和胰腺的闰管长

19. 不属于肝合成的物质

A. 血浆白蛋白

B. 补体蛋白

C. 胆汁

D. 肝素

E. 纤维蛋白原

20. 胰腺腺泡细胞的分泌物是

A. 胰淀粉酶原

B. 胰脂肪酶原

C. 胰蛋白酶原

D. 胰糜蛋白酶

E. 弹力蛋白酶

【B 型题】

(21～27 题共用备选答案)

A. 粗面内质网

B. 滑面内质网

C. 溶酶体

D. 微体

E. 糖原颗粒

21. 细胞内与胆汁合成有关的细胞器是

22. 促使有机异物的生物转化

23. 含有过氧化物酶和过氧化氢酶

24. 参与肝细胞内的分解代谢的物质

25. 合成多种血浆蛋白质

26. 参与脂类代谢、糖代谢

27. 含量随进食或饥饿而明显变化

(28～32 题共用备选答案)

A. 肝细胞

B. 贮脂细胞

C. 肝巨噬细胞

D. 大颗粒淋巴细胞

E. 血窦内皮细胞

28. 能够分泌胆汁的是

29. 能产生大量胶原纤维的是

30. 有 NK 细胞活性和表面标志，对感染的肝细胞有直接杀伤作用

31. 属单核吞噬细胞系统

32. 脂滴内含维生素 A

(33～37 题共用备选答案)

A. 肝血窦

B. 中央乳糜管

C. 胆小管

D. 闰管（Hering 管）

E. 小叶间胆管

33. 小叶间动脉和小叶间静脉的血液汇入

34. 相邻肝细胞的细胞膜内陷而成

35. 与脂肪消化产物的运送有关

36. 位于肝门管区内的结构
37. 位于肝小叶边缘，连于胆小管与小叶间胆

管之间

【X 型题】

38. 正常肝的窦周隙内含下列哪些结构
    A. 血浆
    B. 网状纤维
    C. 贮脂细胞
    D. 肝巨噬细胞
    E. 红细胞

39. 有关纹状管的描述，正确的是
    A. 又称为分泌管
    B. 由单层柱状上皮围成
    C. 上皮游离面有纹状缘
    D. 上皮基底面有质膜内褶
    E. 有调节唾液中电解质含量的功能

40. 门静脉是
    A. 是肝的功能血管
    B. 是营养肝脏的血管
    C. 是入肝血管
    D. 是出肝血管
    E. 进入下腔静脉

41. 有关肝巨噬细胞的描述，正确的是
    A. 位于窦周隙内
    B. 其突起可穿过内皮窗孔进入肝血窦
    C. 来源于内皮细胞
    D. 能吞噬衰老的红细胞和血小板
    E. 可清除从肠道经门静脉进入肝的细菌
       和异物等

42. 胆囊的主要功能是
    A. 合成胆汁
    B. 贮存胆汁
    C. 浓缩和释放胆汁
    D. 分泌消化脂类的酶
    E. 贮存消化的食物

43. 胰腺外分泌部导管具有
    A. 分泌激素
    B. 灭活激素
    C. 分泌水和电解质
    D. 排出分泌物
    E. 吸收钠的作用

44. 相邻肝细胞之间有
    A. 紧密连接
    B. 中间连接
    C. 桥粒
    D. 缝隙连接
    E. 连接复合体

45. 胰腺外分泌部可分泌
    A. 胰液
    B. 胰岛素
    C. 消化酶
    D. 高血糖素
    E. 生长抑素

46. 关于胆汁合成和排出正确的是
    A. 在肝细胞的粗面内质网合成
    B. 胆汁排泌与高尔基复合体相关
    C. 在肝小叶内由中央流向周边
    D. 由小叶间胆管流入肝管
    E. 由肝管经胆总管排入胆囊

47. 肝对以下哪些物质合成分解等有关系
    A. 蛋白质
    B. 糖
    C. 脂类
    D. 维生素
    E. 激素

三、名词解释

1. 胰岛（定义、细胞组成）
2. 泡心细胞（定义、结构特点）
3. 胆小管（位置、结构特点）
4. 门管区（定义、结构组成）
5. 窦周隙（定义、结构特点）
6. Kupffer 细胞（定义，结构特点）

四、问答题

1. 试述肝内血液循环的途径及其动能意义。
2. 试述胰腺外分泌部的结构和功能。
3. 试述胰岛的结构与功能。
4. 试述肝的组织结构特点与功能的关系。
5. 试述肝血窦的微细结构及其功能。

选择题参考答案

A 型题：

1. B　2. B　3. B　4. D　5. C　6. C　7. E　8. A　9. D　10. E
11. E　12. B　13. C　14. D　15. B　16. B　17. D　18. B　19. D　20. C

B 型题：

21. B　22. B　23. D　24. C　25. A　26. B　27. E　28. A　29. B　30. D
31. C　32. B　33. A　34. C　35. B　36. E　37. D

X 型题：

38. ABC　39. ABDE　40. AC　41. BDE　42. BC　43. CD
44. ACDE　45. AC　46. BCD　47. ABCDE

（孙丽慧　张海燕）

第 16 章　呼吸系统

呼吸系统由一系列连续且不断分支的管道组成：

分　部	组　成	作　用
导气部：	鼻→咽→喉→气管→主支气管→肺内叶/段/小/细/终末细支气管	气体通道，净化空气
呼吸部：	肺内呼吸性细支气管→肺泡管→肺泡囊→肺泡	气体交换

一、气管（trachea）与主支气管（bronchus）

管壁均分为3层，即黏膜、黏膜下层和外膜。

（一）黏膜

1. 上皮
- 为假复层纤毛柱状上皮（图 16-1），表面有黏液，基膜明显。
- 组成细胞：

细胞名称	功　　能
纤毛细胞	表面有纤毛，可定向摆动，排送黏附的物质
杯状细胞	分泌的黏液覆盖于上皮表面构成黏液屏障
基细胞	锥体形，可分化为纤毛细胞和杯状细胞
刷细胞	游离面有排列整齐的微绒毛，如刷状
小颗粒细胞	内分泌细胞，调节呼吸道血管平滑肌的收缩和腺体的分泌

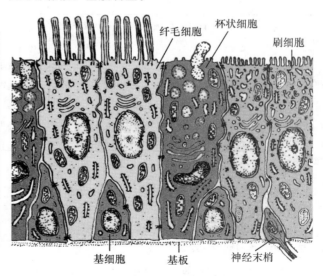

图 16-1　气管上皮电镜结构模式图

2. 固有层　细密结缔组织，富含弹性纤维，常见弥散淋巴组织。

淋巴组织中的浆细胞→IgA
腺上皮或黏膜上皮细胞→分泌片 ⎫分泌型 SIgA：分布于黏膜表面，使呼吸道具有抗感染能力。

（二）黏膜下层

疏松结缔组织，含有较多混合性腺。

181

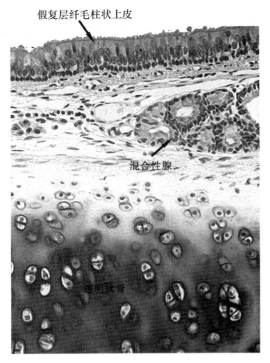

图16-2 气管光镜像

假复层纤毛柱状上皮

混合性腺

透明软骨

（三）外膜

疏松结缔组织，有透明软骨构成管壁支架，使管道保持通畅，并具有一定的弹性（图16-2）。

透明软骨的形态特点：

- 在气管中呈"C"形，缺口处有平滑肌束。
- 在主支气管中呈片状或环形，平滑肌数量增多。

二、肺（lung）

- 实质：主支气管入肺后形成的肺内各级支气管分支及其终末的大量肺泡（即支气管树）。

肺导气部：叶支气管——→段支气管——→小支气管——→细支气管——→终末细支气管

肺呼吸部：——→呼吸性细支气管——→肺泡管——→肺泡囊——→肺泡

- 间质：肺内结缔组织、血管、淋巴管和神经等。

肺小叶（pulmonary lobule）：细支气管连同以下各级分支及其终末的肺泡组成。呈锥体形，尖端朝向肺门。

（一）肺导气部

	叶支气管——→段支气管——→小支气管	细支气管	终末细支气管
管径	逐渐变小	1mm	0.5mm
黏膜上皮	假复层纤毛柱状上皮	渐变为单层纤毛柱状上皮	单层柱状上皮
杯状细胞	逐渐减少	更少或消失	消失
腺体	逐渐减少	更少或消失	消失
软骨片	逐渐减少	更少或消失	消失
平滑肌	相对增多，由分散渐成环行肌束	逐渐成环行	形成完整的环行层

- 细支气管及终末细支气管：失去软骨支持，自主神经通过调节平滑肌收缩或舒张可显著影响肺泡的气流量。

- 终末细支气管上皮中的细胞（图16-3）：

➢ 纤毛细胞：少。

➢ Clara细胞：多。细胞呈柱状，无纤毛，游离面呈圆顶状凸出。顶部细胞质内含有较多低电子密度的分泌颗粒。

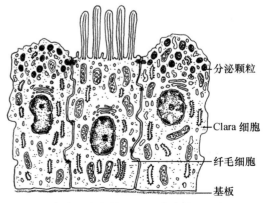

分泌颗粒

Clara细胞

纤毛细胞

基板

图16-3 终末细支气管上皮细胞电镜结构模式图

（二）肺呼吸部（图 16-4）：

肺吸吸部各段	结构特点
呼吸细支气管 （respiratory bronchiole）	管壁不完整，有肺泡开口，表面为单层立方上皮 上皮下方为少量结缔组织和平滑肌
肺泡管（alveolar duct）	肺泡的开口增多，管壁很少，切片上呈结节状膨大
肺泡囊（alveolar sac）	为多个肺泡的共同开口处
肺泡（pulmonary alveoli） （图 16-5）	气体交换的部位 为多面形囊泡，腔面为肺泡上皮 相邻肺泡之间有肺泡隔

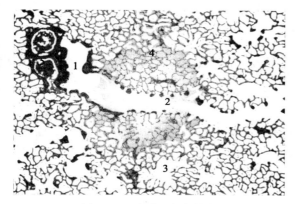

图 16-4　肺呼吸部光镜像
1. 呼吸性细支气管；2. 肺泡管；
3. 肺泡囊；4. 肺泡；5. 血管

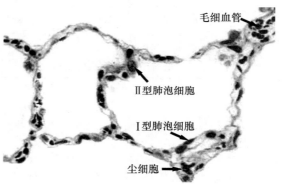

图 16-5　肺泡光镜像

1. 肺泡上皮：由Ⅰ型肺泡细胞和Ⅱ型肺泡细胞组成（图 16-6）。

	Ⅰ型肺泡细胞	Ⅱ型肺泡细胞
数量	少，但覆盖面积大	多，但覆盖面积小
光镜		嵌于Ⅰ型肺泡细胞之间 ➤ 细胞圆形或立方形 ➤ 细胞核圆形 ➤ 细胞质染色浅，呈泡沫状
电镜	细胞质内含大量吞饮小泡，含微小尘粒及表面活性物质	➤ 细胞表面有少量微绒毛 ➤ 细胞质内含线粒体和粗面内质网，高尔基复合体发达 ➤ 较多嗜锇性板层小体 　内含：磷脂、蛋白质和糖胺多糖
功能	构成气-血屏障	➤ 分泌形成表面活性物质（surfactant） ➤ 能够分裂增殖，并可分化为Ⅰ型肺泡细胞

　　表面活性物质　Ⅱ型肺泡细胞分泌并铺展于肺泡上皮表面形成的一层薄膜。可降低肺泡表面张力，从而减少吸气阻力，稳定肺泡大小。表面活性物质使肺泡大小稳定在一定范围。

功能状态	肺　泡	表面活性物质	肺泡表面张力	回缩力	结　　果
吸气末	扩大	稀薄	增大	增强	防止肺泡过于膨大
呼气末	缩小	浓厚	减小	降低	防止肺泡萎缩

2. 肺泡隔（alveolar septum）：相邻肺泡之间的薄层结缔组织。

组成特点：

➢ 丰富的弹性纤维——→使肺保持弹性。破坏弹性纤维——→形成肺气肿。

➢ 密集的毛细血管网——→保证气体交换。

➢ 内含成纤维细胞、巨噬细胞、浆细胞、肥大细胞等。

3. 气-血屏障（blood-air barrier）：

定义	肺泡内气体与血液内气体交换时所通过的结构
组成	肺泡表面液体层、Ⅰ型肺泡细胞、基膜、薄层结缔组织、毛细血管内皮基膜、内皮细胞
结构特点	很薄
其他	某些疾病时增厚——→气体交换障碍

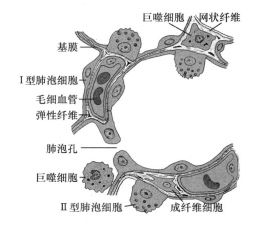

图 16-6　肺泡及肺泡孔高倍光镜结构模式图

4. 肺泡孔：

➢ 相邻肺泡之间相通的小孔，沟通相邻肺泡（图16-6）。

➢ 均衡肺泡内含气量，平衡肺泡内气压。

➢ 在管道阻塞时可侧支通气，防止肺泡塌陷。

➢ 构成炎症蔓延的通道。

5. 肺巨噬细胞（pulmonary macrophage）

来源	单核细胞
分布	广泛分布于肺间质，特别是肺泡隔内。可游走入肺泡腔中
功能	吞噬细菌、尘粒等异物。 吞噬了大量尘粒的肺巨噬细胞，称为尘细胞（dust cell）
吞噬异物后的结局	咳出体外；经淋巴管排出；沉积于肺间质

轻松记忆

【气管和肺的结构与功能】

气管上皮假复层，纤毛摆动有规律。
杯状细胞泌黏液，黏膜下层有腺体。
壁上软骨做支架，气体运送保畅通。
气管分支支气管，反复分支呈树状。
上皮渐变为单柱，杯状细胞渐减少。
腺体软骨亦见稀，壁上多是平滑肌。

三君远去不复现，呼吸部壁肺泡来。
Ⅰ型细胞体扁薄，气体交换易透过。
表面张力缩肺泡，Ⅱ型细胞来帮忙。
肺泡之间狭窄地，肺泡隔内藏玄机。
弹性纤维密密布，毛细血管绵绵织。
一朝间质侵异物，巨噬细胞显身手。
终末细支或堵塞，通气犹有肺泡孔。

轻松应试

一、填空题

1. 光镜下明显可见气管和支气管上皮与固有层之间的_____。固有层富含_____纤维，也常见_____组织，具有免疫功能。_____和固有层中的_____联合分泌 sIgA，释放入管腔内，发挥免疫防御作用。

2. 肺内导气部包括_____、_____、_____、_____和_____；肺的呼吸部包括_____、_____、_____和_____，其共同特点是管壁上均有_____的开口。

3. 终末细支气管的管壁结构特点是：上皮为_____，_____、_____和_____均已消失，平滑肌形成_____。

4. 肺泡上皮由_____和_____组成，肺泡表面大部分由_____覆盖。

5. 分布于相邻肺泡之间薄层结缔组织称为_____，其中含有丰富的_____和_____。

6. 肺内进行气体交换的部位是_____，它可以开口于_____、_____或_____。气体交换所要经过的结构称为_____，由_____、_____、_____、_____和_____组成。

二、选择题

【A 型题】

1. 以下成分中**不会**出现在气管上皮中的是
   A. 杯状细胞
   B. 纤毛细胞
   C. 刷细胞
   D. Clara 细胞
   E. 小颗粒细胞

2. 肺叶支气管到小支气管管壁主要结构变化，**错误**的是
   A. 上皮逐渐由假复层纤毛柱状变为单层纤毛柱状
   B. 杯状细胞逐渐减少
   C. 固有层内平滑肌逐渐增多
   D. 黏膜下层内的腺体逐渐减少
   E. 外膜中的透明软骨片逐渐减少

3. 终末细支气管管壁上具有的结构是
   A. 假复层纤毛柱状上皮
   B. 杯状细胞
   C. 腺体
   D. 软骨片

E. Clara 细胞

4. 呼吸性细支气管与终末细支气管的区别是
   A. 平滑肌增多
   B. 弹性纤维增多
   C. 管壁上出现肺泡开口
   D. 管径变大
   E. 上皮变为单层

5. 关于肺泡的描述，**错误**的是
   A. 是进行气体交换的场所
   B. 衬有Ⅰ型肺泡细胞和Ⅱ型肺泡细胞
   C. Ⅱ型肺泡细胞参与构成气-血屏障
   D. 相邻肺泡之间的间隔称为肺泡隔
   E. 肺泡隔富含弹性纤维和毛细血管

6. 关于肺巨噬细胞，**错误**的是
   A. 分布于肺间质内
   B. 也可出现在肺泡腔
   C. 由血液中的单核细胞分化而来
   D. 具有活跃的吞噬功能
   E. 对肺内血液具有滤过作用

7. 关于Ⅰ型肺泡细胞，**错误**的是
   A. 细胞扁平，含细胞核部分略厚
   B. 损伤后可增殖再生
   C. 细胞内吞饮小泡多
   D. 可将吸入的微尘运至肺间质
   E. 参与构成气-血屏障

8. 关于Ⅱ型肺泡细胞的描述，**错误**的是
   A. 细胞圆形或立方形
   B. 覆盖肺泡的大部分表面
   C. 细胞质内粗面内质网丰富、高尔基复合体发达
   D. 可增殖分化为Ⅰ型肺泡细胞
   E. 分泌表面活性物质

9. 分泌表面活性物质的细胞是
   A. Ⅰ型肺泡细胞
   B. Ⅱ型肺泡细胞
   C. 肺巨噬细胞
   D. 杯状细胞
   E. Clara 细胞

10. 以下哪种**不是**肺泡隔的成分
    A. 胶原纤维
    B. 弹性纤维
    C. 成纤维细胞
    D. 巨噬细胞
    E. 小颗粒细胞

11. 关于肺泡孔的描述，**错误**的是
    A. 是相邻肺泡之间相通的小孔
    B. 构成相邻肺泡之间的气体通路
    C. 能平衡相邻肺泡间气压，防止肺泡萎缩
    D. 保证了肺内血液循环的通畅
    E. 可以使炎症扩散

12. 关于气管壁结构描述，**错误**的是
    A. 分为黏膜、黏膜下层和外膜 3 层
    B. 上皮为假复层纤毛柱状
    C. 基膜明显
    D. 固有层内常见淋巴组织
    E. 黏膜下层中的气管腺为黏液性腺体

【B 型题】

(13～17 题共用备选答案)
   A. 纤毛细胞
   B. 杯状细胞
   C. 基细胞
   D. 刷细胞
   E. 小颗粒细胞

13. 可增殖分化为其他类型细胞的是

14. 能分泌黏液，参与形成黏液屏障的细胞是

15. 可能具有感受刺激作用的细胞是

16. 在气管上皮中数量最多的细胞是

17. 具有内分泌功能的细胞是

(18～22 题共用备选答案)
   A. Ⅰ型肺泡细胞
   B. Ⅱ型肺泡细胞
   C. 肺巨噬细胞
   D. Clara 细胞
   E. 杯状细胞

18. 分泌表面活性物质

19. 吞噬清除细菌、灰尘

20. 终末细支气管中数量较多的细胞

21. 分泌形成黏液

22. 参与构成气-血屏障

(23～27 题共用备选答案)
   A. Ⅰ型肺泡细胞
   B. Ⅱ型肺泡细胞
   C. 尘细胞
   D. 浆细胞
   E. 纤毛细胞

23. 分布于小支气管黏膜上皮中

24. 覆盖肺泡的大部分表面

25. 有增殖能力，能补充肺泡上皮细胞

26. 细胞质内含有嗜锇性板层小体

27. 参与分泌 SIgA

(28～32 题共用备选答案)
   A. 肺泡隔
   B. 肺泡管
   C. 肺泡孔
   D. 肺泡
   E. 肺泡囊

28. 能够均衡肺泡内的含气量

29. 多面形囊泡，为气体交换的部位

30. 感染时炎症扩散的通道

31. 薄层结缔组织构成

32. 呼吸性细支气管的分支

（33～37 题共用备选答案）

    A. 表面活性物质

    B. 结节状膨大

    C. 平滑肌

    D. 弹性纤维

    E. 毛细血管

33. 能够对肺泡内气流量进行调节的结构

34. 肺泡隔内含量丰富，被破坏时导致肺气肿

35. 肺泡隔内含量丰富，与肺泡内气体进行交换

36. 肺泡管管壁的特征性结构

37. 能够降低肺泡表面张力

【X 型题】

38. 属于肺内导气部的管道是

    A. 气管

    B. 小支气管

    C. 细支气管

    D. 终末细支气管

    E. 肺泡管

39. 肺泡隔中有

    A. 毛细血管

    B. 弹性纤维

    C. 巨噬细胞、成纤维细胞

    D. 表面活性物质

    E. 淋巴管和神经纤维

40. 肺内导气部随着管径变细，管壁结构的改变是

    A. 软骨片减少

    B. 腺体增多

    C. 平滑肌增多

    D. 弹性纤维减少

    E. 毛细血管减少

41. 肺小叶内有下列哪些结构

    A. 小支气管

    B. 细支气管

    C. 终末细支气管

    D. 呼吸性细支气管

    E. 肺泡

42. 下列哪些结构出现在呼吸性细支气管管壁上

    A. 单层立方上皮

    B. 结缔组织

    C. 腺体

    D. 肺泡开口

    E. 结节状膨大

43. 肺表面活性物质

    A. 由 I 型肺泡细胞分泌

    B. 由 II 型肺泡细胞分泌

    C. 由肺巨噬细胞分泌

    D. 主要成分为磷脂

    E. 能降低肺泡表面张力，稳定肺泡大小

44. I 型肺泡细胞的功能是

    A. 分泌表面活性物质

    B. 具有弹性，有利于肺泡回缩

    C. 参与构成气-血屏障

    D. 含有吞饮小泡较多，有转运作用

    E. 能分裂增殖，补充 II 型上皮细胞

45. II 型肺泡细胞的功能是

    A. 吞噬尘粒及细菌

    B. 能分裂增殖，补充 I 型肺泡细胞

    C. 分泌表面活性物质

    D. 覆盖肺泡表面大部分

    E. 分泌物是痰液的主要成分

46. 下列哪些成分属于肺间质

    A. Clara 细胞

    B. 弹性纤维

    C. 肺泡管

    D. 肺泡隔

    E. 肺巨噬细胞

三、名词解释

1. 肺泡隔（定义、结构组成）

2. 肺泡孔（定义）

3. 肺巨噬细胞（来源、分布、功能）

4. 气-血屏障（定义、结构组成）

四、问答题

1. 简述气管管壁的结构与功能特点。

2. 简述肺内导气部管壁结构的变化规律。

3. 简述Ⅱ型肺泡细胞的分布、结构及功能。

选择题参考答案

A 型题：

1. D　　2. A　　3. E　　4. C　　5. C　　6. E　　7. B　　8. B　　9. B　　10. E

11. D　　12. E

B 型题：

13. C　　14. B　　15. D　　16. A　　17. E　　18. B　　19. C　　20. D　　21. E　　22. A

23. E　　24. A　　25. B　　26. B　　27. D　　28. C　　29. D　　30. C　　31. A　　32. B

33. C　　34. D　　35. E　　36. B　　37. A

X 型题：

38. BCD　　39. ABCE　　40. AC　　41. BCDE　　42. ABD　　43. BDE

44. CD　　45. BC　　46. BDE

（杨　姝　周德山）

第17章 泌尿系统

- 泌尿系统（urinary system）由肾、输尿管、膀胱及尿道组成（图 17-1）。
- 功能：以形成尿液的形式排出机体的代谢废物，维持机体内环境的稳定和水与电解质的平衡。

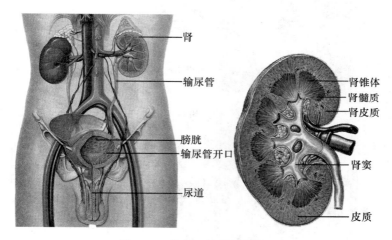

肾
输尿管
膀胱
输尿管开口
尿道

肾锥体
肾髓质
肾皮质
肾窦
皮质

图 17-1　泌尿系统构成模式图

一、肾

- 肾（kidney）形似蚕豆，内缘中部凹陷为肾门，为输尿管、血管、神经和淋巴管出入之处。
- 肾表面有纤维膜（被膜）。肾实质分为皮质和髓质两部分（图 17-1、17-2）。
- 肾皮质由皮质迷路和髓放线构成。
- 肾髓质由肾锥体构成，锥体间有肾柱分布。锥体尖突入肾小盏的部分为肾乳头，乳头管开口于此。
  - ◇ 每条髓放线与其周围的皮质迷路组成一个肾小叶（renal lobule），小叶间有血管走行。
  - ◇ 一个肾锥体与相连的皮质组成肾叶（renal lobe）。
- 肾实质由大量泌尿小管构成，小管间有少量结缔组织、血管和神经等构成的间质。
- 肾的基本结构功能单位为肾单位，每个肾约有 100 万个以上。

（一）肾单位

- 肾单位（nephron）由肾小体和肾小管组成（图 17-3）。
- 根据肾小体在皮质中深浅位置不同，可分为浅表肾单位（superfacial nephron）和髓旁肾单位（juxtamedullary nephron）。

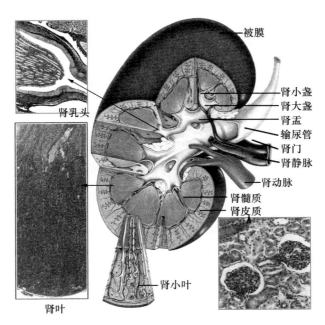

图 17-2　肾组织结构模式图

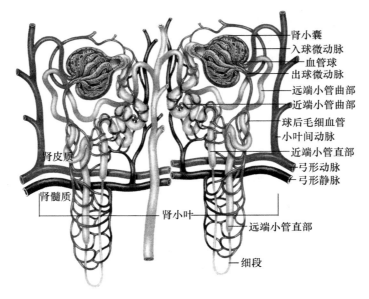

图 17-3　肾小叶与肾单位结构组成模式图

1. 肾小体

➤ 肾小体（renal corpuscle），又称为肾小球，直径约 200μm，由血管球（glomerulus）和肾小囊（renal capsule）组成（图 17-4）。

➤ 肾小体有血管出入的一端称为血管极，另一端（血管极对侧）称为尿极，此处与近端小管相连接。

（1）血管球（图17-4）

◇是位于肾小囊中的一团毛细血管，为有孔型毛细血管，孔上无隔膜，利于血液中小分子物质的滤出。

◇一条入球微动脉从血管极入肾小囊内，分成4～5支，每支再分出袢状的毛细血管。毛细血管汇成一条出球微动脉出肾小囊。

◇血管间有血管系膜支持。

◇血管基膜的主要成分为Ⅳ型胶原蛋白、层粘连蛋白和蛋白多糖，共同形成孔径为4～8nm的分子筛，在血液物质滤过中起关键作用。

（2）肾小囊（图17-4）

◇为肾小管起始部膨大凹陷而成的杯状双层囊。

◇外层（壁层）为单层扁平上皮，与近端小管曲部相连续。

◇反折部分为肾小囊内层（脏层）。

◇两层上皮间的腔隙为肾小囊腔，与近端小管曲部的腔相通。

◇内层的细胞（脏层）称为足细胞。

1）足细胞

①足细胞（podocyte）光镜下：

细胞体较大，凸向肾小囊腔。

细胞核染色较浅。

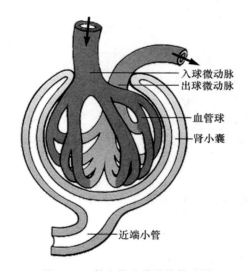

图 17-4　肾小体立体结构模式图

②足细胞扫描电镜下（图17-5）：

◇可见从细胞体伸出几支大的初级突起。

◇从初级突起上再分出许多指状的次级突起。

◇相邻初级突起发出的次级突起互相嵌合成栅栏状，紧贴在毛细血管基膜外面。

◇突起之间的裂隙，称为裂孔，孔上覆盖一层裂孔膜。

◇突起内含微丝。微丝的收缩可使突起移动而改变裂孔的宽度。

2）滤过屏障

◇血液流经血管球时，血浆内部物质经有孔内皮、基膜和足细胞裂孔膜滤入肾小囊腔，这 3 层结构称为滤过屏障（图 17-6），或称为滤过膜。

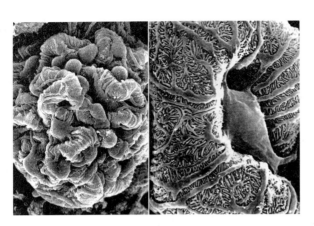

图 17-5 足细胞扫描电镜像

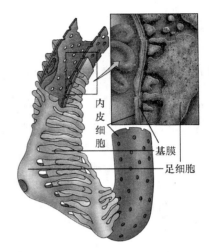

内皮细胞
基膜
足细胞

图 17-6 滤过屏障电镜结构模式图

◇ 一般分子量 70KD 以下、直径 4nm 以下的物质可通过，其中以带正电荷的物质易于通过。滤入肾小囊腔的滤液称为原尿。

◇ 成人一昼夜可形成约 180 升原尿。

◇ 若滤过膜受到损伤，大分子蛋白质甚至血细胞可从滤过膜漏出，出现蛋白尿或血尿。

3）血管系膜与系膜细胞

◇ 血管系膜（mesangium）又称为球内系膜（intraglomerular mesangium）。

◇ 位于血管球毛细血管之间，由系膜细胞（mesangial cell）和系膜基质组成。

◇ 系膜细胞在光镜下不易与内皮细胞相区分。

①透射电镜观察（图 17-7）：

◇ 细胞体呈星状，有突起，突起伸至内皮与基膜间，或伸入毛细血管腔内。细胞体和突起内有微管、微丝和中间丝。

◇ 细胞核较小，染色较深。

◇ 细胞质内有较发达的粗面内质网、核糖体、高尔基复合体、溶酶体和吞噬体或吞饮小泡，还可见少量分泌颗粒。

②功能：

◇ 合成基膜和系膜基质的成分。

◇ 吞噬和降解沉积在基膜上的免疫复合物，参与基膜更新和修复。

◇ 防止血管球因血管内压过高而扩张，维持毛细血管的管径稳定。

◇ 分泌肾素和酶等生物活性物质，调节血管球内血流量。

2. 肾小管

➤ 根据肾小管（renal tubule）结构和功能的不同，可分为近端小管（proximal tubule）、细段（thin segment）和远端小管（distal tubule）3 部分。

➤ 近端小管和远端小管又可分为曲部和直部。

➤ 近端小管直部、细段和远端小管直部构成 U 形的袢，称为髓袢（medullary loop）或称为肾单位袢（scending loop）、亨利袢（Henle loop）。

● 肾小管的结构特点（图 17-8）

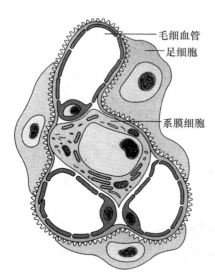

图 17-7　系膜细胞电镜结构模式图

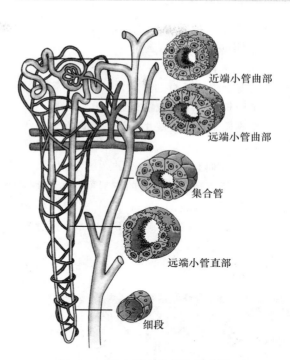

图 17-8　肾小管各段结构模式图

● 近端小管的结构与功能

➤ 近端小管曲部：由单层立方上皮构成。

◇ 光镜下 { 细胞体：立方形或锥形，细胞分界不清，细胞体较大。上皮细胞腔面有刷状缘。

细胞质：嗜酸性。

细胞核：圆形，位于近基底部。

◇ 电镜下
（图 17-9）
{
细胞体：

◇ 游离面：由大量微绒毛整齐排列形成。

◇ 微绒毛基部之间的细胞膜凹陷，形成顶小管和顶小泡，是细胞吞饮原尿中小
分子蛋白质的方式。顶小泡与溶酶体结合后，吞饮物被降解。

细胞侧面：富含侧突，相邻细胞侧突相互嵌合，故光镜下细胞分界不清。

细胞基部：

◇ 有发达的质膜内褶，内褶间富含纵向的杆状线粒体。

◇ 侧突和质膜内褶使细胞侧面及基底面面积扩大。

◇ 基部质膜内还富含 Na^+、K^+-ATP 酶（钠泵），可将细胞内钠离子泵出。

➤ 近端小管直部

◇ 结构与曲部基本相似。

◇ 上皮细胞较矮，微绒毛、侧突和质膜内褶等不如曲部发达。

➤ 功能：吸收原尿中几乎所有的葡萄糖、氨基酸、蛋白质和大部分水等，分泌氢离子和氨、
肌酐等。

● 细段

➤ 管径 $10\sim15\mu m$，管壁为单层扁平上皮。

➤ 细胞含细胞核部分突向管腔。

➤ 细胞质着色较浅，无刷状缘。

● 远端小管的结构与功能

➤ 远端小管直部光镜结构

管腔较大而规则。

◇ 管壁上皮细胞呈立方形，比近端小管的细胞小。

◇ 细胞核位于中央或靠近管腔。

◇ 细胞质染色较近端小管浅，游离面无刷状缘。

➤ 远端小管直部电镜观察

细胞游离面有少量短而小的微绒毛。

基部质膜内褶发达，长的内褶可伸达细胞顶部。

基部质膜有丰富的 Na^+、K^+-ATP 酶，能主动向间质运转 Na^+。

➤ 功能：吸收钠离子，但不吸收水，使肾锥体底至肾乳头的间质内的渗透压逐步升高，有利于集合小管浓缩尿液。

➤ 远端小管曲部（图 17-10）

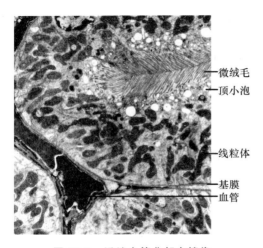

图 17-9　近端小管曲部电镜像

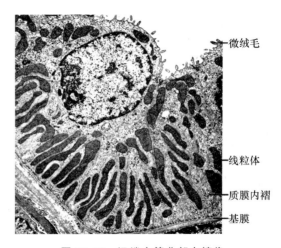

图 17-10　远端小管曲部电镜像

◇ 结构与直部相似，但质膜内褶不如直部发达。

➤ 功能：

吸收水、Na^+ 和排出 K^+、H^+、NH_3 的功能，对维持体液的酸碱平衡发挥重要作用。

◇ 醛固酮能促进此段重吸收 Na^+ 和排出 K^+。

◇ 抗利尿激素能促进此段对水的重吸收，使尿液浓缩，尿量减少。

（二）集合小管系

● 集合小管系（collecting tubule system）包括弓形集合小管、皮质集合小管和髓质集合小管 3 段。

● 集合小管的结构

◇ 光镜下：

◇ 管径由细（直径 $40\mu m$）变粗（直径 $200\sim300\mu m$）。

◇ 管壁上皮由单层立方增高为单层柱状，至乳头管处成为高柱状。

◇ 上皮细胞分界清楚。

◇ 细胞核圆，居中或靠近底部。

◇ 细胞质染色浅于远端小管，甚至清亮。

➤ 电镜下：

◇ 细胞器少，细胞游离面仅有少量短微绒毛，可见少量侧突和短小的质膜内褶。

➤ 功能：

进一步重吸收水和交换离子，使原尿进一步浓缩，并与远端小管曲部一样受醛固酮和抗利尿激素的调节。

（三）球旁复合体

● 球旁复合体（juxtaglomerular complex）又称为肾小球旁器，由球旁细胞、致密斑和球外系膜细胞组成（图 17-11）。

● 位于肾小体血管极，大致呈三角形，致密斑为三角形的底，入球微动脉和出球微动脉分别形成两条侧边，球外系膜细胞则位于三角区的中心。

1. **球旁细胞**　入球微动脉行至近肾小体血管极处，管壁中的平滑肌细胞转变为上皮样细胞，称为球旁细胞（juxtaglomerular cell）。

➤ 光镜下：

细胞体较大，呈立方形。

细胞核大而圆。

细胞质呈弱嗜碱性。

➤ 电镜下：

细胞质肌丝少，粗面内质网与高尔基复合体发达，有较多分泌颗粒；颗粒内含肾素。

球旁细胞和内皮细胞之间无内弹性膜和基膜相隔，易于分泌物释放入血。

2. **致密斑**　致密斑（macula densa）为远端小管靠近肾小体侧的上皮细胞形成的椭圆形斑（图 17-11）。

➤ 结构特点：

上皮细胞呈柱状，排列紧密。

◇ 基膜常不完整，细胞基部有细小而分支的突起，并可与邻近的球旁细胞和球外系膜细胞连接。

◇ 细胞质色浅。

◇ 细胞核椭圆形，位近细胞顶部。

➤ 功能：

◇ 致密斑是一种离子感受器，能敏锐地感受远端小管内滤液的 Na^+ 浓度变化。

◇ 当滤液内 Na^+ 浓度降低时，致密斑细胞将信息传递给球旁细胞，促进其分泌肾素，增强远端小管和集合管对 Na^+ 的重吸收，使血液 Na^+ 水平升高。

3. **球外系膜细胞**

➤ 球外系膜细胞（extraglomerular mesangial cell）又称为极垫细胞（polarcushion cell）。

➤ 球外系膜与球内系膜相延续，形态结构也与球内系膜细胞相似，并与球旁细胞、球内系膜

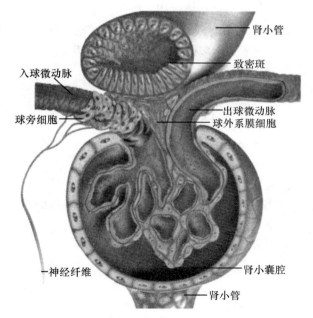

图 17-11　球旁复合体立体结构模式图

肾小管
致密斑
入球微动脉
出球微动脉
球外系膜细胞
球旁细胞
神经纤维
肾小囊腔
肾小管

细胞之间有缝隙连接。

> 在球旁复合体功能活动中，可能起信息传递作用。

（四）肾间质

- 为肾内的结缔组织、血管、神经等。
- 肾间质组织中含有一种特殊的间质细胞（interstitial cell）。
> 长轴与泌尿小管垂直。
> 电镜下可见具有分支的突起。
> 细胞质内除有较多细胞器外，还有嗜锇性脂滴。
> 间质细胞可合成纤维和基质，并能分泌前列腺素。

（五）肾的血液循环

肾血液循环的特点是：

- 肾动脉起于腹主动脉，短而粗，血流量大，速度快。
- 肾小体血管球的毛细血管两端均为微动脉，入球微动脉管径大于出球微动脉，使血管球内血流量大，血压高，便于滤过。
- 形成两次毛细血管，即血管球毛细血管和球后毛细血管网。球后毛细血管内血液胶体渗透压高，有利于肾小管重吸收物质入血。
- 与髓袢伴行的直小血管袢，有利于肾小管和集合小管的重吸收和尿液浓缩。
- 皮质血流量大，流速快；髓质血流量小，流速慢。

二、排尿管道

排尿管道包括输尿管、膀胱及尿道。其组织结构基本相似，均由黏膜、肌层和外膜组成，而黏膜由变移上皮和固有层结缔组织构成。

（一）输尿管

输尿管连接于肾盂与膀胱之间，其黏膜形成多条纵行的皱襞，故管腔呈星形。

- 黏膜表面的变移上皮较厚，有 4～5 层细胞，扩张时可变为 2～3 层。
- 输尿管上 2/3 段的肌层为内纵行、外环行两层平滑肌；下 1/3 段肌层增厚，为内纵行、中环行和外纵行三层。
- 外膜为疏松结缔组织。

（二）膀胱

膀胱是贮存尿液的器官。

- 黏膜：形成许多皱襞，仅膀胱三角处的黏膜平滑。固有层含较多弹性纤维。
> 光镜下：
膀胱空虚时

轻松记忆

【肾小体结构和功能】

肾小体似如球形，别名也称肾小球。
直径约为 200μm，血管球和囊构成。
前为有孔毛细管，隔膜一般不呈现。
后为杯状双层囊，脏层壁层和囊腔。
扁平上皮构壁层，内层细胞为脏层。
脏层就是足细胞，初次突起呈栅栏。
裂孔形成突起间，薄膜覆盖其上面，
紧紧贴于基膜外，滤过屏障共同建。
内皮基膜裂孔膜，别称又叫滤过膜，
滤过血液成原尿，成人 180 昼夜间。
回吸收由肾小管，贮于膀胱为终尿。

（毛细管＝毛细血管；血管球和囊构成，
即是血管球和肾小囊构成；
初次突起＝初级突起和次级突起；
成人 180 昼夜间＝成人昼夜间滤过血液 180 升）

◇ 变移上皮很厚，8～10 层细胞。

◇ 表层的细胞大，呈矩形，可见双核，又称为盖细胞。

膀胱充盈时

◇ 皱襞减少或消失。

◇ 上皮变薄，仅 3～4 层细胞，盖细胞也变扁。

➢ 电镜下：

盖细胞游离面细胞膜有内褶和囊泡。

◇ 膀胱充盈时：内褶可展开拉平。

◇ 细胞近游离面的细胞质较为浓密，可防止膀胱内尿液的侵蚀。

◇ 细胞间有极为发达的紧密连接。

● 肌层厚，由内纵、中环和外纵走行平滑肌组成，各层肌纤维相互交错，分界不清。中层环行肌在尿道内口处增厚为括约肌。

● 外膜除膀胱顶部为浆膜外，多为疏松结缔组织。

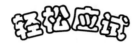

一、填空题

1. 肾实质中，每条＿＿＿＿＿＿＿＿及其周围的＿＿＿＿＿＿＿＿组成一个肾小叶。一个肾叶由一个＿＿＿＿＿＿＿＿与其相连的皮质组成。

2. 肾的结构和功能单位为＿＿＿＿＿＿＿＿，由＿＿＿＿＿＿＿＿和＿＿＿＿＿＿＿＿组成，前者由＿＿＿＿＿＿＿＿和＿＿＿＿＿＿＿＿组成；后者由＿＿＿＿＿＿＿＿、＿＿＿＿＿＿＿＿和＿＿＿＿＿＿＿＿组成。

3. 肾小体分为＿＿＿＿＿＿＿＿极和＿＿＿＿＿＿＿＿极，前者有＿＿＿＿＿＿＿＿和＿＿＿＿＿＿＿＿进出，后者与＿＿＿＿＿＿＿＿连接。

4. 血管球是＿＿＿＿＿＿＿＿分支，并相互吻合形成＿＿＿＿＿＿＿＿的毛细血管袢，后者汇合成一条＿＿＿＿＿＿＿＿，从血管极处离开肾小体。

5. 入球微动脉较出球微动脉＿＿＿＿＿＿＿＿，故血管球内的血压较一般毛细血管＿＿＿＿＿＿＿＿。

6. 肾小囊分壁层、肾小囊腔和脏层 3 部分。脏层由＿＿＿＿＿＿＿＿细胞构成，其次级突起间的空隙称为＿＿＿＿＿＿＿＿；肾小囊壁层为＿＿＿＿＿＿＿＿上皮，在＿＿＿＿＿＿＿＿极处与相连，在＿＿＿＿＿＿＿＿极处反折与＿＿＿＿＿＿＿＿相连。

7. 滤过屏障又称为＿＿＿＿＿＿＿＿，由＿＿＿＿＿＿＿＿、＿＿＿＿＿＿＿＿和＿＿＿＿＿＿＿＿ 3 层组成，其功能是＿＿＿＿＿＿＿＿。

8. 球旁复合体位于＿＿＿＿＿＿＿＿处，由＿＿＿＿＿＿＿＿、＿＿＿＿＿＿＿＿和＿＿＿＿＿＿＿＿组成。

9. 球旁细胞由近肾小体血管极处的入球微动脉中膜的＿＿＿＿＿＿＿＿细胞转变为＿＿＿＿＿＿＿＿样细胞，致密斑能够感受滤液中的＿＿＿＿＿＿＿＿浓度变化，将信息传递给＿＿＿＿＿＿＿＿，后者分泌＿＿＿＿＿＿＿＿。

10. 近端小管曲部的上皮细胞呈＿＿＿＿＿＿＿＿，细胞质呈＿＿＿＿＿＿＿＿，腔面有＿＿＿＿＿＿＿＿，电镜下观察是由＿＿＿＿＿＿＿＿组成，基底部有＿＿＿＿＿＿＿＿。

二、选择题

【A 型题】

1. 皮质迷路是指
   A. 肾小叶
   B. 近端小管曲部所在部位
   C. 髓放线之间的皮质
   D. 髓放线
   E. 相邻肾锥体之间的皮质

2. 肾间质细胞可分泌
   A. 前列腺素
   B. 雄激素结合蛋白
   C. 雄激素
   D. 红细胞生成素
   E. 血管紧张素

3. 肾单位的组成
   A. 肾小体、近端小管与远端小管直部和肾单位袢
   B. 肾小体、近端小管与远端小管曲部和肾单位袢
   C. 肾小体和集合小管系
   D. 肾小体和肾单位袢
   E. 肾小体和肾小管

4. 关于肾单位组成，哪一项**错误**
   A. 血管球
   B. 肾小囊
   C. 集合小管
   D. 近端小管
   E. 远端小管

5. 肾小体位于
   A. 肾锥体与髓放线
   B. 肾锥体
   C. 髓放线
   D. 皮质迷路和肾柱
   E. 皮质迷路和髓放线

6. 肾小体的特征，哪一项**错误**
   A. 由血管球和肾小囊组成
   B. 分血管极和尿极
   C. 尿极与远端小管曲部相连
   D. 血管极有入球微动脉和出球微动脉出入
   E. 致密斑位于血管极两条微动脉之间

7. 出球微动脉的描述，哪一项**错误**
   A. 由肾小体血管球毛细血管汇合而成
   B. 比入球微动脉细
   C. 可发出直小动脉
   D. 位于尿级
   E. 可分支形成球后毛细血管网

8. 肾小体血管球的描述，哪一项**错误**
   A. 为入球微动脉分支形成的袢状毛细血管
   B. 为有孔毛细血管
   C. 毛细血管内皮孔上一般有隔膜覆盖
   D. 毛细血管之间有血管系膜
   E. 袢状毛细血管汇合成一条出球微动脉

9. 肾小囊的描述，哪一项**错误**
   A. 肾小囊与肾小管相连的一端为肾小体的尿极
   B. 在血管极处肾小囊脏层返折与壁层细胞相连
   C. 肾小囊脏层细胞多突起
   D. 肾小囊壁层细胞为单层立方上皮
   E. 血管球滤过形成的原尿首先进入肾小囊腔

10. 肾小囊的特点是
   A. 为双层囊，血管球位于内层与外层之间
   B. 内层为立方上皮，与近端小管相连
   C. 外层为扁平上皮，包在毛细血管外面
   D. 不参与组成肾小体滤过膜
   E. 是肾小管起始端膨大并凹陷成的双层杯状囊

11. 足细胞的描述，哪一项**错误**
   A. 为肾小囊壁层细胞
   B. 形态特殊，有许多突起
   C. 细胞体较大，从细胞体上发出几个初级突起
   D. 每个初级突起又发出次级突起
   E. 突起间的孔隙称为裂孔，孔上有隔膜覆盖

12. 滤过膜的组成

A. 血管系膜、内皮、基膜、足细胞裂
孔膜

B. 有孔毛细血管内皮、基膜、足细胞裂
孔膜

C. 有孔毛细血管内皮、基膜、血管系膜

D. 内皮、基膜

E. 足细胞裂孔膜、基膜、血管系膜

13. 正常情况下，可通过肾小体滤过膜的物质
   A. 除大分子蛋白质以外的血浆成分
   B. 血浆的所有成分
   C. 除葡萄糖、氨基酸以外的血浆成分
   D. 除多肽、尿素等以外的血浆成分
   E. 含有少量红细胞和血浆成分

14. 下列哪项**不是**球内系膜细胞的功能
   A. 合成基膜和系膜基质的成分
   B. 参与构成滤过屏障
   C. 维持血管球毛细血管管径的稳定
   D. 分泌肾素和酶等生物活性物质
   E. 吞噬和降解沉积在基膜上的免疫复
   合物

15. 肾近端小管曲部的特征，哪一项**错误**
   A. 细胞呈锥体形或立方形，界限清楚
   B. 腔面有刷状绿
   C. 细胞基部有纵纹
   D. 细胞质嗜酸性
   E. 细胞侧面有侧突

16. 近端小管曲部的描述，哪一项**错误**
   A. 细胞质嗜酸性较强，染色较深
   B. 位于皮质迷路和肾柱
   C. 参与肾单位袢的构成
   D. 细胞为立方或锥体形，细胞分界不清
   E. 细胞游离面有微绒毛，基底面有质膜
   内褶

17. 远端小管曲部的特点，哪一项正确
   A. 细胞质染色较深，嗜酸性强
   B. 上皮细胞为立方形，染色浅
   C. 上皮细胞基部纵纹不明显
   D. 有明显的刷状缘
   E. 细胞分界不清

18. 球旁复合体包括
   A. 足细胞、球旁细胞、球外系膜细胞
   B. 球旁细胞、球内系膜细胞、球外系膜

细胞

C. 球外系膜细胞、远端小管细胞

D. 球旁细胞、致密斑、球外系膜细胞

E. 球旁细胞、致密斑、球内系膜细胞

19. 球旁细胞由哪种成分演变而成
   A. 出球微动脉的内皮细胞
   B. 近血管极处入球微动脉中膜平滑肌
   C. 近端小管曲部上皮细胞
   D. 球外系膜细胞
   E. 入球微动脉的内皮细胞

20. 球旁细胞可分泌
   A. 红细胞生成素
   B. 肾素
   C. 肾素和前列腺素
   D. 血管紧张素
   E. 前列腺素

21. 致密斑的功能为
   A. 分泌前列腺素
   B. 分泌血管紧张素
   C. 感受肾小管中钾离子浓度的变化
   D. 感受远端小管钠离子浓度的变化
   E. 感受近端小管钠离子浓度的变化

22. 关于集合小管，哪一项**错误**
   A. 仅分布在髓质
   B. 上皮可为单层立方或单层柱状
   C. 细胞界限较清楚
   D. 能重吸收水和交换离子，使尿液浓缩
   E. 功能受醛固酮和抗利尿激素的调节

23. 下列哪种血管内的胶体渗透压较高
   A. 入球微动脉
   B. 血管球毛细血管
   C. 出球微动脉
   D. 球后毛细血管
   E. 直小动脉

24. 下列关于肾血液循环的特点，哪一项**错误**
   A. 肾动脉直接来自腹主动脉，因此血流
   量大
   B. 肾小体血管球毛细血管两端均为微
   动脉
   C. 血管在肾内形成两次毛细血管，即血
   管球毛细血管和球后毛细血管网
   D. 髓质内直小血管袢与髓袢伴行

E. 肾内不同区域血流量基本一致

25. 正常情况下列哪种物质**不进入**肾小囊腔
   A. 水
   B. 代谢废物
   C. 血细胞
   D. 氨基酸
   E. 葡萄糖

26. 光镜下，远曲小管与近曲小管相比，哪一项**错误**
   A. 断面较多
   B. 腔大
   C. 上皮细胞分界较清楚
   D. 腔面一般无刷状缘
   E. 上皮细胞胞质嗜酸性较弱，着色较浅

27. 下列哪段血管与肾小管重吸收功能有直接关系
   A. 球后毛细血管
   B. 出球微动脉
   C. 小叶间动脉
   D. 入球微动脉

E. 小叶间静脉

28. 下列哪种管道的上皮细胞微绒毛最发达
   A. 近曲小管
   B. 远曲小管
   C. 细段
   D. 集合小管
   E. 远直小管

29. 膀胱的结构，哪一项正确
   A. 分为黏膜、黏膜下层和外膜三层
   B. 黏膜上皮为变移上皮
   C. 固有层含较多的腺体
   D. 外膜全部为浆膜
   E. 上皮细胞的层数和形态固定不变

30. 下列关于输尿管的描述中，哪一项**错误**
   A. 管壁由黏膜、肌层、外膜组成
   B. 上皮为变移上皮
   C. 上 2/3 段肌层为内纵、外环
   D. 下 1/3 段肌层为内纵、中环、外纵
   E. 外膜为浆膜

【B 型题】

(31～35 题共用备选答案)
   A. 肾小体
   B. 肾小管
   C. 肾单位
   D. 肾单位祥
   E. 球旁细胞

31. 肾小体和肾小管组成

32. 近端小管直部、细段和远端小管直部组成

33. 入球微动脉壁上的平滑肌细胞特化成内分泌细胞

34. 由血管球和肾小囊组成

35. 由近端小管、细段和远端小管组成

(36～38 题共用备选答案)
   A. 肾小体
   B. 近端小管曲部
   C. 集合小管
   D. 远端小管曲部
   E. 细段

36. 滤过血液形成原尿

37. 肾小体滤液（原尿）重吸收的主要场所

38. 由单层扁平上皮围成

(39～44 题共用备选答案)
   A. 近端小管
   B. 远端小管
   C. 细段
   D. 集合小管
   E. 肾单位祥

39. 管腔小而不规则，细胞界限不清，细胞质嗜酸性较强

40. 管腔规则，细胞弱嗜酸性，基底纵纹发达

41. 细胞为单层扁平上皮

42. 在髓质内与直小血管祥伴行

43. 细胞由立方形至高柱状，细胞界限清楚，细胞质清亮

44. 是原尿中成分重吸收的重要场所，且不受激素调节

(45～50 题共用备选答案)
   A. 球旁细胞
   B. 球内系膜细胞
   C. 足细胞

D. 肾间质细胞

E. 致密斑细胞

45. 分泌肾素

46. 感受钠离子浓度变化

47. 参与形成滤过屏障

48. 可以分泌前列腺素

49. 位于肾小体血管极侧并来源于平滑肌

50. 吞噬沉积在基膜的免疫复合物

（51～55 题共用备选答案）

A. 滤过屏障

B. 球旁复合体

C. 肾小囊脏层

D. 肾单位祥

E. 血管系膜

51. 有孔毛细血管内皮、基膜、足细胞裂孔膜构成

52. 致密斑、球旁细胞、球外系膜细胞构成

53. 足细胞构成

54. 球内系膜细胞和基质构成

55. 近端小管直部、细段、远近端小管直部

【X 型题】

56. 肾单位祥的组成

A. 近端小管直部

B. 细段

C. 远端小管直部

D. 集合小管

E. 远端小管曲部

57. 肾小囊的特点

A. 球形的双层囊

B. 壁层为单层扁平上皮

C. 脏层为包绕有孔毛细血管的足细胞

D. 肾小囊腔与近端小管曲部相通

E. 不参与组成肾小体的滤过屏障

58. 肾小体的滤过作用是由于

A. 毛细血管球的内皮细胞有孔

B. 基膜具有通透性

C. 裂孔膜具有通透性

D. 入球微动脉短粗，出球微动脉细长，使血管球内压较高

E. 血管球位于皮质迷路和髓放线内

59. 球旁细胞的特点

A. 接受从系膜细胞传来的信息

B. 细胞质内有分泌颗粒

C. 与内皮细胞之间无基膜和内弹性膜

D. 分泌血管紧张素

E. 分泌物释放入肾小囊腔

60. 致密斑的特点

A. 近血管极侧的远端小管细胞分化而成

B. 细胞呈高柱状

C. 基膜常不完整

D. 能吸收管腔内的电解质

E. 为离子感受器

61. 肾的血管描述哪些正确

A. 叶间动脉行于肾锥体内

B. 弓形动脉行于皮髓质之间

C. 入球微动脉比出球微动脉细

D. 小叶间动脉分出入球微动脉

E. 髓旁肾单位的出球微动脉发出出小动脉

62. 足细胞的描述哪些正确

A. 为具有突起的细胞

B. 细胞体较大突向肾小囊腔

C. 突起间的裂隙称为裂孔

D. 裂孔有膜覆盖，参与构成滤过屏障

E. 有吞噬功能

63. 组成肾单位的结构有

A. 肾小体

B. 球旁复合体

C. 皮质集合小管

D. 髓祥

E. 髓质集合小管

64. 细段的描述哪些正确

A. 各个肾单位内的细段长短相近

B. 是肾小管中重吸收作用最强的一段

C. 是肾小管中上皮最薄的一段

D. 参与组成髓祥

E. 行于髓放线和肾锥体内

65. 肾柱内可见

A. 球旁复合体

B. 远端小管曲部

C. 弓形集合小管

D. 近端小管曲部

E. 乳头管

66. 下列哪些结构与近端小管的重吸收功能有关

A. 细胞质内的线粒体

B. 细胞游离面的微绒毛

C. 上皮细胞顶部的顶小管和顶小泡

D. 细胞侧面的侧突

E. 细胞基底面的质膜内褶

67. 近曲小管与远曲小管哪些方面相似

A. 都分布在皮质迷路和肾柱中

B. 管壁上皮都是单层上皮

C. 细胞游离面都有发达的微绒毛

D. 都有重吸收功能

E. 功能都受醛固酮和抗利尿激素的调节

68. 下列哪些是肾内血液循环的特点

A. 血流量大，压力高

B. 肾髓质的血流量大于肾皮质

C. 有两次毛细血管网形成

D. 入球微动脉细，出球微动脉粗

E. 直血管袢与髓袢伴行

三、名词解释

1. 滤过屏障（组成和功能）

2. 球旁细胞（形成，结构和功能）

3. 致密斑（形成、结构和功能）

4. 足细胞（位置、结构和功能）

5. 血管球（位置、结构和功能）

6. 球内系膜细胞（分布、结构和功能）

7. 肾小囊（位置、结构和功能）

8. 近端小管曲部（结构和功能）

9. 远端小管曲部（结构和功能）

10. 集合小管（结构和功能）

四、问答题

1. 比较近端小管曲部与远端小管曲部结构及功能的异同。

2. 叙述肾小体的结构和功能。

3. 叙述球旁复合体的组成和功能。

4. 叙述肾小管组成、分布、结构和功能。

选择题参考答案

A 型题：

1. C 2. A 3. E 4. C 5. D 6. C 7. D 8. C 9. D 10. E

11. A 12. B 13. A 14. B 15. A 16. C 17. B 18. D 19. B 20. B

21. D 22. A 23. D 24. E 25. C 26. A 27. A 28. A 29. B 30. E

B 型题：

31. C 32. D 33. E 34. A 35. B 36. A 37. B 38. E 39. A 40. B

41. C 42. E 43. D 44. A 45. A 46. E 47. C 48. D 49. A 50. B

51. A 52. B 53. C 54. E 55. D

X 型题：

56. ABC 57. ABCD 58. ABCD 59. BC 60. ABCE 61. BDE

62. ABCD 63. AD 64. CDE 65. ABCD 66. ABCDE 67. ABD

68. ACE

（郭泽云）

第 18 章　男性生殖系统

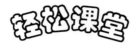

男性生殖系统
（图 18-1）
- 睾丸：产生精子，分泌雄激素等。
- 生殖管道（附睾 输精管 尿道）：营养、贮存和运输精子，促进精子成熟。
- 附属腺（前列腺 精囊 尿道球腺）：参与形成精液。
- 阴茎：外生殖器。

一、睾丸

（一）结构（图 18-2）

睾丸实质
- 生精小管
  - 生精细胞：精原细胞、初级精母细胞、次级精母细胞、精子细胞、精子。
  - 支持细胞：支持和营养生精细胞，对精子发生具有多方面的的重要功能。
- 睾丸间质：间质细胞，分泌雄激素
- 直精小管和睾丸网。

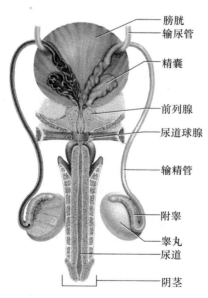

图 18-1　男性生殖系统组成模式图

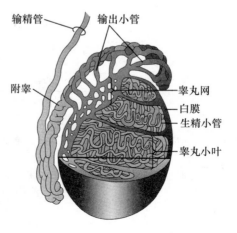

图 18-2　人睾丸与附睾立体结构模式图

（二）精子发生

1. 定义：精原细胞发育形成精子的过程。

203

2. 包括 3 个阶段：有丝分裂；减数分裂；精子形成。

精原细胞→→→初级精母细胞→→→次级精母细胞→→→精子细胞→→→精子
（有丝分裂）　　　（减数分裂Ⅰ）　　　　（减数分裂Ⅱ）　　（精子形成）
　（1）　　　　　　　　　　（2）　　　　　　　　　　　（3）

（三）精子形成（图 18-3）

1. 定义：精子细胞经过复杂的变态，由圆形的精子细胞逐渐转变为蝌蚪状的精子的过程。
2. 主要变化包括：

● 细胞核染色质高度浓缩，细胞核变长构成精子的头部。
● 高尔基复合体形成顶体位于细胞核的一侧。
● 中心粒迁移到顶体的对侧，发出轴丝，形成尾部。
● 线粒体聚集在轴丝近核段周围，形成线粒体鞘。
● 多余的细胞质脱落，形成残余体。

注意精子发生与精子形成是两个完全不同的概念，精子形成是精子发生的一个阶段，不再发生细胞分裂，而只有复杂的形态变化。

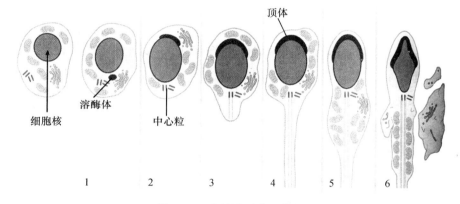

图 18-3　人精子形成示意图

（四）主要生精细胞的形态结构（图 18-4）

各级生精细胞的特点

细　　胞	位　　置	直　　径	形态结构	染色体数	其　　他
精原细胞	紧贴基膜	约 12μm	呈圆形或椭圆形	46，XY	生精细胞中的干细胞，可分裂增殖。分为 A、B 两型。B 型精原细胞经过数次分裂后分化为初级精母细胞
初级精母细胞	精原细胞近腔侧	约 18μm	体积较大，细胞核大，呈丝球状	46，XY	DNA 复制后进行第一次成熟分裂，形成 2 个次级精母细胞
次级精母细胞	靠近管腔	约 12μm	细胞圆形，细胞核圆形，染色较深	23，X 或 23，Y	不再进行 DNA 复制，很快进行第二次成熟分裂，形成 2 个精子细胞
精子细胞	近管腔	约 8μm	细胞呈圆形，细胞核圆，染色质致密	23，X 或 23，Y	不再分裂，经变态形成精子（精子形成过程）
精子	镶嵌在生精小管壁	约 60μm	形似蝌蚪，分头、尾两部	23，X 或 23，Y	

精子的结构 (图 18-5)

头部	● 正面观呈卵圆形，侧面观呈梨形 ● 头部内主要有一个染色质高度浓缩的细胞核 ● 细胞核的前 2/3 有顶体覆盖，顶体内含多种水解酶

尾部	● 又称为鞭毛，是精子的运动装置
	● 分为颈段、中段、主段和末段 4 部分，其中心是轴丝
	   ➤ 颈段：内主要是中心粒
	   ➤ 中段：外侧包裹线粒体鞘，为精子尾部的摆动提供能量
	   ➤ 主段：最长，外周有纤维鞘
	   ➤ 末端：短，仅有轴丝

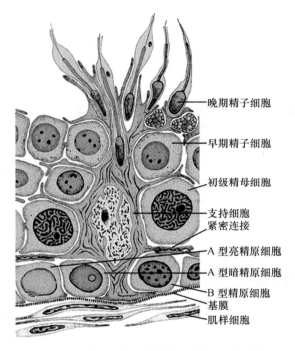

图 18-4　睾丸生精小管管壁电镜结构模式图

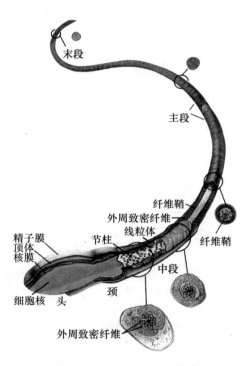

图 18-5　人精子电镜结构模式图

(五) 支持细胞

又称为 Sertoli 细胞。其形态结构如下表所示：

光镜下	电镜下

● 呈不规则高锥体形
● 轮廓不清楚
● 细胞质染色浅
● 细胞核呈椭圆形或三角形，核仁明显 (图 18-4)
	● 基底面附于基膜，顶部直达管腔，侧面和腔面有许多不规则凹陷，其内镶嵌着各级生精细胞
	● 细胞质中含有丰富的滑面内质网、发达的高尔基复合体和粗面内质网，许多线粒体和溶酶体，细胞顶端有微管和微丝
	● 相邻支持细胞侧面的细胞膜形成紧密连接，将生精上皮分成基底室和近腔室两部分
	   ➤ 基底室：位于生精上皮基膜和支持细胞紧密连接之间，内有精原细胞
	   ➤ 近腔室：位于紧密连接上方，内有精母细胞、精子细胞和精子

功能	<ul><li>对生精细胞起支持、营养和保护作用</li><li>微丝和微管的收缩可使生精细胞向腔面移动，分泌的液体有助于精子的运送，促使精子释放入管腔</li><li>吞噬和消化精子形成过程中脱落下来的残余细胞质</li><li>支持细胞的紧密连接参与形成血-生精小管屏障</li><li>支持细胞有旺盛的合成、分泌功能<ul><li>在 FSH 和雄激素的作用下，能合成雄激素结合蛋白（androgen-binding protein，ABP），ABP 与雄激素结合，以保持生精小管内雄激素的水平，促进精子发生</li><li>分泌抑制素（inhibin），抑制 FSH 的合成和分泌</li></ul></li></ul>

血-生精小管屏障（图 18-4）

定义：生精小管与血液之间的屏障。

组成：由睾丸间质的毛细血管内皮及基膜、结缔组织、生精上皮基膜和支持细胞紧密连接组成。其中紧密连接是构成血-生精小管屏障的主要结构。

（六）间质细胞

- 又称为 Leydig 细胞，有明显的年龄变化。
- 成群分布，细胞呈圆形或多边形，细胞核圆形，细胞质嗜酸性较强，具有分泌类固醇激素细胞的电镜结构特点，即丰富的滑面内质网、管状嵴线粒体、大量的脂滴。
- 主要功能：分泌雄激素，促进精子发生、男性生殖器官的发育与分化以及激发和维持男性第二性征和性功能等作用。

二、生殖管道

（一）附睾

精子在附睾中进一步成熟并获得运动能力。

输出小管	<ul><li>上皮由高柱状纤毛细胞和低柱状无纤毛细胞相间排列而成，故管腔面起伏不平（图 18-6）</li><li>低柱状细胞具有吸收和消化管腔内物质的功能</li><li>高柱状细胞的纤毛摆动有助于推动精子运行</li></ul>
附睾管	<ul><li>管腔规则，充满精子和分泌物。</li><li>其上皮为假复层柱状上皮，由主细胞和基细胞组成（图 18-7）</li><li>主细胞有分泌和吸收功能，其表面有成簇排列的粗而长的静纤毛</li></ul>
血-附睾屏障	<ul><li>位于主细胞近腔面的紧密连接处</li><li>保护成熟中的精子不受外界干扰，并将精子与免疫系统隔离</li></ul>

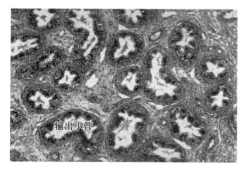

图 18-6 人睾丸输出小管光镜像

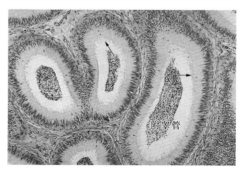

图 18-7 人附睾管光镜像，箭头所示为静纤毛

（二）输精管

- 是壁厚腔小的肌性管道。管壁由黏膜、肌层和外膜 3 层组成（图 18-8）。
- 黏膜：表面为假复层柱状上皮。
- 肌层：厚，由内纵、中环、外纵排列的平滑肌纤维组成。射精时，肌层作强力收缩，将精子快速射出。

三、附属腺

前列腺	<ul><li>呈栗形，环绕于尿道起始段</li><li>腺实质主要由 30～50 个复管泡状腺组成，有 15～30 条导管开口于尿道精阜两侧（图 18-9）</li><li>可分为 3 个带：尿道周带（黏膜腺）、内带（黏膜下腺）和外带（主腺）</li><li>主腺包在尿道的外围，占前列腺的大部分。腺泡上皮形态多样，腔内可见分泌物浓缩形成的圆形嗜酸性板层小体，称前列腺凝固体（prostatic concretion），随年龄的增长而增多，甚至钙化，形成前列腺结石</li><li>前列腺的活动主要受雄激素调节</li><li>老年时易发的前列腺肥大，主要是黏膜腺和黏膜下腺增生所致</li></ul>
精囊	<ul><li>一对蟠曲的囊状器官</li><li>分泌弱碱性液体，内含果糖、前列腺素等，对精子活动和营养均有重要作用</li></ul>
尿道球腺	<ul><li>一对豌豆状的复管泡状腺</li><li>分泌的黏液于射精前排出，有润滑尿道的作用</li></ul>

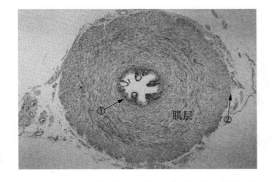
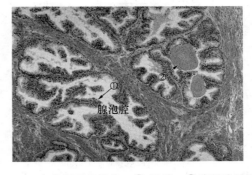

图 18-8　人输精管光镜像：① 黏膜；②外膜　　**图 18-9　人前列腺光镜像**：① 皱襞；②前列腺凝固体

四、阴茎

- 男性外生殖器官，主要由两个阴茎海绵体和一个尿道海绵体构成。
- 海绵体
 ➤ 即勃起组织，主要由大量不规则的血窦和结缔组织小梁组成。
 ➤ 阴茎深动脉的分支螺旋动脉穿行于小梁中，并与血窦相通。
 ➤ 海绵体外包以致密结缔组织构成的坚韧白膜。静脉则多位于海绵体周边部白膜下方。
 ➤ 一般情况下，流入血窦的血液很少，血窦呈裂隙状，海绵体柔软。
 ➤ 当大量血液流入血窦，血窦充血而胀大，白膜下的静脉受压，血液回流一时受阻，海绵体变硬，阴茎勃起。

轻松记忆

【睾丸的结构与功能】	【精子发生过程】
睾丸实质有小管，两种细胞在中间。	精原细胞是起始，有丝分裂来增殖。
生精细胞产精子，精子发生三阶段。	初级精母个最大，减数分裂变次级。
支持细胞像保姆，功能多多保精产。	次级精母再分裂，染色体数减一半。
小管外面是间质，间质细胞泌雄素。	精子细胞是圆形，不再分裂形态变。
雄激素的功能多，调节生殖促性征。	精子有头也有尾，蝌蚪形状人人爱。

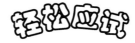

一、填空题

1. 生精上皮由_____和_____两种细胞组成。

2. 血-生精小管屏障由_____、_____、_____和_____组成。

3. 生精细胞包括_____、_____、_____、_____和_____。

4. 青春期，生精小管管壁主要由_____和_____两种细胞构成。

5. 精子尾部是精子的运动装置，分为_____、_____、_____和_____4个部分。

6. 精子细胞经过复杂的形态变化成为精子，此过程称为_____。

7. 一个初级精母细胞形成_____个精子细胞，同时，染色体核型由_____变成_____或_____。

8. 精子中段有_____，供给精子活动所需能量。

9. 在精子形成过中，精子细胞中的_____发出轴丝，形成尾部；_____形成顶体，覆盖在核的头端。

10. 附睾由_____和_____组成。

11. 精子形成过程中的残余体由_____吞噬。

12. 在睾丸生精上皮中，相邻支持细胞侧面形成_____，将生精上皮分成_____和_____两部分。

13. 支持细胞能分泌_____，保持生精小管内雄激素水平，促进精子发生。

14. 生精小管在邻近睾丸纵隔处变为短而直的管道，称为_____。

15. 附属腺包括_____、_____和_____。

16. 精液由_____和_____组成。

17. 生精细胞中，_____存在的时间较短，故在生精小管的切片标本中不易见到。

18. 精子发生包括三个阶段：①_____；②_____；③_____。

19. 前列腺腔内可见分泌物浓缩形成圆形、嗜酸性板层小体，称为_____，它随年龄的增长而增多，甚至钙化形成_____。

20．附睾输出小管上皮由_____和_____两种细胞相间排列而成，故管腔面呈波浪状起伏不平。

二、选择题

【A 型题】

1．以下关于生精小管的描述，哪一项**错误**
  A．每个睾丸小叶中含 1～4 条生精小管
  B．高度弯曲的上皮性管道
  C．管壁由生精上皮构成，上皮下无基膜
  D．生精上皮下基膜明显
  E．生精上皮由生精细胞和支持细胞构成

2．下列关于生精细胞的描述，哪一项**错误**
  A．代表男性生殖细胞的不同发育阶段
  B．最幼稚的生精细胞为精原细胞
  C．镶嵌在支持细胞之间
  D．生精细胞在促性腺激素作用下增殖分化形成精子
  E．只能进行减数分裂

3．下列描述，哪一项正确
  A．初级精母细胞的染色体核型为 23，X 或 23，Y
  B．初级精母细胞体积较大，细胞核大呈丝球状
  C．初级精母细胞进行第一次减数分裂历时较短
  D．次级精母细胞在生精小管切片中易观察到
  E．次级精母进行 DNA 复制后进入第二次减数分裂

4．以下关于精子细胞的描述，哪一项**错误**
  A．1 个初级精母细胞分裂形成 2 个精子细胞
  B．不再分裂，经复杂的形态变化形成精子
  C．染色体核型为 23，X 或 23，Y
  D．靠近管腔，细胞圆形；细胞核圆形，染色质致密
  E．细胞内含线粒体、高尔基复合体和中心粒等

5．以下关于精子的描述，哪一项**错误**
  A．由精子细胞变态形成
  B．精子一旦形成，便具有了运动能力
  C．精子形似蝌蚪，分头尾两部
  D．精子镶嵌于支持细胞的腔面或侧面
  E．精子尾部是精子的运动装置

6．以下关于精子形成的描述，哪一项**错误**
  A．精子细胞变态形成精子的过程
  B．精子头部主要由细胞核和顶体构成
  C．中心粒发出轴丝形成尾部
  D．粗面内质网形成顶体
  E．多余细胞质脱落

7．以下关于支持细胞的描述，哪一项**错误**
  A．为生精上皮的组成细胞之一
  B．光镜下，细胞轮廓不清，呈不规则锥体形
  C．细胞侧面及腔面镶嵌着各级生精细胞
  D．细胞核不规则，着色浅
  E．细胞基底面宽大，顶部不到达腔面

8．下列关于支持细胞功能的描述，哪一项**错误**
  A．对生精细胞起支持、保护和营养作用
  B．合成和分泌雄激素，促进精子发生
  C．吞噬精子形成过程中脱落下来的残余胞质
  D．合成和分泌雄激素结合蛋白
  E．参与构成血-生精小管屏障

9．以下关于附睾的描述，哪一项**错误**
  A．由输出小管和附睾管组成
  B．精子在附睾中获得运动能力
  C．位于睾丸前方
  D．分头、体、尾 3 部分
  E．具有重吸收、分泌、合成和免疫功能

10．以下关于间质细胞的描述，哪一项**错误**
  A．位于睾丸间质中
  B．常成群分布，体积较大，细胞呈圆形或多边形
  C．具有分泌类固醇激素细胞的电镜结构

特点，分泌雄激素

　　D. 细胞质嗜酸性

　　E. 参与构成血-生精小管屏障

11. 以下关于前列腺的描述，哪一项**错误**

　　A. 腺泡上皮为假复层柱状上皮

　　B. 腺实质为复管泡状腺

　　C. 腺泡形态不规则，有较多皱襞

　　D. 腺腔内可见分泌物形成的嗜酸性板层小体

　　E. 环绕于尿道起始段

12. 成人生精小管管壁的生精上皮由哪些细胞组成

　　A. 支持细胞和间质细胞

　　B. 支持细胞和生精细胞

　　C. 间质细胞和生精细胞

　　D. 支持细胞和精原细胞

　　E. 支持细胞和精母细胞

13. 关于精液的组成，哪一项正确

　　A. 前列腺分泌物和精子

　　B. 精子和附睾分泌物

　　C. 前列腺和精囊分泌物

　　D. 附属腺和生殖管道的分泌物及精子

　　E. 附属腺和生殖管道的分泌物

14. 以下关于输出小管的描述，哪一项**错误**

　　A. 是与睾丸网相连的弯曲小管

　　B. 上皮由假复层纤毛细胞组成

　　C. 纤毛的摆动有助于推动精子向前移动

　　D. 构成附睾头的大部

　　E. 远端与附睾管相连

15. 关于精子尾部的描述中，哪一项**错误**

　　A. 是精子的运动装置

　　B. 颈段很短，主要为中心粒

　　C. 中段短，主要由轴丝和线粒体鞘构成

　　D. 主段长，主要由轴丝、线粒体鞘和纤维鞘构成

　　E. 末段短，没有纤维鞘

【B型题】

(16～20题共用备选答案)

　　A. 支持细胞

　　B. 类肌细胞

　　C. 精子细胞

　　D. 间质细胞

　　E. 精原细胞

16. 位于生精上皮基膜外侧的扁平细胞，具有收缩功能

17. 能分泌雄激素

18. 经形态变化形成精子

19. 生精细胞中的干细胞

20. 具有吞噬作用的细胞

(21～25题共用备选答案)

　　A. 精原细胞

　　B. 初级精母细胞

　　C. 次级精母细胞

　　D. 精子细胞

　　E. 精子

21. 体积较大，细胞核圆形，染色质常呈丝球状的生精细胞

22. 很快进入第二次减数分裂，存在时间短，不易在切片中观察到的生精细胞

23. 最幼稚的生精细胞

24. 靠近管腔，不再分裂，染色体核型为23X或23Y的圆形细胞

25. 形似蝌蚪，分头，尾两部分

(26～30题共用备选答案)

　　A. 生精小管

　　B. 直精小管

　　C. 附睾管

　　D. 输出小管

　　E. 输精管

26. 壁厚，腔小的肌性管道

27. 高度弯曲的上皮性管道，可产生精子

28. 位于睾丸纵隔处，短而直的管道

29. 一端连于睾丸网，一端进入附睾管，管腔起伏不平

30. 一条长4～6m极度蟠曲的管道，上皮为假复层柱状上皮

(31～35题共用备选答案)

　　A. 高尔基复合体

　　B. 中心粒

　　C. 线粒体鞘

　　D. 微丝和微管

　　E. 精子质膜

31. 即精子表面的细胞膜

32. 形成顶体，内含多种水解酶
33. 发出轴丝，形成精子尾部
34. 供给精子尾部活动所需能量

35. 支持细胞内什么收缩，可使生精细胞向腔面移动

【X 型题】

36. 支持细胞的功能有
    A. 支持、保护和营养各级生精细胞
    B. 合成和分泌雄激素
    C. 吞噬精子形成过程中脱落下来的残余细胞质
    D. 合成和分泌雄激素结合蛋白
    E. 参与构成血-生精小管屏障

37. 血-生精小管屏障的组成包括
    A. 有孔毛细血管的内皮及基膜
    B. 生精上皮基膜及结缔组织
    C. 类肌细胞
    D. 胶原纤维
    E. 支持细胞紧密连接

38. 下列关于前列腺的描述，哪些正确
    A. 环绕尿道起始部的复管泡状腺
    B. 一对蟠曲的囊状器官
    C. 腺腔内有嗜酸性板层小体
    D. 腺泡形态不规则，有较多皱襞
    E. 导管开口于尿道

39. 下列关于间质细胞的描述，哪些正确
    A. 支持、保护和营养各级生精细胞
    B. 合成和分泌雄激素
    C. 细胞体积较大，常成群分布
    D. 细胞质嗜酸性，有分泌类固醇激素细胞的特点
    E. 参与构成血-生精小管屏障

40. 下列关于精子结构的描述，哪些正确
    A. 形似蝌蚪，分头尾两部
    B. 头部细胞核的头端覆盖顶体
    C. 尾部主段最长，含线粒体鞘
    D. 尾部末段的轴丝外包有纤维鞘
    E. 中性粒发出轴丝，由 9＋2 排列的微管构成

41. 下列关于初级精母细胞的描述，哪些正确
    A. 位于精原细胞近腔侧
    B. 存在时间短，在生精小管切片中不易见到

    C. 体积大，细胞核大而园，染色质常呈丝球状
    D. 染色体核型 46XY
    E. 不进行 DNA 复制

42. 下列关于次级精母细胞的描述，哪些正确
    A. 位于精原细胞近腔侧
    B. 存在时间短，在生精小管切片中不易见到
    C. 体积大，细胞核大而圆，染色质常呈丝球状
    D. 染色体核型 23X 或 23Y
    E. 不进行 DNA 复制

43. 下列哪些描述是精子形成过程中发生的变化
    A. 细胞核高度浓缩，移向细胞一侧
    B. 不进行 DNA 复制，快速进入第二次减数分裂
    C. 高尔基复合体形成顶体，覆盖在细胞核的头端
    D. 中心粒发出轴丝，形成尾部
    E. 形成线粒体鞘聚于轴丝近端，多余细胞质脱落

44. 下列关于支持细胞形态结构的描述，哪些正确
    A. 光镜下，细胞呈不规则高锥体形，轮廓不清
    B. 电镜下，细胞质内有丰富的滑面内质网、发达的高尔基复合体和粗面内质网
    C. 可通过有丝分裂进行增殖
    D. 相邻的支持细胞侧面形成紧密连接，参与构成血-生精小管屏障
    E. 细胞核圆形，染色质深染，核仁明显

45. 下列关于附睾的描述，哪些正确
    A. 位于睾丸后上方，分头、体、尾 3 部分
    B. 具有重吸收、分泌、合成和免疫屏障

的功能

C. 精子在附睾中获得主动运动的能力

D. 实质由输出小管和附睾管组成

E. 为精子储存、进一步成熟提供适宜的内环境

三、名词解释

1. 精子发生（定义、阶段）

2. 血-生精小管屏障（定义、组成）

3. 精子形成（定义）

四、问答题

1. 试述睾丸支持细胞的光、电镜结构及其功能。

2. 试述精子形成的定义及主要变化。

3. 试述精子的光、电镜结构。

选择题参考答案

A 型题：

1. C　　2. E　　3. B　　4. A　　5. B　　6. D　　7. E　　8. B　　9. C　　10. E

11. A　　12. B　　13. D　　14. B　　15. D

B 型题：

16. B　　17. D　　18. C　　19. E　　20. A　　21. B　　22. C　　23. A　　24. D　　25. E

26. E　　27. A　　28. B　　29. D　　30. C　　31. E　　32. A　　33. B　　34. C　　35. D

X 型题：

36. ACDE　　37. ABE　　38. ACDE　　39. BCD　　40. ABE　　41. ACD　　42. BDE

43. ACDE　　44. ABD　　45. ABCDE

（徐　健）

第 19 章　女性生殖系统

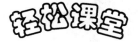

```
                      ┌ 卵巢：产生卵子和性激素————————生殖腺
                      │ 输卵管：输送卵子、卵子受精部位 ┐
女性生殖系统的组成 ┤ 子宫：孕育胎儿的器官           ├ 生殖管道
                      │ 阴道                           │
                      │ 外生殖器                       ┘
```

乳腺：为附属腺，不属于生殖系统，但其变化与生殖系统功能密切相关。

一、卵巢 （ovary）

一般结构：

为一对略扁的椭圆形器官，借卵巢系膜附着在子宫阔韧带的后叶上（图 19-1）。

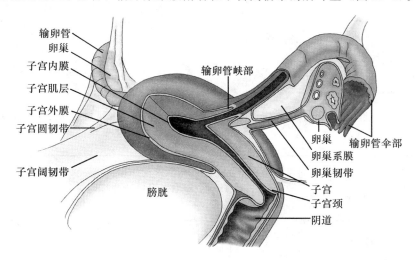

图 19-1　卵巢、输卵管和子宫解剖立体结构模式图

- 表面：单层扁平或单层立方细胞构成的表面上皮（图 19-2、19-3）。
- 白膜：为上皮下面薄层的致密结缔组织。
- 分为皮质和髓质，二者分界不明：
1. 皮质
- 较厚，含卵泡、黄体和闭锁卵泡等。
- 卵泡间的结缔组织基质富含网状纤维和梭形的基质细胞。

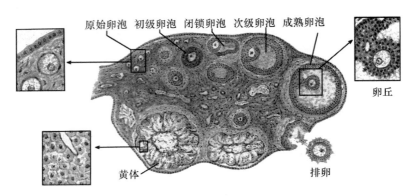

图 19-2 卵巢光镜结构模式图

2. 髓质
- 狭小，为疏松结缔组织。
- 含有较多的血管、淋巴管和神经。
- 近卵巢门处有少量平滑肌及门细胞。

卵巢在不同年龄段的变化:

➤ 不同时期两侧卵巢所含原始卵泡数量:

新生儿	70 万～200 万个
幼年时	30 万～40 万个
青春期	4 万个
40 岁～50 岁	几百个

➤ 不同时期两侧卵巢卵泡的功能及结构变化:

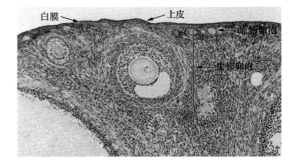

图 19-3 猫卵巢局部结构低倍光镜像

青春期（13～18 岁） 至 更年期（45～55 岁）	1. 卵巢在垂体分泌的促性腺激素的作用 2. 每隔 28 天左右有一个卵泡发育成熟并排卵 3. 左右卵巢交替排卵
女子 30～40 年的生育期内	1. 两侧卵巢共排出卵细胞 400～500 个 2. 其余卵泡均于不同年龄先后退化为闭锁卵泡
更年期（45～55 岁）	1. 卵巢功能逐渐减退，月经渐停，进入绝经期 2. 绝经期后的卵巢不再排卵，卵巢内结缔组织增生，表面常凹凸不平

（一）卵泡的发育与成熟

- 卵泡由一个卵母细胞和其周围的单层或多层的卵泡细胞构成。
- 卵泡在生长发育过程中，结构发生一系列的变化:

$$分为 4 个时期 \begin{cases} 原始卵泡（primordial follicle） \\ 初级卵泡（primary follicle） \\ 次级卵泡（secondary follicle） \\ 成熟卵泡（mature follicle） \end{cases}$$ 生长卵泡

1. 原始卵泡

➢ 位于皮质浅部，数量最多，体积最小（图 19-2）。

➢ 由一个初级卵母细胞（primary oocyte）和单层扁平的卵泡细胞（follicular cell）构成。

（1）初级卵母细胞：

光镜结构特点	
细胞体	圆形，体积较大
细胞核	大而圆，染色质细疏，着色浅，核仁大而明显
电镜结构特点	
细胞质	细胞器丰富，除含有一般的细胞器外，细胞核周处有层状排列的滑面内质网，称为环层板；可见内质网与细胞核膜相连，可能与细胞核和细胞质间的物质传递有关
细胞来源	
由卵原细胞分在胚胎时期裂分化而成，随后开始第一次成熟分裂，并长期（12～50 年不等）停留于分裂前期，直至排卵前才完成第一次成熟分裂	

（2）卵泡细胞：

细胞	体积小，扁平形
基膜	在细胞与外周结缔组织之间有薄层基膜
功能	具有支持和营养卵母细胞的作用，二者之间有许多缝隙连接

2. 初级卵泡

➢ 定义：指卵泡细胞间未出现液腔的卵泡（图 19-2）。

➢ 来源：由原始卵泡发育而成。

➢ 组成：初级卵母细胞和单层或多层的卵泡细胞组成。

➢ 初级卵母细胞的结构特点（图 19-4）：

卵母细胞	体积增大
	细胞质内的各种细胞器增多
	细胞核变大，呈泡状，核仁深染
卵泡细胞	由扁平形变为立方形或柱状，细胞层数也随之增殖为多层（5～6 层）
	细胞质内的各种细胞器增多
	细胞间可见考尔-爱克斯诺小体（Call—Exner body）；数量不断增多；其腔内含卵泡细胞分泌物，参与卵泡液的形成
透明带	位于卵母细胞和卵泡细胞之间
	一层较厚的富含糖蛋白的嗜酸性膜
	由卵母细胞和卵泡细胞共同分泌形成
卵泡膜	由卵泡周围的结缔组织梭形细胞逐渐密集形成与卵泡细胞之间隔以较厚的基膜
卵周间隙	位于卵母细胞和卵泡细胞之间
	两种细胞均向间隙内伸出微绒毛（卵泡细胞伸出突起）
	细胞之间以桥粒和缝隙连接相连

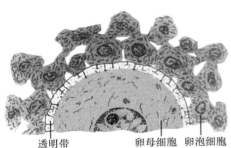

透明带　　卵母细胞　卵泡细胞

图 19-4　初级卵泡电镜结构模式图

◇ 初级卵泡的结构意义：

◇ 有利于卵泡细胞将营养物质输送给卵母细胞。

◇ 有利于细胞间交换物质、沟通信息、协调功能。

◇ 透明带：对精子与卵细胞间的相互识别和特异性结合有重要意义

3. 次级卵泡

➤ 定义：指卵泡细胞间出现液腔的卵泡（图 19-2、19-5）。

➤ 来源：由初级卵泡继续发育而成，并与初级卵泡合称为生长卵泡。

➤ 次级卵泡的结构特点：

卵泡腔	当卵泡细胞增至 8~12 层时，细胞之间出现一些大小不等的液腔，并逐渐合并为一个较大的腔，即卵泡腔（follicular cavity）。此时的卵泡又称为囊状卵泡（vesicular follicle）
颗粒层	分布在卵泡腔周边的卵泡细胞构成卵泡壁，称为颗粒层（stratum granulosum）；颗粒层的细胞称为颗粒细胞（granulosa cell）
卵泡液	卵泡腔内充满由颗粒层细胞（卵泡细胞）分泌物和卵泡膜血管渗出物组成的卵泡液，内含营养物质、透明质酸、性激素以及多种生物活性物质，对卵泡的发育成熟有重要作用
卵丘	随着卵泡液增多和卵泡腔扩大，初级卵母细胞及其周围的卵泡细胞被挤到卵泡的一侧，形成一个凸向卵泡腔的丘状隆起，称为卵丘（cumulus oophorus）
放射冠	放射冠（corona radiata）指紧靠透明带的一层柱状、呈放射状排列卵泡细胞
初级卵母细胞	体积达到最大
卵泡膜	逐渐分化为内、外两层： ➤ 内膜层（theca interna）：较多的多边形或梭形的膜细胞，具有分泌类固醇激素细胞的结构特征。含丰富的毛细血管 ➤ 外膜层（theca externa）：细胞较少，血管也较少，胶原纤维较多；含少量平滑肌纤维

4. 成熟卵泡（mature follicle）

➤ 定义：成熟卵泡是卵泡发育的最后阶段（图 19-2）。

➤ 成熟卵泡的结构特点：

卵泡体积	很大，直径可达 20mm，并向卵巢表面突出
卵泡腔	很大
颗粒层	变薄，颗粒细胞不再增殖
初级卵母细胞	恢复成熟分裂 在排卵前 36~48 小时完成第一次成熟分裂，产生一个次级卵母细胞（secondary oocyte）和一个很小的第一极体（first ploar body） 次级卵母细胞随即进入第二次成熟分裂，停止于分裂中期

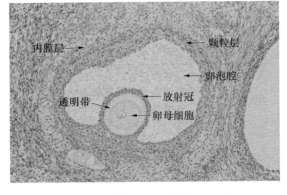

内膜层　　　　　　　　　　　颗粒层

卵泡腔

透明带　　　　　　放射冠

卵母细胞

图 19-5　初级卵泡电镜结构模式图

➢ 卵泡主要分泌雌激素：

● 雌激素合成的"两细胞学说"（图 19-6）：在 FSH 和 LH 的作用下，膜细胞合成的雄激素透过基膜进入颗粒细胞，在芳香化酶系的作用下将雄激素转变为雌激素。

● 合成的雌激素小部分进入卵泡腔，大部分释放入血，调节子宫内膜等靶器官的活动。

（二）排卵（ovulation）

人每个月经周期有若干个原始卵泡生长发育，但通常只有一个卵泡发育成熟，并排卵。

● 定义：成熟卵泡破裂，次级卵母细胞自卵巢排出的过程称为排卵。

● 排卵时间：约在月经周期的第 14 天。

● 具体过程（图 19-7）：

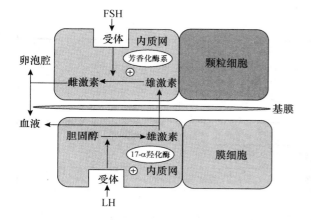

图 19-6　颗粒细胞与膜细胞协同合成雌激素示意图

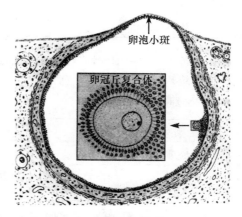

图 19-7　成熟卵泡光镜结构模式图
示卵丘和卵泡小斑

➢ 排卵前，垂体释放大量 LH，成熟卵泡内的卵泡液剧增，卵泡更向卵巢表明突出。

➢ 卵泡壁、白膜和表面上皮变得更薄，局部缺血，形成一个圆形透明的卵泡小斑（follicular stigma）。

➢ 卵丘与卵泡壁分离，小斑处的结缔组织被胶原酶和透明质酸酶解聚。

➢ 颗粒细胞在 LH 作用下合成的前列腺素使卵泡膜外层的平滑肌收缩，最终导致小斑破裂。

➢ 卵母细胞及其周围的透明带和放射冠随卵泡液一同从卵巢排出，经腹膜腔进入输卵管。

● 归宿：次级卵母细胞若在排出后 24 小时之内未受精则退化，若受精则完成第二次成熟分裂而形成一个成熟的卵细胞（ootide）和一个小的第二极体（secondary polar body）。

● 结果：卵母细胞经过两次成熟分裂，卵细胞的染色体数目减半，从二倍体细胞（46，XX）变为单倍体细胞（23，X）。

（三）黄体的形成与退化

● 形成和定义：成熟卵泡排卵后，残留在卵巢内的卵泡壁塌陷形成皱襞，卵泡膜的结缔组织和血管伸入颗粒层，在 LH 的作用下，逐渐发育分化为一个体积很大并富含血管的内分泌细胞团，新鲜时呈黄色，称为黄体（corpus luteum）。

● 分类和来源：

分　类	来　源
(1) 颗粒黄体细胞 (granular lutein cell)	由卵泡膜颗粒细胞体积均增大，分化而成
(2) 膜黄体细胞 (thecalutein cell)	由膜细胞体积增大，分化而成

●结构特点：

(1) 光镜下：

	颗粒黄体细胞	膜黄体细胞
形态结构	体积较大，多角形，染色较浅	体积较小，圆形或多角形，染色较深
数量	较多	较少
分布	黄体的中央部	黄体的周边部，并随结缔组织伸入颗粒细胞之间

(2) 电镜下：两种细胞均具有分泌类固醇激素细胞的电镜结构特点（图 19-8）（参见第 13 章内分泌系统）。

● 主要功能：

细胞类型	功　能
(1) 颗粒黄体细胞	分泌孕激素、松弛素
(2) 膜黄体细胞	分泌雌激素（与颗粒黄体细胞协同）

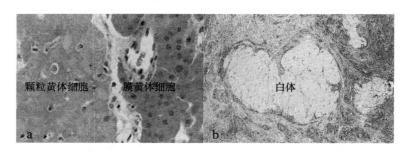

颗粒黄体细胞　　膜黄体细胞　　　　　　　　　　白体

a　　　　　　　　　　　　　　　　　　b

图 19-8　人妊娠黄体（a）和白体（b）光镜像

● 归宿：黄体的发育因排出的次级卵母细胞，即卵子是否受精而有所不同：

➢ 卵子未受精：黄体维持二周即退化→→月经黄体（corpus luteum of menstruation）→→黄体细胞逐渐变小、退化→→黄体渐被结缔组织替代→→形成白体（corpus albicans）。

➢ 卵子受精：胎盘分泌的人绒毛膜促性腺激素（HCG）→→黄体继续发育长大→→妊娠黄体（corpus luteum of pregnancy）→→维持 6 个月→→退化为白体。

（四）卵泡的闭锁与间质腺

● 退化的卵泡称为闭锁卵泡（atresic follicle）（图 19-9）。

● 卵泡闭锁可发生在卵泡发育的各个时期，故其形态结构各不相同：

原始卵泡和初级卵泡闭锁	卵母细胞	卵泡细胞和卵母细胞核固缩，细胞形态不规则
		最后卵泡细胞和卵母细胞均自溶，被巨噬细胞吞噬
次级卵泡和成熟卵泡闭锁	卵泡细胞	变小且分散
	卵泡	不破裂或破而不排卵
	卵母细胞	细胞核偏位、固缩、解体；细胞膜皱缩；细胞质溶解
	颗粒细胞	松散，脱落入卵泡腔，被中性粒细胞和巨噬细胞吞噬
	透明带	先皱缩为不规则形的嗜酸性环状物，后退化消失。卵泡内常可见残留的透明带
	中性粒细胞和巨噬细胞	卵泡腔内常见
晚期次级卵泡闭锁	卵泡塌陷→→卵泡膜的血管和结缔组织伸入颗粒层和卵丘→→膜细胞一度肥大，形似黄体细胞→→被结缔组织和血管分隔成分散的细胞团或索，称为间质腺（interstitial gland）	

- 间质腺：
> 人卵巢间质腺较少，猫和啮齿类动物卵巢间质腺较多。
> 间质腺可分泌雌激素。

（五）门细胞（hilus cell）

- 位于卵巢门近系膜处，为较大的上皮样细胞。
- 细胞结构与睾丸间质细胞类似，细胞质嗜酸性，含脂滴、脂色素等。
- 妊娠期和绝经期时，门细胞较明显。
- 具有分泌雄激素的功能。
- 当门细胞增生或发生肿瘤时，患者常伴有男性化症状。

二、输卵管

为肌性管道，长约 12cm。主要分段：漏斗部、壶腹部、峡部和子宫部。
输卵管壁的组织结构（图 19-10）：分为黏膜、肌层和浆膜。

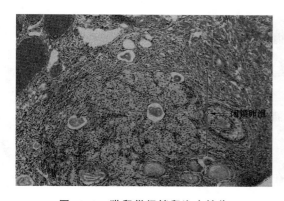

图 19-9　猫卵巢闭锁卵泡光镜像

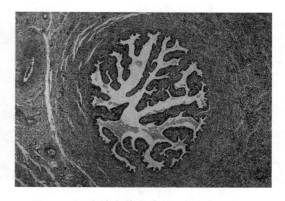

图 19-10　人输卵管壶腹部（横切）光镜像

1. 黏膜　有许多纵行而分支的皱襞—壶腹部的最发达，高大而分支，故管腔极不规则；至子宫部，皱襞逐渐减少。由上皮和固有层组成。

- 上皮：为单层柱状上皮，含有纤毛细胞和分泌细胞。

	纤毛细胞	分泌细胞
细胞体	游离面有纤毛 以漏斗部和壶腹部最多 至峡部和子宫部逐渐减少	位于纤毛细胞之间，染色较深 细胞游离面有微绒毛 顶部细胞质内有分泌颗粒
细胞核	圆或卵圆形，染色浅。	呈长椭圆形，染色较深
细胞的周期性变化	形态随月经周期变化： 在子宫内膜增生晚期（卵巢排卵前），纤毛细胞变成高柱状，纤毛增多 以后细胞逐渐变矮，纤毛减少	从增生晚期至分泌晚期： 分泌细胞功能旺盛，细胞增高，顶部细胞质充满分泌颗粒 以顶浆分泌方式释放分泌物后，细胞变矮（图 19-11） 月经期和妊娠期： 上皮细胞矮小
功能	纤毛向子宫方向摆动，有助于卵子向子宫移动，并可阻止病菌侵入腹膜腔	分泌物构成输卵管液（含氨基酸、果糖和少量乳酸），可以营养卵细胞、协助卵子向子宫输送、防止病菌从子宫经输卵管进入腹腔

- 固有层：为薄层细密的结缔组织，含较多的血管，少量散在的平滑肌。
2. 肌层　为内环、外纵走行的平滑肌。

峡部	最厚，分内纵、外环两层，但无明显分界
壶腹部	较薄，环行肌明显，纵行肌散在分布
漏斗部	肌层最薄，无纵行肌

3. 浆膜　表面被覆间皮，间皮下为富含血管的疏松结缔组织。

三、子宫（uterus）

为肌性器官，腔窄壁厚，呈前后略扁的倒置梨形。分为底部、体部和颈部。

(一) 子宫壁的结构（图 19-12）

子宫壁（除子宫颈部外）分为外膜、肌层和内膜。

1. 外膜　又称为子宫外膜（perimetrium），大部分为浆膜，即间皮和薄层结缔组织。
2. 肌层　又称为子宫肌层（myometrium）。
- 很厚。
- 组成：平滑肌束和结缔组织。含未分化的间充质细胞。
- 肌层分界不明显，自内向外大致分为以下 3 层：
> 黏膜下层：纵行平滑肌束。
> 中间层：厚，含大量血管，内环行外斜行。
> 浆膜下层：纵行平滑肌束。
- 肌层的收缩可帮助精子向输卵管运行、经血的排出、胎儿的娩出。

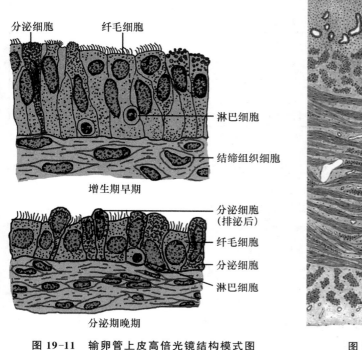

图 19-11 输卵管上皮高倍光镜结构模式图

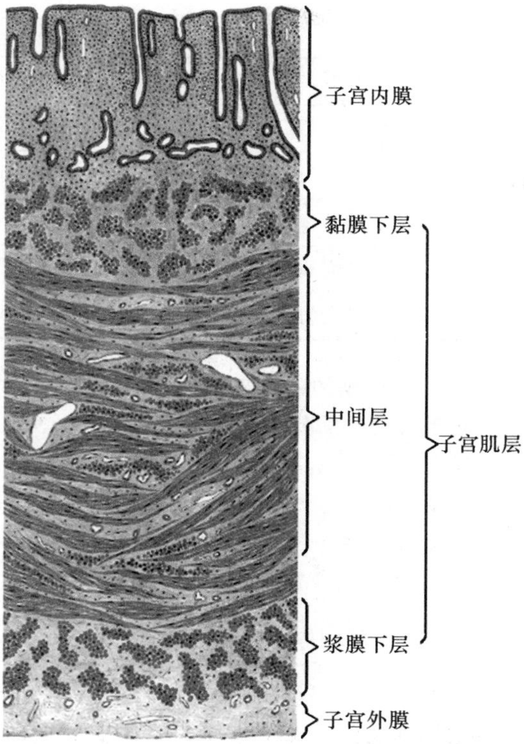

图 19-12 子宫壁光镜结构模式图

● 子宫肌纤维的变化：

成年妇女	长 30～50μm
妊娠时	长 500～600μm
分娩后	有些肌纤维逐渐恢复正常大小，有些肌纤维退化消失，增大的子宫恢复原状

3. 内膜 又称为子宫内膜（endometrium）。按照组织结构，子宫内膜由单层柱状上皮和固有层组成。

● 上皮：

➢ 与输卵管上皮相似，含有纤毛细胞（较少）、分泌细胞（为主）。

➢ 上皮向固有层内凹陷形成许多子宫腺（uterine gland）。

● 固有层：较厚，结缔组织内含有许多子宫腺。

子宫腺	➢ 一般为单管状腺，开口于子宫腔
	➢ 腺体末端近肌层处常有分支
结缔组织内含	➢ 丰富的血管、淋巴管、神经 ➢ 网状纤维、淋巴细胞、巨噬细胞、肥大细胞、浆细胞 ➢ 大量分化程度较低的梭形或星形细胞，称为基质细胞： ◇ 细胞核大而圆，细胞质少；分化程度较低 ◇ 可合成和分泌胶原蛋白 ◇ 随子宫内膜的周期性变化而进行周期性的增生、分化

按照功能，子宫内膜分为浅层和深层（图 19-13）：

浅层	较厚，称为功能层（functional layer）
	自青春期起—在卵巢激素的作用下每月发生一次周期性剥脱和出血，为月经
	妊娠时，继续增厚以适应受精卵的种植和发育
深层	较薄，称为基底层（basal layer）
	紧靠肌层，内含较多的细胞和纤维
	经期时不脱落，有增生和修复功能层的作用

● 子宫内膜的血管来自子宫动脉的分支：

➤ 子宫动脉的分支穿入子宫壁→→子宫肌层→→在中间层形成弓形动脉→→发出许多放射状小动脉分支，垂直穿入内膜→→在内膜与肌层交界处分为两支：

➤ 基底动脉（短而直）：分布于内膜基底层，对其进行营养。

➤ 螺旋动脉（为主干）：在内膜中弯曲走行，至内膜浅层形成毛细血管网，汇入小静脉；穿过肌层汇合成子宫静脉。

（二）子宫内膜的周期性变化

● 自青春期起，在卵巢产生的雌激素和孕激素的作用下，子宫底部和体部内膜功能层开始出现周期性变化，表现为每 28 天左右发生一次内膜功能层剥脱、出血及修复和增生，称为月经周期（menstrual cycle）（图 19-14）。

➤ 每个月经周期从月经第 1 天起至下次月经来潮前一天止。

➤ 内膜的周期性变化一般分为 3 期：

1. 增生期（proliferation phase）

➤ 为周期的第 5～14 天。

➤ 此时期卵巢内有若干卵泡发育生长，故又称为卵泡期（follicular phase）。

➤ 此期黏膜特点：

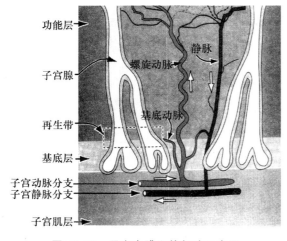

图 19-13　子宫内膜血管与腺示意图

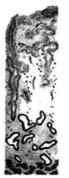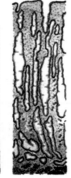

月经期　　增生期早期　　增生期晚期　　分泌期

图 19-14　子宫内膜周期性变化光镜结构模式图

子宫内膜		在卵泡分泌的雌激素的作用下，剥脱的子宫内膜由基底层增生修补，上皮细胞和基质细胞不断分裂增殖
基质细胞		合成胶原的功能旺盛
子宫腺	增生早期	子宫腺短而直，数量较少
	增生晚期（周期的第 11～14 天）	内膜由 1mm 增厚达 2～4mm，子宫腺数量增多，并不断增长和弯曲
腺细胞质内糖原		细胞核下区可见明显糖原聚集，HE 染色呈细胞核下空泡特点
螺旋动脉		增长、弯曲
在月经周期第 14 天，卵巢内卵泡发育成熟并排卵，子宫内膜随之转入分泌期		

2．分泌期（secretory phase）

➢ 为周期的第 15～28 天。

➢ 此时卵巢已排卵，黄体逐渐形成，故又称为黄体期（luteal phase）。

➢ 此期内膜特点：

子宫内膜		在黄体分泌的孕激素和雌激素的作用下继续增厚，至分泌晚期可厚达 5～7mm
	子宫腺	更加弯曲，腺腔扩大，分泌晚期腺腔内充满含有糖原等营养物质的嗜酸性分泌物
	腺细胞内糖原	积聚更多，并由细胞核下区逐渐移至细胞核上区，随后分泌至腺腔
	螺旋动脉	更长、更弯并伸达内膜表层
	固有层	组织液增多，呈生理性水肿
	基质细胞	合成胶原的功能旺盛，并于分泌晚期分化为两种细胞： 前蜕膜细胞－细胞大而圆，细胞质内富含糖原和脂滴 内膜颗粒细胞－细胞小而圆，细胞质内含有分泌颗粒
若妊娠		分泌期子宫内膜继续增厚
		前蜕膜细胞－变为蜕膜细胞
若不妊娠		内膜颗粒细胞－释放松弛素，使局部内膜更加疏松，以适应胚泡的种植和发育卵巢内黄体退化，孕激素和雌激素水平下降，内膜于周期的第 28 天脱落，转入月经期

3．月经期（menstrual phase）

➢ 为周期的第 1～4 天。

➢ 此时卵巢内黄体退化，雌激素和孕激素分泌量减少，血液中这两种激素的含量骤然下降。

➢ 此期子宫内膜特点：

① 功能层的螺旋动脉持续性收缩→→内膜缺血→→子宫腺停止分泌、组织液大量丧失→→内膜萎缩。

② 螺旋动脉在收缩之后又突然断暂地扩张→→毛细血管骤然充血、破裂→→血液外流并积聚于内膜浅层→→突破上皮流入子宫腔。

③ 萎缩坏死的子宫内膜也小块地脱落，随血液从阴道排出→→出现月经。脱落的子宫内膜和血液共同构成经血。

➢ 月经期一般持续 1～5 天（但具有个体差异并受环境及情绪变化的影响）。

➢ 在月经期中止之前，基底层残留的腺体底部细胞迅速分裂增生，向内膜表面推进，上皮逐渐修复而转入增生期。

● 子宫内膜的这种周期性变化，一直持续到绝经期。此后子宫内膜由于失去卵巢激素的作用，呈萎缩状态，上皮细胞矮小，腺体小而少，分泌物很少或无。

（三）子宫颈

● 是子宫下端的狭窄部分，呈圆柱形。
● 下端突入阴道的部分，为子宫颈阴道部。
● 管壁自外向内分为 3 层：

外膜	为纤维膜
肌层	平滑肌少，主要为含弹性纤维的结缔组织
黏膜	表面形成许多高大而分支的皱襞

黏膜上皮：单层柱状上皮。

◇ 含 3 种细胞：

纤毛细胞（较少）：细胞表面有纤毛，纤毛向阴道方向摆动。
分泌细胞（较多）：细胞质内充满黏原颗粒，分泌的黏液常充塞在子宫颈管内。
储备细胞：细胞小，位于柱状细胞与基膜之间，散在分布；细胞分化较低，在上皮受损伤时有增殖修复功能。

◇ 在子宫颈外口处，子宫颈的单层柱状上皮移行为子宫颈阴道部的复层扁平上皮，两种上皮的交界处为子宫颈癌的好发部位。

● 子宫颈黏膜无周期性剥脱，但其分泌黏液的性质随卵巢活动的周期性变化而有所改变：

排卵期	雌激素刺激上皮细胞分泌增多，分泌物稀薄，有利于精子运行
黄体形成期	孕酮则使细胞分泌物减少，分泌物呈凝胶状，精子难以通过
妊娠期	分泌物更浓稠，形成一道阻止精子运行和微生物侵入子宫的屏障

（四）卵巢和子宫内膜周期性变化的神经内分泌调节

卵巢和子宫内膜结构与功能的周期性变化均与机体的内分泌活动密切相关：

● 下丘脑和腺垂体分泌的激素作用于卵巢，调节卵巢周期性活动；
● 卵巢分泌激素的周期性变化又直接调节子宫内膜的周期性变化，这种关系称为下脑-垂体-卵巢轴（图 19-15）。

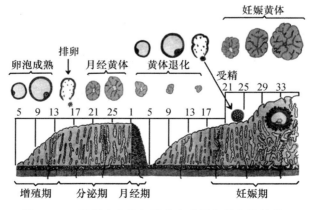

图 19-15　卵巢内分泌与子宫内膜周期性变化的关系

➤ 下丘脑弓状核等→→神经内分泌细胞分泌促性腺激素释放激素（GnRH）→→腺垂体细胞分泌 FSH 和 LH→→FSH 刺激卵泡生长和分泌雌激素→→雌激素使子宫内膜由月经期转入增生期。

➤ 排卵前 2 天卵泡分泌雌激素水平达最高峰→→反馈作用于下丘脑和腺垂体→→促使腺垂体分泌大量 LH（在排卵前 24 小时左右 LH 释放达高峰）→→LH、FSH 协同作用→→成熟卵泡破裂、卵巢排卵。

➤ 排卵后残存的卵泡形成黄体，分泌大量孕激素和一些雌激素：

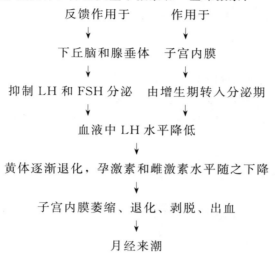

反馈作用于　　　　作用于
↓　　　　　　　　　↓
下丘脑和腺垂体　　子宫内膜
↓　　　　　　　　　↓
抑制 LH 和 FSH 分泌　　由增生期转入分泌期
↓
血液中 LH 水平降低
↓
黄体逐渐退化，孕激素和雌激素水平随之下降
↓
子宫内膜萎缩、退化、剥脱、出血
↓
月经来潮

四、阴道

阴道壁由黏膜、肌层和外膜组成：

（一）黏膜

黏膜形成许多横行皱襞。

上皮	为非角化型复层扁平上皮（图 19-16）
	➤ 在雌激素作用下，上皮细胞合成和聚集大量糖原，浅层细胞脱落后，糖原在阴道杆菌的作用下转变为乳酸，使阴道保持酸性，具有一定的抗菌作用
	➤ 绝经期雌激素水平下降，阴道上皮内糖原减少，阴道液变为碱性，易于细菌生长繁殖，故易发生阴道感染
	➤ 阴道上皮细胞的形态、结构及脱落和更新也受卵巢激素的影响而呈现出周期性变化，可通过对阴道脱落细胞的涂片观察来推测卵巢的功能状态
	➤ 脱落细胞中除含有阴道上皮细胞外，还含有子宫颈及子宫内膜的脱落细胞，可通过阴道涂片检查来诊断子宫、宫颈及阴道肿瘤
固有层	结缔组织浅层较致密，富含弹性纤维和血管，深部较疏松

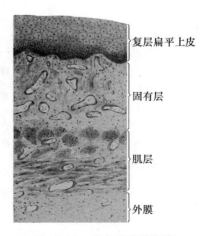

复层扁平上皮

固有层

肌层

外膜

图 19-16 成人阴道壁光镜结构模式图

（二）肌层和外膜

肌层	为平滑肌，肌纤维相互交织排列成分界不明显的内环、外纵两层，以外纵肌为主在阴道外口处，有骨骼肌构成的环形括约肌
外膜	为富含弹性纤维的致密结缔组织

五、乳腺

乳腺的结构因年龄和生理状况的变化而异。乳腺于青春期开始发育。乳腺为顶浆分泌腺。

静止期乳腺（resting mammary gland）：指无泌乳活动的乳腺。
活动期乳腺（activating mammary gland）：指妊娠和授乳期的有泌乳活动的乳腺。

（一）乳腺的一般结构

乳腺由结缔组织分隔为15～25个叶，每叶又分为若干小叶。每个小叶是一个复管泡状腺，由腺泡和导管组成。

● 腺泡：上皮为单层立方或柱状，腺腔很小，腺细胞基底面有基膜，腺上皮和基膜之间有肌上皮细胞。

● 导管：

小叶内导管：管壁上皮为单层立方或柱状上皮
小叶间导管：管壁上皮为复层柱状上皮
总导管：管壁为复层扁平上皮，与乳头表皮相续。又称为输乳管，开口于乳头。

（二）不同时期乳腺结构特点（图19-17）：

静止期乳腺		导管不发达，腺泡稀少，脂肪组织和结缔组织丰富（图19-17） 排卵前后，导管及腺泡略有增生
活动期乳腺	妊娠期	在雌激素和孕激素的作用下发育长大，导管和腺泡迅速增生，腺泡增大，结缔组织和脂肪组织相对减少 至妊娠后期，在催乳激素的影响下，腺泡开始分泌，腺腔内出现初乳（colostrum），为淡黄色液体，含有脂滴、乳蛋白、乳糖和抗体（以 IgA 为主）以及吞噬脂肪的巨噬细胞，称为初乳小体（colostrum corpuscle）（图19-17）
	授乳期	结构与妊娠期乳腺基本相同，但腺体更为发达，结缔组织成分更少 小叶内可见处于不同分泌时期的腺泡（图19-17）： ➢ 有的腺泡呈分泌前期，腺细胞呈高柱状 ➢ 有的腺泡呈分泌期，腺泡细胞的细胞质内富含分泌颗粒、粗面内质网和线粒体等（图19-18） ➢ 有的腺泡呈分泌后状态，腺细胞呈立方或扁平形，腺腔中充满乳汁
	断乳后	催乳激素水平下降，乳腺迅速停止分泌 贮留在腺腔及导管内的乳汁被逐渐吸收；腺组织逐渐萎缩，有的被巨噬细胞吞噬，有的则被吸收 结缔组织和脂肪组织增多，腺组织又恢复到静止期状态
	绝经后	体内雌激素和孕激素水平下降，腺组织萎缩退化，脂肪组织也随年龄而减少

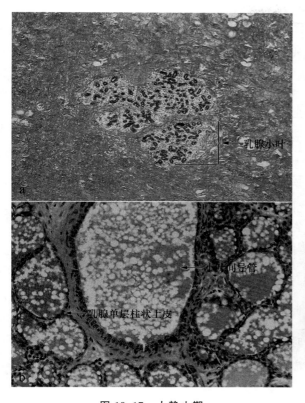

乳腺小叶

小叶间导管

乳腺单层柱状上皮

图 19-17　人静止期
（a）和兔授乳期（b）乳腺光镜像

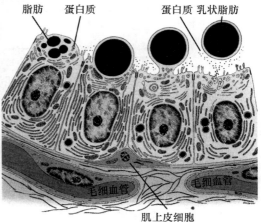

脂肪　蛋白质　蛋白质　乳状脂肪

毛细血管　毛细血管

肌上皮细胞

图 19-18　授乳期乳腺腺细胞电镜结构模式图

轻松记忆

【卵巢的结构和功能】

卵子产生于卵巢，结构功能要记牢
实质分为皮髓质，还有被膜覆外表
皮质卵泡分 3 种，生长卵泡最重要
卵泡成熟有计划，发育紊乱惹烦恼

【次级卵泡的结构】

次级卵泡最典型，结构复杂记清牢
卵泡腔于细胞间，内有卵泡液充填
腔内液体渐增多，卵泡腔随之扩展
隆起形成了卵丘，初级卵母居中间
嗜酸性的透明带，皇冠样的放射冠
颗粒层构卵泡壁，基膜之外卵泡膜
两层结构渐分明，内膜层和外膜层
前者含有膜细胞，膜黄体由它形成
（初级卵母 = 初级卵母细胞）

轻松应试

一、填空题

1. 卵巢既产生_____，又分泌以_____和_____为主的性激素。

2. 原始卵泡由一个_____细胞和_____层_____形的_____细胞组成。原始卵泡数量_____，位于_____。

3. 初级卵泡由一个_____细胞和_____层或_____层的_____形或_____状的_____细胞组成。

4. 透明带位于_____和_____之间，由_____和_____共同分泌而成。

5. 卵丘开始出现于_____卵泡时期。它的形成是由于随着卵泡腔的扩大和卵泡液的增多，_____和周围的部分_____被挤到卵泡的一侧，并凸向卵泡腔内而形成了一个丘状隆起。

6. 放射冠由紧靠_____的_____层呈_____排列的柱状卵泡细胞形成。

7. 从_____卵泡时期开始，卵泡膜分为内、外两层，分别称为_____和_____。

8. 初级卵母细胞由胚胎时期的_____分裂分化而来，并长期停留在第_____次成熟分裂_____期，直至排卵前_____时，才完成分裂而形成一个_____卵母细胞和一个_____。

9. 排卵时的卵母细胞为处于第_____次成熟分裂_____期的_____卵母细胞，其排出卵巢后，若受精，则完成分裂而形成一个_____和一个_____。

10. 黄体主要由_____细胞和_____细胞组成。这两种细胞分别由_____细胞和_____细胞在黄体生成素的作用下分化而来。

11. _____卵泡退化时，_____细胞一度变得肥大，形似黄体细胞，并被结缔组织和血管分隔成不规则的细胞团或索，称为_____。

12. 输卵管黏膜上皮为_____上皮，含有_____和_____两种细胞。

13. 子宫内膜分为浅层的_____层和深层的_____层。其中_____层较厚，自青春期开始便产生周期性剥。脱和出血，称为_____。

14. 分泌期为月经周期的第_____天。此时卵巢内黄体已经形成并分泌_____和_____。至分泌晚期，子宫内膜可厚达_____。

二、选择题

【A 型题】

1. 关于原始卵泡的描述，哪一项**错误**
   A. 含一个初级卵母细胞
   B. 含一个卵原细胞
   C. 含一层扁平的卵泡细胞
   D. 为各级卵泡中最幼稚的卵泡
   E. 位于皮质浅层

2. 关于初级卵母细胞的描述中，哪一项**错误**
   A. 体积较大，圆形

   B. 细胞核大而圆，呈空泡状
   C. 染色质细疏，着色浅，核仁明显
   D. 由青春期卵原细胞分裂分化而来
   E. 排卵前才完成第一次成熟分裂

3. 初级卵泡由
   A. 初级卵母细胞及其周围的单层卵泡细胞组成
   B. 初级卵母细胞及其周围的多层卵泡细

胞组成

  C. 初级卵母细胞及其周围的多层立方形
卵泡细胞组成

  D. 初级卵母细胞及其周围的单层或多层
扁平或立方形卵泡细胞组成

  E. 初级卵母细胞及其周围的单层，或多
层立方形，或柱状卵泡细胞组成

4. 关于次级卵泡的描述，哪一项**错误**

  A. 卵母细胞为次级卵母细胞

  B. 卵母细胞为初级卵母细胞

  C. 当卵泡细胞增殖至 6～12 层时，在卵
泡细胞之间开始出现大小不等的腔隙

  D. 出现卵丘

  E. 出现放射冠

5. 卵泡液由

  A. 卵泡细胞分泌而来

  B. 卵母细胞分泌而来

  C. 放射冠分泌而来

  D. 卵母细胞和卵泡细胞分泌而来

  E. 卵泡细胞分泌和卵泡膜血管内液体渗
透而来

6. 放射冠是指

  A. 紧靠透明带的一层柱状卵泡细胞

  B. 紧靠卵泡腔的一层卵泡细胞

  C. 紧靠透明带的一层立方形卵泡细胞

  D. 卵泡膜内层的结缔组织细胞

  E. 卵泡壁最外层的卵泡细胞

7. 关于成熟卵泡的描述，哪一项**错误**

  A. 与次级卵泡合称为生长卵泡

  B. 与具有大卵泡腔的次级卵泡合称为囊
状卵泡

  C. 为卵泡发育的最后阶段

  D. 直径可达 2cm

  E. 所含卵母细胞有可能是次级卵母细胞

8. 第二次成熟分裂于

  A. 排卵时完成

  B. 排卵后立即完成

  C. 次级卵母细胞形成后立即开始

  D. 次级卵母细胞形成后立即完成

  E. 卵泡液迅速增多，卵泡直径达 2cm 时
完成

9. 排卵时

  A. 卵细胞和卵泡液一起从卵巢表面排出

  B. 次级卵母细胞、透明带和卵泡液一起
从卵巢表面排出

  C. 卵细胞和透明带一起从卵巢表面排出

  D. 卵细胞、透明带、放射冠和卵泡液一
起从卵巢表面排出

  E. 次级卵母细胞，透明带、放射冠和卵
泡液一起从卵巢表面排出

10. 成熟卵细胞的细胞核含有

  A. 23 条染色体，其中包括一条 X 性染
色体，22 条常染色体

  B. 23 条染色体，其中包括一条 X 或 Y
性染色体，22 条常染色体

  C. 23 条常染色体

  D. 46 条染色体，其中包括一条 X 性染色
体、一条 Y 性染色体和 44 条常染色体

  E. 23 对染色体

11. 分化形成颗粒黄体细胞和膜黄体细胞的细
胞是

  A. 卵泡膜梭形细胞

  B. 卵泡壁的颗粒层细胞

  C. 卵丘的卵泡细胞

  D. 膜细胞

  E. 卵泡壁的颗粒细胞和卵泡膜的膜细胞

12. 颗粒黄体细胞主要分泌

  A. 松弛素

  B. 孕激素

  C. 雌激素

  D. 黄体生成素

  E. 松弛素和雌激素

13. 妊娠黄体的维持时间为

  A. 6 周

  B. 60 天

  C. 6 个月

  D. 3 个月

  E. 28 天

14. 间质腺细胞由

  A. 退化的初级卵泡的颗粒层细胞分化
而成

  B. 退化的次级卵泡的颗粒层细胞分化
而成

  C. 退化的早期次级卵泡的颗粒层细胞和

膜细胞分化而成

　　D. 退化的晚期次级卵泡的颗粒层细胞和膜细胞分化而成

　　E. 退化的晚期次级卵泡的膜细胞分化而成

15. 输卵管黏膜皱襞最发达处为

　　A. 峡部与壶腹部

　　B. 漏斗部

　　C. 壶腹部

　　D. 峡部

　　E. 子宫部

16. 输卵管黏膜上皮为

　　A. 单层柱状上皮

　　B. 单层立方上皮

　　C. 单层扁平或立方上皮

　　D. 假复层纤毛柱状上皮

　　E. 单层立方或柱状上皮

17. 子宫肌层的中间层平滑肌束的走行是

　　A. 纵行

　　B. 内环行和外纵行

　　C. 环行

　　D. 内斜行和外纵行

　　E. 内纵行和外环行

18. 非妊娠期的子宫肌纤维长约

　　A. 100μm

　　B. 50μm

　　C. 200μm

　　D. 10μm

　　E. 150μm

19. 子宫内膜的上皮是

　　A. 单层立方上皮，含分泌细胞

　　B. 单层立方上皮或单层扁平上皮，以分泌细胞为主

　　C. 单层柱状上皮，以分泌细胞为主

　　D. 单层柱状上皮或假复层纤毛柱状上皮，以纤毛细胞为主

　　E. 单层柱状上皮，以纤毛细胞为主

20. 关于子宫内膜基质细胞的描述中，哪一项错误

　　A. 可合成和分泌胶原蛋白

　　B. 位于子宫内膜固有层

　　C. 是扁平形上皮细胞

D. 具有周期性的变化

　　E. 分化程度较低

21. 关于子宫内膜的描述，哪一项错误

　　A. 由功能层和基底层组成

　　B. 内膜固有层内有子宫腺，腺上皮与内膜表面上皮相连

　　C. 功能层为妊娠期胚泡种植和发育的部位

　　D. 基底层细胞增生能力很强

　　E. 功能层和基底层都发生周期性剥脱和出血

22. 人月经周期一般为

　　A. 14 天

　　B. 28 天

　　C. 15 天

　　D. 30 天

　　E. 30 或 31 天

23. 在月经期，血液中含量迅速下降的激素是

　　A. 卵泡刺激素

　　B. 黄体生成素

　　C. 雌激素

　　D. 孕激素

　　E. 雌激素和孕激素

24. 在月经期，卵巢发生的变化是

　　A. 若干原始卵泡已开始生长发育

　　B. 黄体已形成

　　C. 黄体已退化

　　D. 开始大量分泌雌激素

　　E. 新的成熟卵泡开始排卵

25. 关于子宫内膜增生期的描述，哪一项错误

　　A. 为月经周期的第 5～14 天

　　B. 子宫腺上皮迅速增生

　　C. 子宫腺腔较窄，弯曲度较大

　　D. 内膜增厚至 2～4mm

　　E. 又称为卵泡期

26. 子宫螺旋动脉不是

　　A. 来自子宫动脉分支

　　B. 在子宫内膜浅层形成毛细血管网

　　C. 在月经期发生痉挛性收缩

　　D. 在增生期很长，很弯曲

　　E. 随卵巢激素变化发生周期性变化

27. 关于子宫内膜分泌期的描述中，哪一项错误

A. 为月经周期的第 16～28 天

B. 又称为黄体期

C. 固有层呈生理性水肿

D. 子宫腺腔增大，腔内可见分泌物

E. 螺旋动脉伸至子宫内膜浅层

28. 对子宫内膜周期性变化无调节作用的激素是

A. 卵泡刺激素

B. 黄体生成素

C. 促性腺激素释放激素

D. 雌激素和孕激素

E. 雄激素和松弛素

【B 型题】

（29～34 题共用备选答案）

A. 卵原细胞

B. 初级卵母细胞

C. 次级卵母细胞

D. 卵细胞

E. 初级卵母细胞或次级卵母细胞

29. 原始卵泡含有

30. 初级卵泡含有

31. 次级卵泡含有

32. 成熟卵泡含有

33. 排卵时排出的是

34. 卵子受精后分裂分化为

（35～42 题共用备选答案）

A. 透明带

B. 卵泡液

C. 放射冠

D. 颗粒层

E. 黄体

35. 为紧靠透明带的一层卵泡细胞

36. 为构成卵泡壁的数层卵泡细胞

37. 由卵母细胞和卵泡细胞分泌而成

38. 由卵泡细胞分泌物和卵泡膜血管渗出物组成

39. 由颗粒黄体细胞和膜黄体细胞组成，富含血管

40. 含糖蛋白

41. 含透明质酸和性激素

42. 可分泌孕激素和雌激素

（43～47 题共用备选答案）

A. 具有分泌类固醇激素细胞的特征

B. 为单倍体细胞

C. 可合成和分泌胶原蛋白

D. 约 50μm 长

E. 于排卵前 36～48 小时形成

43. 子宫内膜基质细胞

44. 膜细胞

45. 卵细胞

46. 次级卵母细胞

47. 子宫肌纤维

【X 型题】

48. 卵巢的结构特点是

A. 表面上皮为单层扁平或单层立方

B. 上皮下为白膜

C. 髓质内含有不同发育阶段的卵泡

D. 卵泡间的结缔组织内富含基质细胞

E. 卵巢皮、髓质交界处有门细胞

49. 原始卵泡中初级卵母细胞的特点为

A. 细胞质内细胞器较少

B. 细胞核大而圆，着色浅，核仁大而明显

C. 圆形，体积较大

D. 在青春期由卵原细胞分裂分化而成

E. 第一次成熟分裂后长期停留在分裂前期

50. 以下关于初级卵泡的描述，正确的是

A. 指卵泡细胞间未出现液腔的生长卵泡

B. 中央为一个初级卵母细胞

C. 周围为多层柱状的卵泡细胞

D. 考尔—爱克斯诺小体的数量随卵泡的生长而增多

E. 卵母细胞和卵泡细胞之间未出现透明带

51. 以下关于透明带的描述，正确的是

A. 由卵泡细胞泌形成

B. 卵母细胞表面的突起伸入透明带内

C. 卵泡细胞之间有许多紧密连接

D. 为一层较厚的富含糖蛋白的嗜酸性膜

E. 对精子和卵子之间的相互识别和结合很重要

52. 以下关于次级卵泡的描述，正确的是
   A. 指在卵泡细胞之间出现液腔的生长卵泡
   B. 其卵泡腔内充满由卵泡细胞分泌物组成的卵泡液
   C. 出现卵丘
   D. 出现放射冠
   E. 卵泡膜尚未分层

53. 成熟卵泡的结构特点是
   A. 体积很大，并向卵巢表面突出
   B. 颗粒细胞不再增殖，颗粒层变薄
   C. 卵母细胞在排卵前 24～48 小时完成第一次成熟分裂
   D. 次级卵母细胞形成后随即进入第二次成熟分裂，停止于分裂前期
   E. 放射冠与周围的卵泡细胞之间出现腔隙

54. 以下关于排卵的描述，正确的是
   A. 排卵时间约在月经周期的第 16 天
   B. 指成熟卵泡破裂，卵母细胞自卵巢排出的过程
   C. 排卵时排出的是成熟的卵细胞
   D. 排卵时随卵泡液一同排出的有次级卵母细胞、透明带及放射冠
   E. 生殖期妇女每隔 30 天左右排卵一次

55. 以下关于黄体的描述，正确的是
   A. 为一个体积很大并富含连续毛细血管的内分泌细胞团
   B. 含颗粒黄体细胞和膜黄体细胞
   C. 颗粒黄体细胞分布于黄体的周边部，膜黄体细胞分布于黄体的中央部
   D. 颗粒黄体细胞体积较大，呈多角形，染色较浅
   E. 膜黄体细胞体积较小，呈圆形或多角形，染色较深

56. 以下关于卵泡闭锁的描述，正确的是
   A. 成熟卵泡闭锁可形成间质腺
   B. 卵泡闭锁形成的间质腺有分泌雌激素的功能

C. 光镜下可见次级卵泡和成熟卵泡闭锁卵泡内残留有透明带

D. 中性粒细胞和巨噬细胞常见于晚期次级卵泡闭锁时卵泡腔内

E. 卵泡的闭锁大多数发生在初级卵泡阶段

57. 输卵管壁的结构特点是
   A. 由黏膜、肌层和浆膜 3 层组成
   B. 黏膜上皮为单层柱状上皮
   C. 黏膜上皮由纤毛细胞和基细胞组成
   D. 分泌细胞染色较深，细胞核呈长椭圆形，染色也较深。
   E. 肌层以峡部最厚，分内环、外纵两层

58. 以下关于子宫壁肌层的描述，正确的是
   A. 中间层较厚，为内纵形和外环行平滑肌束
   B. 由大量的平滑肌束和结缔组织组成
   C. 自内向外可分为黏膜下层、中间层和浆膜下层
   D. 黏膜下层和浆膜下层主要为环行平滑肌束
   E. 成年妇女子宫平滑肌纤维长 30～50 μm

59. 以下关于子宫内膜的描述，正确的是
   A. 由单层立方上皮和固有层组成
   B. 由纤毛细胞和分泌细胞组成
   C. 固有层血管丰富，含有大量梭形或星形的基质细胞
   D. 含子宫腺，为复管泡状腺
   E. 基质细胞可合成和分泌松弛素

60. 以下关于子宫内膜功能层的描述，正确的是
   A. 指子宫内膜浅层，较薄
   B. 自青春期起每月发生一次周期性剥脱和出血，为月经
   C. 剥脱后靠基底层修复
   D. 没有毛细血管网
   E. 有子宫腺

61. 以下关于子宫内膜周期性变化的描述，正确的是
   A. 第 1～4 天为月经期
   B. 第 5～14 天为增生期
   C. 第 15～30 天为分泌期
   D. 每个月经周期从月经第 1 天起至下次

月经来潮前一天止

E. 内膜的周期性变化是在卵巢产生的孕激素的作用下形成的

62. 子宫内膜增生期的特点是

A. 剥脱的子宫内膜由基底层增生修补

B. 基质细胞分泌激素的功能旺盛

C. 至增生晚期，内膜由 0.5mm 左右增厚达 2～4mm

D. 子宫腺数量增多，并不断增长和弯曲

E. 细胞核上区可见明显糖原聚集

63. 子宫内膜分泌期的特点是

4A. 子宫腺腺细胞的细胞质内糖原大量积聚

B. 至分泌晚期，子宫内膜可增厚达 8mm

C. 子宫腺腺腔内充满含有糖原等营养物质的嗜酸性分泌物

D. 螺旋动脉更长、更弯，但尚未伸达内膜表层

E. 至分泌晚期，基质细胞分别分化为前蜕膜细胞和内膜颗粒细胞

64. 子宫内膜月经期的特点是

A. 子宫内膜功能层的螺旋动脉持续性收缩，然后又突然断暂地扩张

B. 毛细血管骤然充血、破裂，血液外流，最后流入子宫腔

C. 脱落的子宫内膜和血液共同构成经血

D. 月经期一般持续 1～7 天

E. 在月经期终止之后，基底层残留的腺体底部细胞开始迅速分裂增生

65. 以下关于乳腺的描述，正确的是

A. 分活动期乳腺和静止期乳腺

B. 由结缔组织分隔为 15～25 个叶，每叶又分为若干小叶

C. 腺泡上皮为单层扁平或立方上皮

D. 腺上皮和基膜之间无肌上皮细胞

E. 总导管又称为输乳管

三、名词解释

1. 透明带（定义、来源、哪级卵泡的明显标志）

2. 间质腺（定义）

四、问答题

1. 试述次级卵泡的形态结构及所分泌的激素。
2. 试述黄体的形成、形态结构及功能。

选择题参考答案

A 型题：

1. B　2. D　3. E　4. A　5. E　6. A　7. A　8. C　9. E　10. A
11. E　12. B　13. C　14. E　15. C　16. A　17. B　18. B　19. C　20. C
21. E　22. B　23. E　24. C　25. C　26. D　27. A　28. E

B 型题：

29. B　30. B　31. B　32. B　33. C　34. C　35. C　36. B　37. A　38. B
39. E　40. A　41. B　42. E　43. C　44. A　45. B　46. E　47. D

X 型题：

48. ABD　49. BCE　50. ABD　51. DE　52. ACD　53. ABE
54. BD　55. BDE　56. BC　57. ABD　58. BCE　59. BC
60. BCE　61. ABD　62. AD　63. ACE　64. ABC　65. ABE

（梅　芳　唐军民）

第 20 章　眼和耳

轻松课堂

眼 {
结构 {
眼球 {
眼球壁
眼内容物
}
附属器
}
功能　产生视觉
}

耳 {
结构 {
外耳
中耳
内耳
}
功能　产生听觉和位觉
}

一、眼

(一) 眼球 (图 20-1)

眼球壁 {
纤维膜 {
角膜 (前 1/6)
巩膜 (后 5/6)
}
血管膜 {
虹膜
睫状体
脉络膜
}
视网膜 {
盲部
视部 (感光部位)
}
}

1. 纤维膜 (fibrous tunica)

(1) 角膜 (cornea)，从前向后分为
5 层：

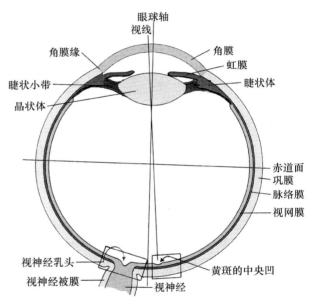

图 20-1　眼球水平切面模式图

角膜上皮 (corneal epithelium)	为未角化的复层扁平上皮，由 5～6 层排列整齐的细胞组成 基底层细胞再生能力很强。上皮内含有丰富的游离神经末梢
前界膜 (anterior limiting lamina)	不含细胞，由胶原原纤维和基质构成
角膜基质 (corneal stroma)	厚度约占角膜全层的 90%，由粗细一致的胶原原纤维平行排列成层，每层间散在成纤维细胞。没有血管
后界膜 (posterior limiting lamina)	结构似前界膜
角膜内皮 (corneal endothelium)	能合成分泌蛋白质，参与后界膜的形成

（2）巩膜（sclera）：

● 白色不透明，由致密结缔组织构成，维持眼球外形和保护眼球。

● 角膜与巩膜的交界处为角膜缘（corneal limbus），通常为眼球前部手术的入路之处。

● 巩膜距（scleral spur）：在角膜缘内侧，巩膜稍向内侧突出，形成一环形隆起的嵴。其内的主要结构有巩膜静脉窦（sinus venous sclerae）和小梁网（trabecular meshwork）。

2. 血管膜（vascular tunica）

（1）虹膜（iris）：环形薄膜，中央为瞳孔。由前向后分为 3 层：

前缘层	一层不连续的成纤维细胞
虹膜基质	富含血管和色素细胞的疏松结缔组织
上皮层	由前后两层细胞组成，表层为立方形色素上皮，深层特化为瞳孔括约肌和瞳孔开大肌

前房角（anterior chamber angle）又称为虹膜角膜角，房水由此处进入小梁网和巩膜静脉窦。

（2）睫状体（ciliary body），在眼球的矢状切面上呈三角形，自外向内可分为 3 层：

睫状肌层	由 3 种不同排列方向的平滑肌组成
血管层	富含血管的疏松结缔组织
睫状上皮层	由两层细胞组成，深层上皮细胞内含有粗大的色素颗粒，表层上皮具有分泌房水、形成玻璃体和睫状小带的功能

睫状小带（ciliary zonule）：呈纤维状，连接睫状突与晶状体，具有悬挂固定晶状体的作用。看近物时，睫状肌收缩，睫状体凸向前内侧，睫状小带松弛，晶状体曲度变大；看远物时，睫状肌舒张，睫状小带松弛，晶状体曲度变小。

（3）脉络膜（choroid）：

● 为血管膜的后 2/3 部分，衬于巩膜内面。富含血管和色素细胞的疏松结缔组织。

● 脉络膜与视网膜之间有一层均质的薄膜，称为玻璃膜。

3. 视网膜（retina）通常指视网膜视部，为高度分化的神经组织，由外向内规则排列为 4 层：

部　　位	结　　构	生理作用
色素上皮层	基底部紧贴在玻璃膜上，含有色素颗粒和吞噬体	营养、保护感光细胞，参与感光细胞外节膜盘的更新
感光细胞层	视杆细胞、视锥细胞	感受光线，将光刺激转化成神经冲动
双极细胞层	双极细胞	连接感光细胞和节细胞的中间神经元
	水平细胞、无长突细胞等	局部环路，参与视觉信号的传导和调控
节细胞层	长轴突的多级神经元细胞	树突与双极细胞形成突触，轴突构成视神经

感光细胞是一种高度分化的感觉神经元，又称为视细胞。视锥细胞与视杆细胞的比较如下：

项 目		视锥细胞	视杆细胞
结构	分布	视网膜中央部	视网膜周围部
	细胞形态	粗壮，树突呈锥体形	细长，树突呈细杆状
	外节的膜盘	大部分与细胞膜相连	多数形成独立的膜盘
	感光色物质	视色素（红、绿和蓝）	视紫红质
功能	视觉	明视觉	暗视觉
	对光敏感性	强光和颜色	弱光
	相关疾病	色盲	维生素A不足时引起夜盲症

视网膜的神经胶质细胞中，有一种放射状胶质细胞，呈细长不规则形状，也称为Müller细胞，具有支持、保护、营养和绝缘等作用。

黄斑（macula lutea），视网膜正对视轴处的浅黄色区域，其中央凹陷称为中央凹（central fovea），此处视网膜最薄，只有色素上皮和视锥细胞，视觉最为敏锐而精确的部位。

视神经乳头（papilla of optic nerve），视神经穿出处，有视网膜中央动脉、静脉通过。此处无视细胞，故称为盲点。

（二）眼内容物

包括房水、晶状体和玻璃体，与角膜共同组成眼的屈光系统。

1. 房水（aqueous humor）

● 睫状体血管内的血液渗出和非色素上皮细胞分泌→→后房→→瞳孔→→前房→→巩膜静脉窦→→睫状前静脉→→眼静脉

● 作用：屈光；营养晶状体和角膜；维持眼压。

2. 晶状体（lens）为具有弹性的双凸透明体，由睫状小带悬挂于虹膜和玻璃体之间。

3. 玻璃体（vitreous body）位于晶状体与视网膜之间，外包透明的薄膜，内含透明胶状液体。

4. 眼球的视觉传导通路：光线→角膜→房水→瞳孔→晶状体→玻璃体→视网膜的感光细胞→双极细胞→节细胞→视神经→视觉中枢

（三）眼的附属器

1. 眼睑（eyelid）是保护眼球的器官，由外向后内由5层结构组成。

（1）皮肤：薄而柔软。睑缘处有睫毛。睫毛的皮脂腺称为睑缘腺，或称为Zeis腺，感染时形成麦粒肿。该处还有一种变态的汗腺，称为睫毛腺或称为Moll腺，开口于睑缘或睫毛毛囊。

（2）皮下组织：疏松结缔组织，易发生水肿或瘀血。

（3）肌层：主要是骨骼肌（眼轮匝肌和提上睑肌）。

（4）睑板：由致密结缔组织构成，内有睑板腺，是一种皮脂腺，感染时形成霰粒肿。

（5）睑结膜（conjunctiva）：薄层黏膜，上皮为复层柱状，固有层为薄层结缔组织。

2. 泪腺（eyelid）位于眶外侧上方的泪腺窝内，为复管泡状腺。

泪腺分泌泪液，含有99%的水分和少量蛋白质、无机盐及溶菌酶。泪液具有冲洗结膜、保持角膜湿润及轻度的杀菌作用。

二、耳（图 20-2）

（一）外耳

外耳 {
- 耳郭：弹性软骨为支架，外包薄层皮肤。
- 外耳道：皮肤内有耵聍腺。
- 鼓膜（tympanic membrane） {
  - 结构 {
    - 外层：复层扁平上皮
    - 中层：结缔组织
    - 内层：单层扁平上皮
  }
  - 功能：将声波的振动传递到中耳
}

（二）中耳

中耳 {
- 鼓室：内有三块听小骨，表面覆有薄层黏膜。
- 咽鼓管：近鼓室段的黏膜上皮为单层柱状，近鼻咽段为假复层纤毛柱状，固有层内有混合腺。咽部炎症可经此管蔓延至中耳。
}

（三）内耳

内耳 {
- 骨迷路 {
  - 耳蜗
  - 前庭
  - 骨性半规管
  } 相通，内壁衬骨膜。骨迷路与膜迷路之间的腔隙充满外淋巴。
- 膜迷路 {
  - 蜗管
  - 球囊和椭圆囊
  - 膜性半规管
  } 相通，充满内淋巴。内壁衬附单层上皮，某些部位特化形成听觉和位觉感受器。
}

1. 蜗管（图 20-3）
- 分隔骨蜗管为两部分，上为前庭阶，下为鼓室阶。

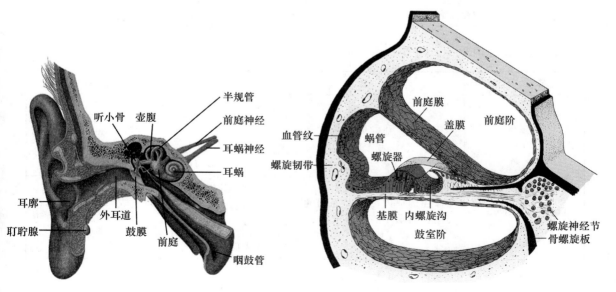

图 20-2　人耳立体结构模式图

图 20-3　膜迷路立体模式图

- 横切面为三角形：

  上壁：前庭膜

  外侧壁：含毛细血管的复层上皮，称为血管纹（stria vascularis），产生内淋巴。

  下壁：骨螺旋板和基底板（膜螺旋板）

2. 螺旋器（spiral organ），Corti 器

- 位置：膜蜗管的基底膜上皮增厚形成。
- 形态结构：

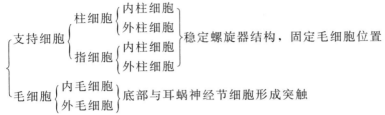

- 功能：听觉感受器，感受声波刺激

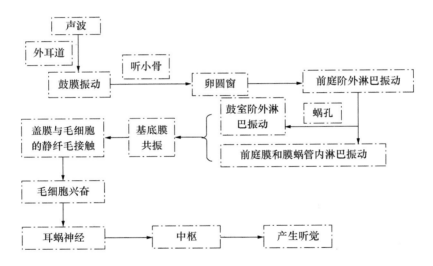

3. 位觉斑（图 20-4、20-5）

名　称	位　置	主要结构	功　能
壶腹嵴 (crista ampullaris)	膜性半规管在壶腹内部分黏膜增厚	支持细胞分泌物形成壶腹帽	感受身体或头部的旋转变速运动
		毛细胞基底部与前庭神经末梢形成突触	
		壶腹帽漂浮在壶腹嵴表面	
椭圆囊斑 (macula utriculi) 球囊斑 (macula sacculi)	在球囊的前内侧壁和椭圆囊内侧壁的前上方，各有一圆斑状黏膜增厚区	支持细胞：分泌物形成耳石膜	感受身体的直线变速运动和静止状态
		毛细胞基底部与前庭神经末梢形成突触	
		耳石膜表面有耳石	

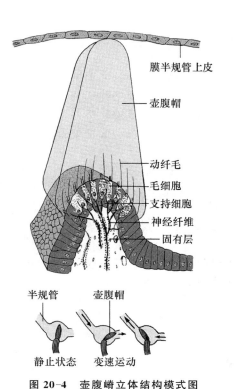

图 20-4　壶腹嵴立体结构模式图

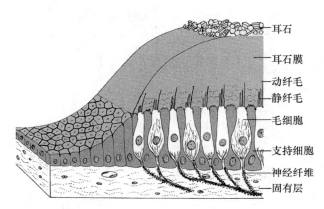

图 20-5　椭圆囊斑和球囊斑立体结构模式图

位觉产生的过程：

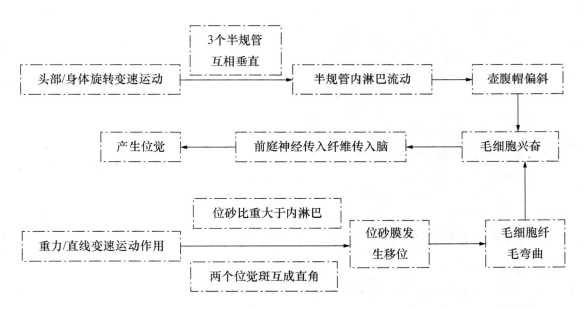

轻松记忆

【眼球的结构和功能】

我们眼睛似球形，由外向内分三层。
纤维血管视网膜，具有功能不相同。
视网膜分视盲部，感光功能靠前部。
视锥和视杆细胞，对光敏感性不同。
前者强光和颜色，后者弱光暗视觉。
维生素 A 不足时，影响后者晚不成。

【耳的结构组成和功能】

耳道有耳膜，膜连三块骨。
骨称砧槌镫，镫击卵圆窗，
窗内淋巴流，流在两迷路，

路在耳蜗旋，旋转三圈半。
半圈抵蜗顶，顶下称蜗轴。
釉出螺旋板，板缘筑听器，
器上伸盖膜，膜动毛细胞。
胞体送脉冲，冲成神经波。
波经听神经，送到脑海中。

【内耳的结构与功能】

骨迷路中膜迷路，颞骨岩中筑。
耳蜗前庭半规管，各把任务负。
半规管内隆壶腹，感受变速度。
前庭内有两个囊，能把平衡护。
如果名称记不住，马上打开书。

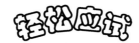

一、填空题

1. 眼球壁由内向外依次为_____、_____和_____3 层结构。

2. 光镜下，角膜自前向后分为 5 层：即_____、_____、_____、_____和_____。

3. 巩膜内由_____组织构成，对眼球壁有_____作用。在巩膜与角膜交界处的内侧，巩膜形成环形嵴突，称为_____，其内有_____和_____。

4. 虹膜自前向后分为 3 层：即_____、_____和_____。

5. 睫状体的组织结构由外向内可分为 3 层：即_____、_____和_____。

6. 眼球的内容物包括_____、_____和_____，与_____共同组成眼的_____。

7. 眼附属器包括_____和_____。

8. 视网膜是高度特化的_____，自外向内依次主要由 4 层细胞构成：即_____、_____、_____和_____。

9. 视网膜的感光细胞实为_____神经元。感光细胞分为_____细胞和_____细胞两种类型，前者含有感光物质_____，后者含有感受_____、_____和_____的视色素。

10. 在视网膜黄斑的中央有一浅凹，称为_____，该处视网膜最薄，只有_____细胞和_____细胞。

11. 视盘又称为_____，是_____、_____和_____穿过处。由于该处无_____细胞，无_____功能，又称为_____。

12．房水具有营养_____和_____的作用。如果房水产生过多，或排出通路受阻，引起眼压增高，导致视力受损，称为_____。

13．骨迷路是由_____、_____和_____构成的骨性隧道，膜迷路是由_____、_____和_____构成的膜性囊管。膜迷路内充满_____，膜迷路和骨迷路之间充满_____。

14．能感受头部旋转变速运动感受器是_____；感受直线变速运动和静止状态的是_____和_____；感受听觉的是_____。

二、选择题

【A 型题】

1．关于角膜透明的描述，哪一项错误
   A．无血管，无色素
   B．基质内胶原原纤维粗细均匀、平行排列
   C．基质内胶原原纤维相互交织
   D．角膜基质中含较多水分
   E．基部平坦无乳头

2．视网膜黄斑中央凹处只有
   A．视锥细胞和视杆细胞
   B．视锥细胞和双极细胞
   C．视杆细胞和节细胞
   D．视锥细胞和节细胞
   E．视锥细胞和色素上皮细胞

3．视神经由下列哪种细胞的轴突构成
   A．视锥细胞
   B．视杆细胞
   C．双极细胞
   D．节细胞
   E．色素细胞

4．当睫状肌收缩时，可引起的生理效应是
   A．睫状小带紧张性增加
   B．角膜曲度增加
   C．瞳孔增大
   D．晶状体曲度增加
   E．玻璃体曲度增加

5．眼球壁的血管膜由前至后依次分为
   A．血管层、色素上皮层、睫状体
   B．血管层、睫状体、色素上皮层
   C．虹膜、睫状体、脉络膜
   D．睫状体、脉络膜、色素上皮层
   E．虹膜、血管层、睫状体

6．角膜上皮感觉敏锐主要是因为
   A．上皮薄
   B．上皮内有感觉细胞
   C．上皮内有丰富的游离神经末梢
   D．上皮内有丰富的触觉小体
   E．上皮内有丰富的环层小体

7．老视发生的主要原因是
   A．玻璃体透明度改变
   B．晶状体弹性减弱
   C．角膜透明度改变
   D．房水循环障碍
   E．感光细胞数量减少

8．眼球屈光装置不包括
   A．角膜
   B．房水
   C．晶状体
   D．玻璃体
   E．视网膜

9．视网膜中央凹对光的感受高，其主要原因是
   A．感光色素含量高
   B．感光细胞的兴奋性高
   C．传入通路的汇聚程度小
   D．感光色素处于合成状态
   E．感光细胞的数量多

10．具有复层柱状上皮的部位是
   A．角膜
   B．虹膜
   C．视网膜
   D．球结膜
   E．睑结膜

11．关于巩膜的结构特点，哪一项错误
   A．瓷白色，坚硬不透明

B. 有少量成纤维细胞

C. 无血管，无色素

D. 胶原纤维粗大，交织排列

E. 有少量神经末梢

12. 关于玻璃体的描述，哪一项**错误**
    A. 为无色透明的胶状体
    B. 含有一些透明细胞
    C. 有屈光作用
    D. 有支持视网膜的作用
    E. 损伤后可以再生

13. 眼球壁内**不含**色素的结构是
    A. 角膜
    B. 巩膜
    C. 虹膜
    D. 睫状体
    E. 视网膜

14. 眼对机械性刺激最敏感的结构是
    A. 睑结膜
    B. 球结膜
    C. 角膜
    D. 巩膜
    E. 视网膜

15. 声波传入内耳最主要的途径是
    A. 颅骨→颞骨→中耳→蜗内淋巴
    B. 外耳道→鼓膜→听骨链→卵圆窗膜→
       耳蜗

C. 外耳道→鼓膜→听骨链→圆窗膜→
   耳蜗

D. 外耳道→鼓膜→鼓室空气→圆窗膜→
   耳蜗

E. 外耳道→鼓膜→颞骨中耳蜗内淋巴

16. 关于位觉感受器的描述，哪一项**错误**
    A. 均为局部黏膜增厚突入腔内形成
    B. 均位于椭圆囊和球囊的壁上
    C. 均由毛细胞和支持细胞组成
    D. 毛细胞基部均与前庭神经终末形成
       突触
    E. 位觉斑、壶腹嵴都是感受位觉的结构

17. 关于内耳壶腹嵴中支持细胞的结构特点的
    叙述，下列哪项**不符合**
    A. 细胞底部达基膜
    B. 细胞核位于细胞底部
    C. 游离面有微绒毛
    D. 能分泌糖蛋白
    E. 表面只有一根动纤毛和许多静纤毛

18. 听觉器官的感应转换装置—螺旋体所在的
    部位是
    A. 盖膜
    B. 卵圆窗膜
    C. 基底膜
    D. 前庭膜
    E. 血管纹

【B 型题】

(19～22 题共用备选答案)
    A. 角膜缘
    B. 巩膜距
    C. 巩膜静脉窦
    D. 瞳孔
    E. 睫状小带

19. 睫状肌的起点

20. 房水由后房流入前房之过道

21. 是房水经此排至睫状前静脉的结构

22. 有悬系和固定晶状体的作用

(23～26 题共用备选答案)
    A. 角膜
    B. 虹膜
    C. 巩膜

D. 脉络膜
E. 视网膜

23. 主要由大量的胶原纤维组成，血管少

24. 主要由上皮和胶原纤维组成，无血管和
    色素

25. 主要由色素细胞、血管和疏松结缔组织组
    成，无平滑肌

26. 主要由色素细胞、血管和疏松结缔组织组
    成，含平滑肌

(27～28 题共用备选答案)
    A. 前庭
    B. 前庭阶
    C. 膜蜗管
    D. 鼓室阶

E. 鼓室

27. 含有内淋巴

28. 有椭圆囊和球囊

（29～33 题共用备选答案）

    A. 睑缘腺（Zeis 腺）

    B. 睑板腺

    C. 睫腺（Moll 腺）

D. 泪腺

E. 副泪腺

29. 炎症时可形成麦粒肿

30. 为汗腺

31. 分泌物阻塞时则形成霰粒肿

32. 为浆液性腺，位于眼眶的外上角

33. 为皮脂腺，它与睑缘垂直排列成单行

【X 型题】

34. 参与分泌产生房水的结构有

    A. 虹膜血管内的血液

    B. 虹膜上皮细胞

    C. 睫状体非色素上皮细胞

    D. 睫状体血管内的血液

    E. 视网膜血管内的血液

35. 视杆细胞的特点是

    A. 外节呈杆状

    B. 膜盘不脱落

    C. 多数膜盘与胞膜不分离

    D. 含感光物质称视紫红质

    E. 感受弱光

36. 视锥细胞的特点是

    A. 外节呈锥状

    B. 顶部膜盘衰老不断脱落

    C. 多数膜盘与胞膜不分离

    D. 视色素由内节不断合成

    E. 感受强光和颜色

37. 眼睑的结构包括

    A. 表皮和真皮

    B. 疏松结缔组织

    C. 骨骼肌和平滑肌

    D. 睑板腺和睑缘腺

    E. 睫毛和睫腺

38. 以下关于视网膜内放射状胶质细胞的描述，正确的是

    A. 又称为米勒细胞

    B. 几乎贯穿除色素上皮外的视网膜全层

    C. 细胞核位于双极细胞层

    D. 细胞狭长，多突起

    E. 有支持、营养、保护、绝缘作用

39. 以下关于睑板的描述，正确的是

    A. 位于眼睑的皮下组织和肌层之间

    B. 是软骨

    C. 由致密结缔组织构成

    D. 内有许多睑板腺

    E. 睑板腺是黏液腺

40. 人视锥细胞可区分为

    A. 感红光视锥细胞

    B. 感黄光视锥细胞

    C. 感蓝光视锥细胞

    D. 感绿光视锥细胞

    E. 同时能感受三种颜色的视锥细胞

41. 引起夜盲症的因素是

    A. 视色素减少

    B. 视色素过多

    C. 视紫红质减少

    D. 视紫红质过多

    E. 维生素 A 缺乏

42. 内耳中流动内淋巴液的管道是

    A. 膜性半规管

    B. 前庭阶

    C. 球囊

    D. 椭圆囊

    E. 膜蜗管

43. 下列结构中，受损后可产生感音性耳聋的有

    A. 血管纹

    B. 听骨链

    C. 咽鼓管

    D. 螺旋器

    E. 鼓膜

44. 下列结构中属于位觉感受器的是

    A. 螺旋器

    B. 椭圆囊斑

    C. 球囊斑

D. 壶腹嵴   E. 盖膜

三、名词解释

1. 视杆细胞   4. 视盘
2. 视椎细胞   5. 壶腹嵴
3. 螺旋器   6. 椭圆囊斑

四、问答题

1. 试述视网膜的主要结构及作用。
2. 简述房水的循环途径及作用。
3. 试比较视锥细胞与视杆细胞。
4. 人们在看景物时，光线如何通过眼球并形成视觉？
5. 人们在听声音时，声波是如何传播并产生听觉的？

选择题参考答案

A 型题：

1. C   2. E   3. D   4. D   5. C   6. C   7. B   8. E   9. C   10. E
11. C   12. E   13. A   14. C   15. B   16. B   17. E   18. C

B 型题：

19. B   20. D   21. C   22. E   23. C   24. A   25. D   26. B   27. C   28. A
29. A   30. C   31. B   32. D   33. B

X 型题：

34. CD   35. ADE   36. ABCDE   37. ABCDE   38. ABCDE   39. CD
40. ACD   41. CE   42. ACDE   43. AD   44. BCD

（曹　博）

第 21 章　胚胎学绪论

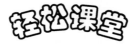

一、胚胎学的研究内容和意义

（一）定义

胚胎学主要是研究从受精卵发育为新个体的过程及其机制的科学。

（二）研究内容

包括生殖细胞发生、受精、胚胎发育、胚胎与母体的关系和先天畸形等。
人体胚胎在母体子宫内发育经历 38 周（约 266 天），可分为两个时期：
- 胚期：从受精卵形成至第 8 周末，受精卵发育为初具雏形的胎儿。
- 胎期：从第 9 周到出生，胎儿生长，各器官、系统继续发育出现功能活动。
胚期以质变为主，胎期以量变为主。

（三）胚胎学包括以下几个主要分支

描述胚胎学	应用形态学的方法观察胚胎发育的形态演变过程 包括外形的演变，器官和系统的形成，细胞的增殖、迁移和凋亡等
比较胚胎学	比较不同种系动物的的胚胎发育，探讨生物进化过程及其内在联系
实验胚胎学	对胚胎或体外培养的胚胎组织给予化学或物理因素刺激，或施加显微手术观察其对胚胎发育的影响，研究胚胎发育的内在规律和机制
化学胚胎学	应用化学与生物化学技术揭示胚胎发育过程中诸多化学物质的质与量的变化及代谢过程
分子胚胎学	用分子生物学的理论和方法探索胚胎发生过程中基因表达的时间顺序、空间分布与调控因素，研究基因表达产物在胚胎发育过程中的作用
畸形学	研究各种先天畸形发生的原因、机制和预防措施
生殖工程学	人工介入早期生殖过程，以获得人们预期的新生个体 主要技术有体外受精、早期胚胎培养、胚胎移植、卵质内单精子或细胞核注射、配子和胚胎冻存等 试管婴儿和克隆动物是该领域的重要成就

（四）胚胎学的研究意义

1. 理论意义
- 理解生命个体的发生和发育。
- 更深入地理解解剖学、组织学、病理学和遗传学。

2. 实用价值
- 产科学的基础。
- 先天畸形的预防。
- 生殖工程学研究。
- 培养动态的空间思维方法。

二、胚胎学发展简史与现代胚胎学

年　代	国　家	学　者	成　就
	古希腊	亚里士多德（Aristotle）	最早对胚胎发育进行观察，推测人胚胎来源于月经血与精液的混合
1651 年	英国	哈维（Harvey）	提出"一切生命皆来自卵"的假设
显微镜问世后	荷兰	列文虎克（Leeuwenhoek）	发现精子
	荷兰	格拉夫（Graaf）	发现卵泡
	意大利	马尔比基（Malpighi）	主张"预成论"学说
18 世纪中叶	德国	沃尔夫（Wolff）	提出了"渐成论"
1828 年	爱沙尼亚	贝尔（Baer）	发表《论动物的进化》一书，并创立了比较胚胎学
1855 年	德国	雷马克（Remark）	提出胚胎发育的三胚层学说，这是描述胚胎学起始的重要标志
1859 年	英国	达尔文	指出不同动物胚胎早期的相似表明物种起源的共同性，后期的相异则是由于各种动物所处外界环境的不同所引起
19 世纪 60 年代	德国	穆勒（Müller）海克尔（Haeckel）	进一步提出"个体发生是种系发生的重演"的学说，简称"重演律"
19 世纪末	德国	斯佩曼（Spemann）	提出了诱导学说，并奠立了实验胚胎学
1931 年	英国	李约瑟（Needham）	发表《化学胚胎学》一书
20 世纪 50 年代			- 分子胚胎学与实验胚胎学、细胞生物学、分子遗传学等学科互相渗透，发展建立了发育生物学 - 生殖工程学是把某些实验胚胎学技术向应用方面发展而形成的

轻松记忆

人体胚胎的发育，分为胚期和胎期。
前者起自受精卵，胎期人体渐雏形。
妊娠开始 8 周前，先天畸形易发生。
谨防伤风和感冒，用药一定要慎重。
饮食注意多品种，养育健康小宝宝。

轻松应试

一、填空题

1. 胚胎学是研究从_____发育为_____的过程及其机制的科学，其研究内容包括_____、_____、_____、_____、_____等。

2. 人体胚胎在母体子宫内发育经历_____周，分为_____、_____两个时期。

3. 胚 胎 学 包 括 _____、_____、_____、_____、_____、_____、_____ 7 个主要分支。

二、选择题

【A 型题】

1. 人体胚胎在母体子宫内发育的胚期为
   A. 从第 3 周到第 8 周
   B. 从受精至第 2 周末
   C. 从第 3 周至第 8 周末
   D. 从受精至第 4 周末
   E. 从受精卵形成至第 8 周末

2. 人体胚胎在母体子宫内发育的胎期为
   A. 从受精至出生
   B. 从第 2 周至第 8 周末
   C. 从第 8 周至出生
   D. 从第 9 周至出生
   E. 从第 2 周至出生

3. 最早对胚胎发育进行观察的学者是
   A. Aristotle
   B. Harvey
   C. Leeuwenhoek
   D. Remark
   E. Spemann

【B 型题】

(4～7 题共用备选答案)
   A. 分子胚胎学
   B. 实验胚胎学
   C. 描述胚胎学
   D. 化学胚胎学
   E. 比较胚胎学

4. 揭示诸多化学物质的质与量的变化
5. 研究基因表达产物的作用
6. 应用形态学的方法观察胚胎发育
7. 比较不同种系动物的的胚胎发育

(8～11 题共用备选答案)
   A. Wolff
   B. Baer
   C. Remark
   D. Spemann
   E. Haeckel

8. 创立了比较胚胎学的是
9. 奠立了实验胚胎学的是
10. 提出胚胎发育的三胚层学说的是
11. 提出了"渐成论"的是

【X 型题】

12. 人体胚胎发育包括
    A. 胚期
    B. 胚期和围生期
    C. 胎期
    D. 围生期
    E. 婴儿期

13. 关于生殖工程学的描述，哪些正确
    A. 是胚胎学中研究的前沿领域

B. 通过人工介入以获得新生个体 　　　　D. 试管婴儿是该领域中著名的成就
C. 主要技术有体外受精、胚胎移植等 　　E. 不包括胚胎冻存

三、名词解释

1. 胚期（定义、变化）　　　　　　　　　2. 胎期（定义、变化）

四、问答题

1. 人体胚胎学的主要研究内容是什么？
2. 试述人胚胎发育的分期及其时间。

选择题参考答案

A 型题：
1. E 　　2. D 　　3. A

B 型题：
5. D 　　6. A 　　7. C 　　8. E 　　9. B 　　10. D 　　11. C 　　12. A

X 型题：
13. AC 　　14. ABCD

（王海萍）

第 22 章　胚胎发生总论

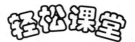

胚胎发生总论概述：

人体胚胎学总论研究从受精开始至第 8 周末的人胚早期发育，即胚期（embryonic period）。

● 胚期胚胎发育经历的主要过程：受精、卵裂、胚泡形成与植入、三胚层的形成与分化、圆柱形胚体的形成、胎膜与胎盘形成等。

● 胚期是胚体发育的关键时期，极易受到母体内、外环境因素的影响，造成流产或胎儿发育异常。

● 本章内容：叙述胚期发生过程，简述人胚发育各期的外表形态特征，胚胎龄的计算，双胎、联胎与多胎妊娠等。

一、生殖细胞与受精

（一）生殖细胞

生殖细胞（germ cell）：又称为配子（gamete），包括精子和卵子。

1. 精子

产生	● 睾丸的生精小管，经过两次减数分裂后，成为单倍体细胞，只有 23 条染色体，其中包括一条性染色体 ● 精子的染色体核型有两种：23，X 或 23，Y（图 22-1）
贮存	● 附睾中贮存、发育成熟 ● 精子在附睾中获得运动能力，但无受精能力，需要在女性生殖管道获能（capacitation）之后才能与卵子结合
精子获能	精子在女性生殖管道运行过程中，其头部抑制顶体酶释放的糖蛋白（去获能因子）可被子宫和输卵管分泌的酶（获能因子）降解，从而获得受精能力，此过程称为精子获能（sperm capacitation）
精子存活	射入到女性生殖管道内的精子一般可存活 2～3 天
受精能力	精子的受精能力维持大约 24 小时

2. 卵子

卵子产生	● 卵子的染色体核型均为 23，X（图 22-1） ● 从卵巢排出后，次级卵母细胞处于第二次减数分裂中期（second metaphase，M Ⅱ），在精子进入后才能完成第二次减数分裂，并排出第二极体，最终形成成熟的卵子（ovum）
卵子存活	排出的卵母细胞在女性输卵管内可存活 24 小时
受精能力	卵子受精能力仅维持大约 12 小时

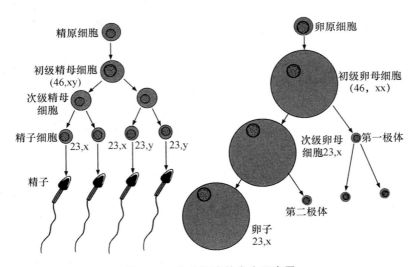

图 22-1   生殖细胞的发生示意图

(二) 受精

1. 受精的概念：获能精子进入卵子形成受精卵的过程称为受精（fertilization）。
2. 受精部位：正常的受精部位是在输卵管壶腹（ampulla of uterine tube）部。
3. 受精过程

卵母细胞到达输卵管壶腹部	排卵后→→卵子＋透明带＋放射冠＋卵泡细胞＋卵泡液经腹腔进入输卵管漏斗部→→到达输卵管壶腹部
顶体反应	精子进入女性生殖管道后获能，向子宫、输卵管方向移动→→在输卵管壶腹部与卵子相遇；精子顶体的外侧膜与精子细胞膜多处局部融合形成许多小孔，顶体酶逐渐释放出来。精子释放顶体酶的这一过程，称为顶体反应（acrosome reaction）
精、卵融合	精子顶体酶溶解放射冠、透明带，精子头部细胞膜与卵细胞膜融合，精子钻入卵细胞（图 22-2），形成二倍体受精卵（fertilized ovum），又称为合子（zygote）（图 22-3）
透明带反应	人卵是单精受精，当一个精子进入后，卵子胞质浅层的皮质颗粒立即释放溶酶体酶，使透明带结构发生改变，不能再与其他精子结合，以阻止其他精子穿越透明带，此过程称为透明带反应（zona reaction）
卵母细胞完成减数分裂	精子进入卵子，次级卵母细胞完成第二次减数分裂，成熟卵细胞形成，第二极体排出
雌、雄原核融合	卵细胞核形成雌性原核（female pronucleus），精子的细胞核膨大形成雄性原核（male pronucleus）。雌、雄原核相互靠近，移至合子中央，细胞核膜消失，受精卵恢复为二倍体（diploid），此时染色体的数目恢复为 46 条，整个受精过程完成（图 22-3）；开始了一个新个体的发育

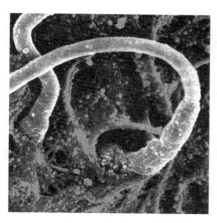

图 22-2　精子钻入卵子扫描电镜像

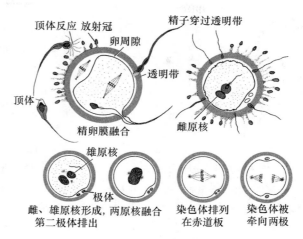

图 22-3　受精过程示意图

人类整个受精过程简要概括如图 22-4 所示。

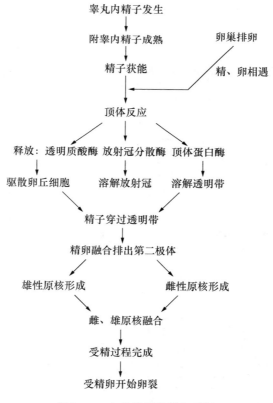

图 22-4　人类的受精过程图解

4. 受精的意义

➤ 受精激活了次级卵母细胞，使之重新启动并完成第二次减数分裂。

➤ 受精卵恢复为二倍体细胞：维持物种稳定性和延续性。

➤ 受精卵具有父母双方的遗传特性，遗传物质重新组合，新个体具有与亲代不完全相同的性状。

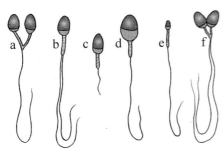

图 22-5　各种畸形精子模式图

a 双头精子；b 双尾精子；c 短尾精子；
d 大头精子；e 小头精子；f 双头双尾精子

➤ 受精决定胎儿的遗传性别：带有 Y 染色体的精子与卵子结合，胚胎将发育为男性；带有 X 染色体的精子与卵子结合，胚胎将发育为女性。

5. 受精的条件　正常受精必须满足如下条件：

➤ 精子与卵子发育成熟是受精成功的重要保证——获能精子的形态、数量与运动功能要正常。精子数目太少、精子活动能力太弱或畸形精子（图 22-5）数量太多，均会影响受精，造成男性不育症。

➤ 次级卵母细胞要发育到第二次减数分裂的中期。

➤ 排卵后 12 小时内卵子要与获能精子相遇。

➤ 通畅的生殖管道是精子与卵子相遇的必要条件——若女性或男性的生殖管道堵塞，精、卵不能相遇，则受精不能完成。

二、卵裂、胚泡形成与植入

（一）卵裂

卵裂	受精卵早期进行的细胞有丝分裂，称为卵裂（cleavage），人胚在受精后大约 30 小时发生第一次卵裂，卵裂是受精结束的标志
卵裂球	卵裂产生的子细胞称为卵裂球（blastomere）。卵裂球数目不断增多，体积逐渐变小（图 22-6）。
桑椹胚	受精后约 72 小时胚已有 12～16 个卵裂球，形成一个外面包裹透明带的实心细胞团，称为桑椹胚（morula）（图 22-6、22-7）
卵裂球的全能性	早期人胚的卵裂球具有全能发育的潜能，每个卵裂球均可以分化、发育成为一个全胚
胞质决定子	卵细胞内特殊的细胞质组份，称为胞质决定子（cytoplasmic determinant）。胞质决定子支配细胞分化途径，使卵裂球产生差别

（二）胚泡形成

胚泡形成	桑椹胚边进行卵裂，边向子宫腔方向移动。受精后第 4 天进入子宫腔，随卵裂球数目增多，卵裂球间出现若干小腔隙，进而逐渐融合成一个大腔，细胞按一定规律排列，形成囊泡状的胚，称为囊胚或胚泡（blastocyst）（图 22-6、22-7）
胚泡结构	➤ 胚泡壁由单层扁平细胞构成，称为滋养层（trophoblast），可吸收营养物质；紧贴内细胞群侧的滋养层称为极端滋养层（polar trophoblast）。 ➤ 卵泡中央的腔称为胚泡腔（blastocoele），腔内充满液体 ➤ 聚集在胚泡一侧的细胞团称内细胞团或内细胞群（inner cell mass），是形成胚体的始基（图 22-6、22-7）
胚胎干细胞	内细胞群细胞具有分化成人体全身所有细胞的潜能，利用显微操作技术分离出内细胞群，制备胚胎干细胞（embryonic stem cells，ES cells）

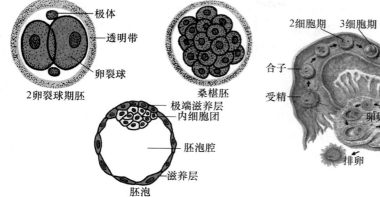

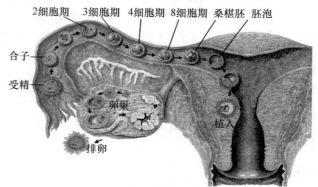

| 图 22-6　卵裂与胚泡形成示意图 | 图 22-7　排卵、受精、卵裂与胚泡植入示意图 |

（三）植入

植入	胚泡埋入子宫内膜的过程，称为植入（implantation），又称为着床（imbed）
植入窗 （着床窗）	受精后的一段特定关键时间内 ➤ 胚泡滋养层细胞发育到具有"侵入性"（invasiveness）状态 ➤ 母体子宫内膜被调节到"接受性"（receptiveness）状态 ➤ 只有双方同时达到各自的状态，植入才能发生 此关键时期称为"植入窗"，植入窗（implantation window）又称为着床窗
植入时间	受精后第 5～6 天开始，第 11～12 天完成
植入过程	胚泡的极端滋养层贴附于子宫内膜 ↓ 极端滋养层细胞分泌蛋白水解酶，溶解子宫内膜，局部形成缺口 ↓ 胚泡沿缺口侵入子宫内膜功能层 ↓ 滋养层分化成内、外两层细胞（见下框） ↓ 胚泡全部埋入子宫内膜 ↓ 缺口由子宫内膜上皮增生修复愈合，植入完成（图 22-8）
	➤外层：称为合体滋养层（syncytiotrophoblast）。细胞界限不清，合体滋养层腔隙内含母体血液 ➤ 内层：称为细胞滋养层（cytotrophoblast）。细胞立方、界限清楚，排列整齐，不断分裂，补充合体滋养层数量
植入部位	胚泡正常植入部位：子宫体部或底部内膜中，多见于后壁（图 22-9）
前置胎盘	若植入部位接近子宫颈处，在此形成的胎盘，称为前置胎盘（placenta previa），分娩时会堵塞产道，导致胎儿娩出困难
宫外孕	➤ 胚泡植入在子宫以外的任何其他部位称为宫外孕（ectopic pregnancy）（图 22-10） ➤ 多发生在输卵管，偶见于卵巢表面、子宫阔韧带、腹膜、肠系膜，也有在肝植入的报道 ➤ 宫外孕会引起胚胎早期死亡

续表

蜕膜反应	胚泡植入后母体子宫内膜功能层由于蜕膜反应（decidua reaction）形成蜕膜，蜕膜（decidua）在分娩时脱落。脱膜反应包括： ➢ 分泌期子宫内膜进一步增厚 ➢ 血液供应更加丰富 ➢ 腺体分泌更加旺盛 ➢ 基质水肿 ➢ 基质细胞分化成蜕膜细胞（decidual cell）： ➢ 细胞肥大、多边形、细胞质内富含糖原和脂滴

子宫蜕膜	植入后，蜕膜分为3部分（图22-9）：
	➢ 基蜕膜（decidua basalis）：
	  ◇ 胚泡与子宫肌层之间的蜕膜
	  ◇ 基蜕膜扩大、增厚，参与胎盘形成
	➢ 包蜕膜（decidua capsularis）：
	  ◇ 覆盖在胚泡子宫腔侧的蜕膜
	➢ 壁蜕膜（decidua parietalis）：
	  ◇ 子宫壁其余部分的蜕膜
	  ◇ 包蜕膜和壁蜕膜逐渐退化、变薄

植入条件	➢ 母体雌、孕激素正常分泌，子宫内膜必须处于分泌期 ➢ 透明带要准时脱落 ➢ 受精卵发育至良好的胚泡 ➢ 胚泡必须适时到达宫腔
植入干扰，临床抗生育	➢ 母体内分泌紊乱、受药物干扰、子宫内膜炎症或宫内节育器等均可干扰胚泡的植入 ➢ 抗植入是临床常用的理想抗生育手段

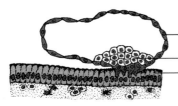

（1）胚泡开始植入（第7天）

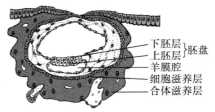

（2）植入接近完成（第10天）

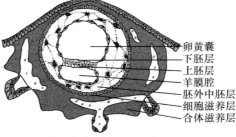

（3）植入完成（第11～12天）

图 22-8　人胚泡植入过程示意图

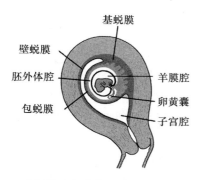

图 22-9　人胚植入部位与子宫蜕膜关系示意图

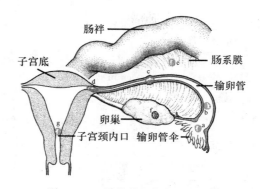

图 22-10　异位植入部位图解
a 输卵管伞部植入；b 输卵管壶腹部植入；
c 输卵管峡部植入；d 输卵管子宫部植入；
e 肠系膜植入；f 卵巢表面植入；g 子宫颈植入

三、三胚层形成与分化

（一）三胚层形成

胚泡内细胞团的细胞迅速增殖、分化，先形成两胚层胚盘，再形成三胚层胚盘。

1. 两胚层胚盘的形成

两胚层胚盘形成： 时间：人胚发育第 2 周
过程： 内细胞团细胞分裂增殖 ↓ 近胚泡腔侧形成一层立方形细胞（图 22-11） 称为下胚层（hypoblast），后由内胚层（endoderm）替代 ↓ 下胚层上方细胞分化形成一层柱状细胞 称为上胚层（epiblast），后改称为外胚层（ectoderm） ↓ 上、下胚层紧密相贴，其间有基膜相隔，呈椭圆形盘状 ↓ 称为两胚层胚盘（embryonic disk）（图 22-11） 意义：两胚层胚盘是胚体发育的原基
羊膜腔与卵黄囊形成：
➢ 羊膜腔（amniotic cavity）：上胚层邻近极端滋养层一侧形成的腔 ➢ 羊膜（amnion）：羊膜腔的壁，由羊膜上皮围成，与外胚层周缘相连，上胚层构成羊膜腔的底（图 22-11），腔内充满羊水 ➢ 卵黄囊（yolk sac）：下胚层周边的细胞向胚泡腔侧增生、分化、向下迁移愈合形成的囊；下胚层构成卵黄囊的顶 羊膜腔的底 ＋　　　　共同构成两胚层胚盘　{ 羊膜腔面为胚盘背侧 卵黄囊的顶　（图 22-11、22-12）　{ 卵黄囊面为胚盘腹侧

续表

胚外中胚层形成：
卵黄囊细胞向胚泡腔内增生，在胚泡腔内弥散分布，形成的星状多突的间充质细胞（mesenchymal cell），称为胚外中胚层（extra embryonic mesoderm）（图 22-11、22-12）
胚外体腔形成：
胚外中胚层细胞之间逐渐出现的大腔，称为胚外体腔（extra embryonic coelom）（图22-12、22-13）
胚外中胚层分布：
胚外中胚层附着在细胞滋养层的内面、羊膜腔的外表面和卵黄囊的外表面（图22-12、22-13）
体蒂形成：
羊膜腔顶壁尾侧与滋养层之间形成一束密集的胚外中胚层，称为体蒂（body stalk），起连接胚体和滋养层的作用（图 22-12、22-13）

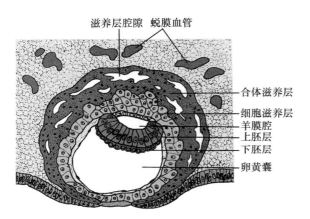

图 22-11　人胚两胚层胚盘的形成示意图

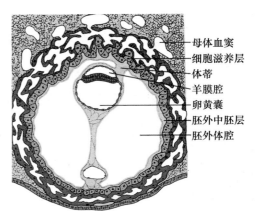

图 22-12　13 天人胚示意图

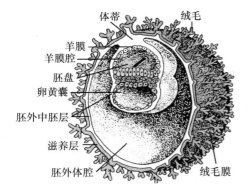

图 22-13　第 3 周初人胚剖面模式图

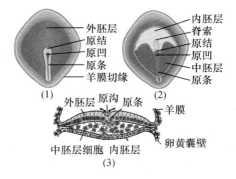

图 22-14　第 16 天人胚模式图，示三胚层胚盘的形成
（1）胚盘背面观；（2）切除上胚层，示中胚层和脊索；
（3）通过原条的胚盘横切，示中胚层细胞的形成

　　2. 三胚层胚盘的形成　　人胚发育第 3 周三胚层胚盘发生；原条、原沟、原结、原凹及脊索的形成与三胚层胚盘的形成密切相关。

原条形成 （图 22-14）	人胚发育第 3 周初→上胚层细胞增殖→迁移至胚盘尾端中轴线处→聚集形成一条纵行细胞索，称为原条（primitive streak） 原条所在一端被确定为胚体尾端→胚盘可区分 { 头侧 尾侧 左、右两侧 原条背侧中央出现的一条浅沟，称为原沟（primitive groove）
原结形成 （图 22-14）	➢ 原条头端细胞迅速增生，膨大形成的结节，称为原结（primitive node） ➢ 原结的背侧中央出现的凹陷，称为原凹（primitive pit）
脊索形成与功能 （图 22-14、22-15）	➢ 原结细胞增殖，从原凹向下、向头端迁移，在上、下胚层之间形成的一条单独细胞索，称为脊索（notochord） ➢ 脊索诱导神经管形成，以后大部分退化消失，残存部分演化为成人椎间盘髓核
胚内中胚层形成 （图 22-14、22-15）	➢ 脊索形成同时，原条细胞迅速增殖，一部分细胞从原沟处开始，在上、下胚层之间向胚体头端和左、右两侧迁移、铺展，分化形成胚内中胚层（intra－embryonic mesoderm），简称为中胚层（mesoderm） ➢ 胚盘的周缘，胚内中胚层与胚外中胚层相延续
内胚层和外胚层形成	➢ 形成：上胚层形成的原条从原沟处迁出另一部分细胞，进入下胚层，在下胚层中继续增殖、扩展，分化形成一新细胞层，称为内胚层（endoderm），内胚层完全置换了下胚层细胞 ➢ 内胚层和中胚层形成后，上胚层改称为外胚层（ectoderm） ➢ 演变：两胚层胚盘演变成头端大、尾端小、椭圆形的三胚层胚盘（图 22-14、22-15）；内、中、外胚层均源于上胚层细胞
口咽膜、泄殖腔膜 形成（图 22-15）	➢ 脊索前端有一圆形致密小区没有中胚层细胞，内、外胚层直接相贴，呈薄膜状，称为口咽膜（buccopharyngeal membrane） ➢ 原条尾端有一圆形致密小区没有中胚层细胞，内、外胚层直接相贴，呈薄膜状，称为泄殖腔膜（cloacal membrane）
原条退化	➢ 随着胚体的发育，原条逐渐向尾端退缩，最后退化消失

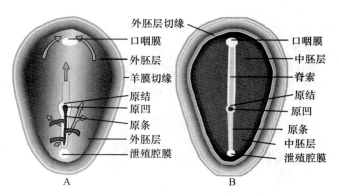

图 22-15　第 18 天人胚模式图，三胚层胚盘已形成

1. 胚盘背面观，示中胚层形成过程中细胞迁移方向；
2. 切除外胚层，示已形成的中胚层及脊索、原条、口咽膜和泄殖腔膜

（二）三胚层的分化

三胚层形成以后，各个胚层逐渐分化形成各种组织和器官的原基。

1. 外胚层的分化　外胚层的分化包括以下几个部分：

神经管的形成 （图 22-16、22-17）	脊索背侧的外胚层 ↓脊索诱导下 细胞增殖形成细胞板，称为神经板（neural plate） ↓ 神经板中央沿胚体纵轴凹陷形成神经沟（neural groove） ↓ 神经沟两侧的边缘隆起称为神经褶（neural fold） ↓ 神经沟加深，神经褶愈合、延伸形成神经管（neural tube）
神经管的分化 （图 22-16）	➢ 神经管头端的孔称为前神经孔（anterior neuropore）→人胚发育第 25 天闭合→闭合后神经管头端发育成脑 ➢ 神经管尾端的孔称为后神经孔（posterior neuropore）→人胚发育第 27 天闭合→闭合后神经管其余部分发育成脊髓 ➢ 神经管的管腔：分化成脑室和中央管
畸形	➢ 前神经孔未闭合，发育成无脑儿（anencephaly） ➢ 后神经孔未闭合，发育成脊柱裂（spina bifida）或脊髓裂（myeloschisis）
神经嵴的形成与分化 （图 22-17）	➢ 神经管形成时，神经褶与外胚层相连处的细胞与神经管分离，在神经管背外侧形成两条纵行的细胞索，称为神经嵴（neural crest） ➢ 神经嵴将分化成周围神经系统和肾上腺髓质
体表外胚层分化	➢ 皮肤的表皮、体表凹陷处上皮及附属器；眼结膜、角膜、晶状体和视网膜 ➢ 外耳、鼓膜外层上皮和内耳膜迷路；脑垂体、牙釉质和腮腺上皮等

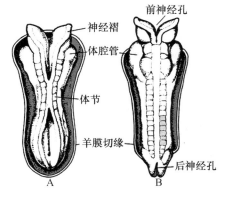

图 22-16　第 22 天（A）和 23 天（B）人胚模式图
示神经管形成

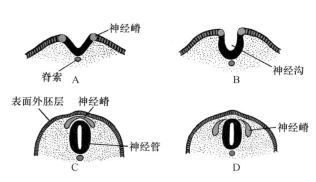

图 22-17　神经嵴发生示意图
A、B、C、D 示不同胚龄时神经嵴的发育

2. 中胚层的分化　先分化为：轴旁中胚层、侧中胚层和间介中胚层（图 22-18）；内、中、外各胚层之间的中胚层细胞，称为间充质。

轴旁中胚层	➤ 位置：脊索两侧的细胞索，称为轴旁中胚层（paraxial mesoderm）； ➤ 发育：轴旁中胚层断裂成团块，称为体节（somite），左、右成对（图 22-18） ➤ 人胚第 3 周末，体节开始形成；人胚共有 42～44 对体节（图 22-19） 　　　　　　　　　皮肤真皮和皮下组织 　　体节分化：｛中轴骨和纤维性结缔组织 　　　　　　　　　骨骼肌等
侧中胚层的分化	最外侧的中胚层称为侧中胚层（lateral mesoderm）（图 22-18） ➤ 体壁中胚层（parietal mesoderm）：与外胚层相贴，分化成体壁的骨骼、肌组织、结缔组织和血管 ➤ 脏壁中胚层（visceral mesoderm）：与内胚层相贴，分化成消化系统和呼吸系统的肌组织、结缔组织和血管；肾上腺皮质也由脏壁中胚层分化 ➤ 胚内体腔（intra embryonic coelom）：体壁中胚层与脏壁中胚层之间的腔隙（图 22-18）：分化为心包腔、胸腔和腹腔 ➤ 口咽膜头端的侧中胚层为生心区：将分化形成心脏
间介中胚层	位置：轴旁中胚层与侧中胚层之间的中胚层，称为间介中胚层（intermediate meso-derm）（图 22-18） 分化：泌尿系统和生殖系统的主要器官
中胚层间充质	组成： ➤ 间充质细胞（mesenchymal cell）：星状多突 ➤ 细胞外基质（extracellular matrix，ECM） 分化：肌组织、结缔组织、血管、淋巴管等

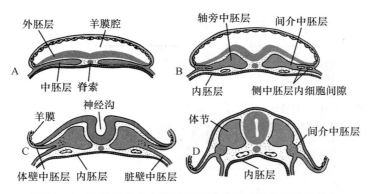

图 22-18　不同胚龄的人胚横切面模式图，示中胚层的分化

3. 内胚层的分化　人胚圆柱状胚体形成同时，内胚层卷入体内，形成原始消化管（图 22-19）。

$$原始消化管将分化为\begin{cases} 消化道与消化腺上皮 \\ 呼吸道上皮和肺上皮 \\ 甲状腺、甲状旁腺上皮 \\ 中耳鼓室上皮 \\ 胸腺上皮 \\ 膀胱、阴道上皮等 \end{cases}$$

四、人圆柱状胚体形成

人胚发育至第 4 周，胚体逐渐由扁盘状的胚盘演变成圆柱状（图 22-19）。

（一）人胚中轴器官的建立与圆柱状胚体形成

---

1. 人胚中轴器官
➢ 定义：胚体中轴线上出现的原条、脊索、神经管和体节，称为人胚中轴器官（axial organ），是促使胚体演变成圆柱体的因素之一
➢ 组成及分化：
   ◇ 原条：参与胚内中胚层和内胚层的发生
   ◇ 脊索：诱导其背部的外胚层演变成神经管
   ◇ 神经管：发育成中枢神经系统
   ◇ 体节：演化形成皮肤真皮、骨骼肌和中轴骨骼

2. 圆柱状胚体形成
➢ 发生过程：胚盘边缘向腹侧明显卷折（图 22-18、22-19），头端形成头褶；尾端卷折形成尾褶；左右两侧卷折成左、右侧褶，向脐部集中，扁平形胚盘逐渐演变为圆柱状胚体
➢ 卷折原因：胚体各部生长不同速：
   ◇ 体节及神经管等中轴器官生长迅速
   ◇ 胚盘中央生长速度远比胚盘边缘快，扁平的胚盘背侧向羊膜腔内隆起
   ◇ 羊膜腔迅速增大，羊膜反包在体蒂和卵黄囊外面，形成原始脐带
   ◇ 卵黄囊增大缓慢
   ◇ 外胚层包于体表，内胚层卷入胚体内

（二）人圆柱状胚体形成的结果

1. 胚体凸入羊膜腔内，借脐带悬浮于羊水中；

2. 卵黄囊和体蒂连于胚体脐部，外包羊膜，形成原始脐带（primitive umbilical cord）（图 22-19）；

3. 口咽膜和生心区转到胚体头端腹侧；

4. 泄殖腔膜转到胚体尾端腹侧；

5. 外胚层包于胚体外表，形成皮肤的表皮；

6. 内胚层卷入体内，形成原始消化管（primitive gut）。其头端以口咽膜封闭，尾端以泄殖腔膜封闭，中部与卵黄囊相通（图 22-19）。

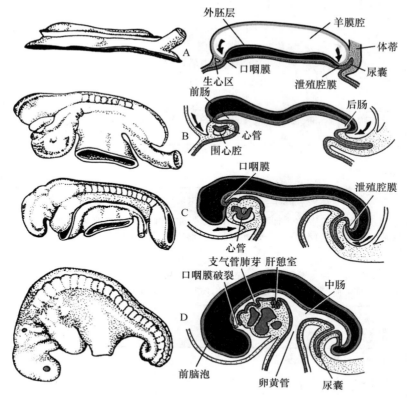

图 22-19　人圆柱状胚体形成与三胚层分化示意图

（三）8 周人胚初具人形

第 8 周末人胚 ⎧ 胚体的颜面已初步形成，外表可见眼、耳和鼻的原基
　　　　　　　 ⎪ 上、下肢已形成（图 22-20）
　　　　　　　 ⎨ 胚体内脏器原基已建立
　　　　　　　 ⎪ 性腺和外生殖器发生，但外表尚不能分辨性别
　　　　　　　 ⎩ 胎膜和胎盘发育形成

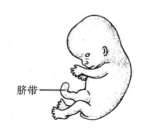

图 22-20　8 周人胚模式图
已初具人形

胚期注意：有害因素极易通过母体影响胚胎发育，导致先天畸形 （congenital malformations）发生。

五、胎膜和胎盘

胎膜和胎盘是对人胚体起保护、营养、呼吸和排泄作用的胎儿附属结构；胎盘还具有内分泌功能。胎儿娩出后，胎膜、胎盘与子宫蜕膜一并排出，总称为胞衣 （afterbirth）。

（一）胎膜

人胎膜（fetal membrane）包括：卵黄囊、尿囊、绒毛膜、羊膜和脐带（图 22-21）。

1. 卵黄囊（yolk sac）

发生	人胚发育第 2 周开始发生，为连于原始消化管腹侧的囊状结构
组成	胚外内胚层（extra embryonic endoderm） 胚外中胚层（extra embryonic mesoderm）（图 22-21）
演变	人胚卵黄囊出现是种系发生和生物进化过程的重演 被包入脐带后，与原始消化管相连部称为卵黄蒂（yolk stalk）→第 6 周闭锁→卵黄囊退化（图 22-21）
意义	➢ 造血干细胞（haemopoietic stem cell，HSC）：来源于卵黄囊胚外中胚层 ➢ 原始生殖细胞（primordial germ cell）：来源于卵黄囊尾侧胚外内胚层

2. 尿囊（allantois）

发生	人胚发育第 3 周，从卵黄囊尾侧向体蒂内伸出的一个盲囊，称为尿囊（图 22-19、22-21）
演变	人胚尿囊不发达，仅存数周即退化，是种系发生和生物进化过程的重演 胚体形成→尿囊与膀胱相通连→尿囊闭锁后形成脐正中韧带（median umbilical ligament）
意义	➢ 尿囊壁上的一对尿囊动脉（allantoic artery）演变成两条脐动脉 ➢ 尿囊壁上的一对尿囊静脉（allantoic veins）演变成一条脐静脉 ➢ 脐带内的 3 条血管是胎儿与母体进行物质交换的重要通道

3. 羊膜（amnion）

特点	薄膜，坚韧，半透明，无血管
组成	单层羊膜上皮 ＋ 胚外中胚层（图 22-19、22-21）
演变	随圆柱状胚体形成、长大 ↓ 羊膜腔扩大，胚体凸入羊膜腔内 ↓ 羊膜在胚体腹侧包裹卵黄囊、体蒂及尿囊，形成原始脐带 ↓ 羊膜腔扩大使羊膜与绒毛膜相贴，胚外体腔逐渐消失（图 22-21、22-22）

羊水	➢ 产生：羊膜上皮；羊水充满羊膜腔，胚胎在羊水中生长发育
	➢ 更新：被羊膜、胎儿体表吸收和胎儿吞饮，不断更新
	➢ 特性：微黄色，弱碱性
	➢ 成分：水＋脱落上皮细胞＋胎儿代谢产物
	➢ 羊水量：正常足月胎儿为 1000～1500ml
	  ◇ 羊水过少：羊水少于 500ml，易发生羊膜与胎儿黏连
	  ◇ 羊水过多：羊水多于 2000ml
	  ◇ 羊水过少或过多均影响胎儿正常发育
	  ◇ 羊水量的异常与某些先天畸形有关，羊水的细胞学、遗传学及生物化学检测，可早期诊断某些先天异常（congenital anomaly）

意义	羊膜和羊水在胚胎发育中起重要的作用： ➢ 羊水中的胚胎各部分均等发育，防止黏连 ➢ 胚胎在羊水中自由活动，有利于骨骼和肌肉正常发育 ➢ 保护胚胎，免受外力压迫与震荡 ➢ 分娩时羊水可扩张子宫颈，冲洗产道，利于胎儿娩出（图 22-22）

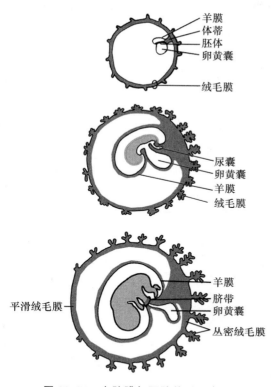

图 22-21　人胎膜与胚胎关系示意图

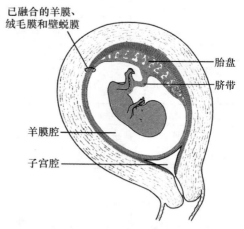

图 22-22　第 3 个月末胎膜、脱膜与胎盘示意图

4．绒毛膜（chorion）

组成	滋养层 ＋ 衬于其内面的胚外中胚层	
发生时间	人胚发育第 2 周	
发生过程	初级绒毛干（primary stem villus）形成 ↓ ↓	合体滋养层和细胞滋养层向胚泡表面突起；第 2 周末，绒毛膜布满密集的初级绒毛干（图 22-21、22-23）
	次级绒毛干（secondary stem villus）形成 ↓	初级绒毛干内长入胚外中胚层；此时滋养层称为绒毛膜（图 22-23）
	三级绒毛干（tertiary stem villus）形成 ↓	次级绒毛干中轴胚外中胚层分化形成结缔组织与毛细血管（图 22-23）
	三级绒毛干发出分支 ↓	形成细小绒毛
	细胞滋养层壳（cytotrophoblastic shell）形成 ↓	绒毛干末端的细胞滋养层细胞穿出合体滋养层→沿基蜕膜扩展→彼此连接→绒毛膜与子宫蜕膜牢固连接
	绒毛间隙（intervillous lacuna）	绒毛干之间的腔隙（图 22-23） 有母体子宫螺旋动脉开口，充满母血

演变	人胚发育早期：绒毛均匀分布于整个绒毛膜表面 人胚胎发育第 3 个月，绒毛膜分成两部分： ➤ 平滑绒毛膜（chorion leave）：包蜕膜侧血供不足，绒毛萎缩、退化、消失（图 22-21） ➤ 丛密绒毛膜（chorion frondosum）：基蜕膜侧血供充足，绒毛反复分支，生长茂密；与基蜕膜共同构成胎盘（图 22-21、22-22） 随胚胎发育，羊膜腔扩大，使得羊膜、平滑绒毛膜、包蜕膜和壁蜕膜融合，胚外体腔消失，子宫腔也逐渐消失（图 21-22）
功能	➤ 内分泌功能 ➤ 为早期胚胎发育提供营养和氧气
绒毛膜发育异常	➤ 葡萄胎：绒毛膜滋养层细胞过度增生，绒毛组织变性水肿，血管消失，胚胎发育受阻，绒毛呈水泡状或葡萄状 ➤ 绒毛膜上皮癌：滋养层细胞癌变，恶性增生

5．脐带（umbilical cord）

定义	连于胚胎脐部与胎盘间的索带（图 22-21、图 22-22）
组成	外表面：被覆羊膜 脐带内：{ 黏液性结缔组织 两条脐动脉 一条脐静脉
长度	正常足月胎儿脐带长：40～60cm，粗 1．5～2cm
功能	➤ 是胎儿血与母血进行物质交换的通道（图 22-22、22-24） ➤ 脐血（cord blood）中分离出造血干细胞，可对血液病患者实施脐血造血干细胞移植术
先天畸形	脐带过短（short cord）： ➤ 脐带短于 35cm，分娩时易引起胎盘早剥或血管断裂，出血过多。 脐带过长（long cord）： ➤脐带长于 80cm，易发生脐带绕颈、脐带打结（knot of umbilical cord）或缠绕胎儿肢体，导致胎儿窒息死亡或局部发育不良

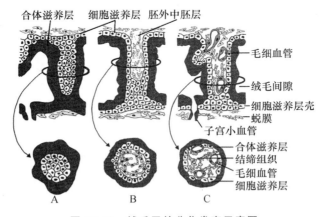

图 22-23　绒毛干的分化发育示意图

上图为绒毛干纵断面，下图为绒毛干横断面

A．初级绒毛干；B．次级绒毛干；C．三级绒毛干

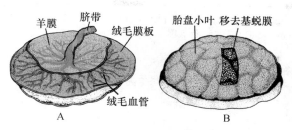

图 22-24　人胎盘外形模式图
A. 胎儿面；B. 母体面

（二）胎盘

人胎盘（placenta）：由胎儿丛密绒毛膜与母体基蜕膜共同构成的圆盘状结构（图 22-24）。

1. 胎盘的形态结构

大体结构	人足月胎盘： ➢ 圆盘状，重约 500g，直径 15～20cm，中央厚，边缘薄，平均厚度约 2.5cm 胎儿面光滑： ➢ 表面覆盖有羊膜，有脐带附着；透过羊膜，脐血管分支清晰可见（图 22-24、22-25） 母体面粗糙： ➢ 为剥离后的子宫基蜕膜，可见 15～30 个胎盘小叶（cotyledon）（图 22-24），每个小叶含 1～4 根绒毛干
组织结构	胎儿面：$\begin{cases}羊膜 \\ 丛密绒毛膜\end{cases}$ 形成绒毛膜板 $\begin{cases}发出绒毛干 40～60 个 \\ \downarrow \\ 发出侧支称为游离绒毛（free villus）（图 22-25）\end{cases}$ ➢ 脐血管走行在绒毛膜板 　➢ 绒毛干末端借细胞滋养层壳固定于基蜕膜上 母体面： ➢ 胎盘隔（placental septum）：子宫基蜕膜形成的短隔，伸入到绒毛间隙之中。 ➢ 绒毛间隙：子宫螺旋动脉与小静脉开口于绒毛间隙，绒毛浸浴在母血中（图 22-25）

2. 胎盘血循环与胎盘膜

胎盘血循环	人胎盘内有两套血液循环，两者血液在各自封闭管道内循环，互不相混，但可进行物质交换。 ➢ 胎儿血循环：胎儿静脉血→→经脐动脉→→流入绒毛毛细血管→→与绒毛间隙内母血→→进行物质交换→→O_2 和营养物质→→经脐静脉进入胎儿体内（图 22-25） ➢ 母体血循环：母体动脉血→→子宫动脉→→经螺旋动脉流入绒毛间隙，与绒毛内毛细血管的胎儿血进行物质交换→→胎儿 CO_2 和废物经子宫静脉流入母体内（图 22-25）

胎盘膜	定义：胎儿血与母体血在胎盘内进行物质交换所通过的结构，称为胎盘膜（placental membrane）或称为胎盘屏障（placental barrier）。 组成： ➤ 早期胎盘膜厚 { 合体滋养层 细胞滋养层及基膜毛细血管基膜及内皮（图 22-26） 绒毛结缔组织 ➤ 后期胎盘膜薄 { 合体滋养层 共同基膜 绒毛毛细血管内皮 后期胎盘膜通透性增强，更有利于物质交换（图 22-26）

3．胎盘的功能

内分泌功能	胎儿从母血中获得： ➤ O_2、营养、抗体和激素等物质 ➤ 某些有害毒素、药物和激素等也可进入胎儿体内 母体从胎儿获得： ➤ 胎儿排出的 CO_2 代谢产物和激素等（图 22-27） 胎盘具有相当于出生后小肠、肺和肾的功能
物质交换	胎盘的内分泌功能（图 22-27），对维持妊娠至关重要 胎盘合体滋养层细胞主要分泌的激素有： 1．人绒毛膜促性腺激素（human chorionic gonadotropin，HCG）： ➤ 促进妊娠黄体的生长发育，以维持妊娠 ➤ 人胚发育第 2 周：在血浆及尿中出现，第 8 周达高峰，随之逐渐下降，分娩后 4 天血中 HCG 消失 2．人绒毛膜促乳腺生长激素（human chorionic somatomammotropin，HCS）： ➤ 又称为人胎盘催乳素（human placental lactogen，HPL） ➤ 促使母体乳腺生长发育，促进胎儿的代谢与生长 ➤ 妊娠第 2 月开始分泌，第 8 个月达到高峰，直到分娩； 3．雌激素（estrogen）和孕激素（progestogen）： ➤ 雌、孕激素替代卵巢功能，抑制子宫平滑肌收缩，继续维持妊娠 ➤ 妊娠第 4 月开始分泌，以后逐渐增多

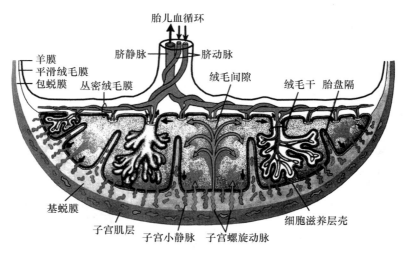

图 22-25 人足月胎盘剖面结构模式图

箭头示血流方向

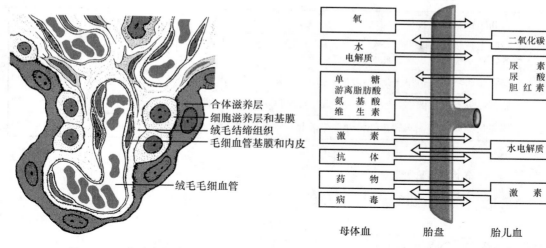

图 22-26　人胎盘屏障结构示意图　　　　图 22-27　胎儿血与母体血间物质交换示意图

六、人胚胎各期外形特征、长度测量与胚胎龄测定

（一）人胚胎各期外形主要特征

人胚胎发育不同时期，内部生长分化和外表形态均有其特征。依据胚胎颜面、皮肤、毛发、四肢、外生殖器及胚胎长度和体重等，将人胚胎发育各期主要特征概括如下（表 22-1）。

表 22-1　人胚胎各期外形特征与身长、体重

受精龄	人胚胎各期外形特征	长度（mm）	体重（g）
1 周	受精，卵裂，胚泡形成，植入开始		
2 周	植入完成，二胚层胚盘形成，绒毛膜出现	0.1～0.4（GL）	
3 周	原条、脊索、神经管、体节出现，三胚层胚盘形成，血管、血细胞出现	0.5～1.5（GL）	
4 周	胚体渐成，呈 "c" 字形，前、后神经孔闭合，眼、耳、鼻原基初现，胎盘、脐带形成	1.5～5（CRL）	
5 周	5 对鳃弓，肢芽出现，手板明显，心膨隆，体节 30～40 对	4～8（CRL）	
6 周	肢芽分两节，足板明显，视网膜出现色素层，耳廓突出现	7～12（CRL）	
7 周	肢体渐直，手指明显，足趾出现，颜面渐形成	10～21（CRL）	
8 周	手指、足趾明显，指趾出现分节，眼睑开放，耳廓形成，胚初具人形，外生殖器原基出现，但未分化，性别不可分辨，脐疝明显	19～35（CRL）	
3 个月	上下眼睑闭合，胎儿头大，颈明显，外生殖器已分化，可分辨性别，指甲发生	50～80（CRL）	10～45
4 个月	胎儿生长快，头渐直，耳廓伸出，皮肤薄，比较透明，呈较深红色	90～140（CRL）	60～200
5 个月	头与体表出现胎毛，胎脂出现，胎动明显，可听到胎心音	150～190（CRL）	250～450
6 个月	胎儿体重增加很快，体瘦，皮肤红、皱，指甲发育良好	200～230（CRL）	500～800

续表

受精龄	人胚胎各期外形特征	长度（mm）	体重（g）
7 个月	眼睑重新张开，睫毛出现，头发、眉毛明显，皮下脂肪稍多，各器官系统已近成熟，此时娩出可存活	240～270（CRL）	900～1300
8 个月	皮下脂肪增多，指甲平指尖，趾甲全出现，睾丸下降至阴囊	280～300（CRL）	1400～2100
9 个月	胎体已较丰满，圆润，胎毛消失，趾甲已平趾尖，肢体弯曲	310～340（CRL）	2200～2900
足月	体态匀称而丰满，胸廓膨隆，乳腺略隆起，皮肤浅红	350～360（CRL）	3000～3500

（二）人胚胎长度的测量

测量人胚胎长度的指标主要有 3 种（图 22-28）：

 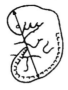 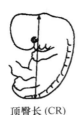 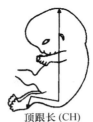

最长值（GL）　顶臀长（CR）　顶臀长（CR）　顶跟长（CH）

图 22-28　人胚胎长度的测量示意图

1. 最长值（greatest length，GL）：用于测量第 1～3 周的人胚。

2. 顶臀长（crown-rump length，CRL）：又称为坐高（sitting length），从头部最高点至尾部最低点之间的长度，用于测量人胚发育第 4 周及以后的胚胎。

3. 顶跟长（crown-heel length，CHL）：又称为立高（standing height，SH），从头顶至坐骨结节、从坐骨结节至膝盖、再从膝盖至足跟三者之和的长度，用于测量胎儿。

● 目前常用方法：用 b 超测量人胚胎的顶臀长度（CRL）（图 22-28）。

（三）人胚胎龄的计算方法：

1. 受精龄（fertilization age，FA）38 周：从受精到胎儿娩出。胚胎学家常用受精龄计算。

2. 月经龄（menstrual age，MA）　40 周：孕妇末次月经第 1 天至胎儿娩出。临床常用月经龄计算。

七、双胎、联胎与多胎

（一）双胎

双胎又称为孪生（twins），其发生率约占新生儿的 1%。

---

1. 双卵孪生
定义：一次排出两个卵细胞，均在受精后发育成两个胚胎，称为双卵孪生（dizygotic twins）。双胎的大多数是双卵孪生。

特点
- 两胎儿性别可相同可不相同
- 遗传基因型不完全一样
- 相貌和生理特点的差别如同一般兄弟姐妹
- 每个胚胎均有各自的胎膜和胎盘

---

2. 单卵孪生（图 22-29）

定义：一个受精卵发育成两个胚胎，称为单卵孪生（monozygotic twins）。

特点：
- 两胎儿性别完全相同
- 遗传基因完全一样
- 相貌和生理特点很相似
- 孪生之间进行器官移植不发生排斥反应

产生原因：

➢ 胚泡期：
- ◇ 一个胚泡内分化出两个内细胞团，各自形成一个胚胎
- ◇ 他们共用一个绒毛膜和一个胎盘，但在各自的羊膜腔内生长发育（图 22-29）

➢ 胚盘期：
- ◇ 同一胚盘上形成两个原条和脊索，诱导形成两个神经管，发育成两个胚胎
- ◇ 他们有各自的脐带，但共用一个绒毛膜和一个胎盘，在同一个羊膜腔内发育，易发生联体畸形（图 22-30）

➢ 两个卵裂球期：
- ◇ 两个卵裂球分开，或卵裂球分离为两团，各自发育成胚泡，分别植入，各自形成独立的胚胎
- ◇ 有各自的胎膜和胎盘，这种情况较少见（图 22-29）

（二）联胎

定义	➢ 两个孪生胎体发生局部联接，称为联体双胎（conjoined twins），简称为联胎（图 22-30）
分类	➢ 对称型：两个胚胎大小类似，根据胎体连接的部位不同，可分为头联胎、臀联胎、胸腹联胎等（图 22-30） ➢ 不对称型：联胎为胎体一大一小，小者常发育不全，则形成寄生胎（图 22-31）、胎内胎（小胎被包在大胎体内）或纸样胎（小胎被挤压成薄片状）

（三）多胎

定义	一次分娩出两个以上新生儿称为多胎（multiple birth）
原因	多胎原因可以是单卵性、多卵性或混合性，以混合性多胎为常见
发生率	➢ 自然妊娠多胎发生率低 ➢ 三胎：约万分之一 ➢ 四胎：约百万分之一 ➢ 四胎以上多不易存活

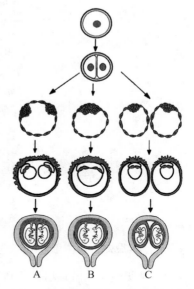

图22-29　单卵孪生 3 种类型示意图

A. 一个胚泡内出现两个内细胞群；

B. 一个胚盘有两个原条形成；

C. 一个受精卵形成两个胚泡

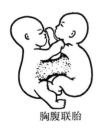
胸腹联胎

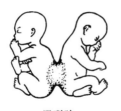
臀联胎

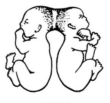
头联胎

图 22-30　人联体畸形示意图

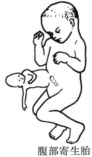
腹部寄生胎

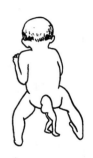
臀部寄生胎

图 21-31　人寄生胎示意图

轻松记忆

【胚期发育时间、过程数字口诀】

一周受精和卵裂，三周内中外胚层，
形成胚泡植子宫。三腔明显可分清。
植入五六天开始，卵黄囊和羊膜腔，
二周植入要完成。胚外体腔也形成。
二周上下二胚层，四周形成圆柱体，
卵黄囊和羊膜腔，五周发育齐鳃弓，
伴随二胚层形成。六周色素已上眼，
还有二层滋养层，七手八脚显人形。
细胞合体要记清。

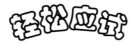

一、填空题

1. 从男性生殖管道射出的精子具有_____能力，但无_____能力。其原因是由于精子头部表面有阻止精子_____释放的糖蛋白。精子在从_____到_____运行过程中，该糖蛋白能被_____分泌物中的酶降解，从而使精子获得_____能力，此过程称为_____。

2. 从卵巢排出的卵子是处于_____分裂状态的细胞，此发育阶段的卵细胞称为_____。如果受精，该卵细胞则完成_____，放出_____，形成成熟的卵细胞。若未受精，该卵细胞于排卵后的_____小时退化。

3. 受精卵的细胞分裂，称为_____，卵裂形成的子细胞，称为_____，后者形成由 12～16 个细胞组成的实心胚，称为_____。

4. 桑椹胚细胞间出现腔隙，腔隙汇合形成囊泡状的结构，此时的胚称为_____，又称为_____，其表面是一层扁平细胞，称为_____，中心的腔称为_____，在腔内一侧有一团细胞，称为_____。该团细胞可用于制备_____细胞。

5. 受精的意义在于：①可激活次级卵母细胞，完成_____，刺激受精卵进行快速分裂，即_____；②精子与卵子的结合，_____，维持物种的稳定性；③受精决定_____，带有 Y 染色体的精子与卵子结合发育为男性，带有 X 染色体的精子与卵子结合发育为女性；④受精卵的染色体来自父母双方，新个体具有_____的性状。

6. 胚泡埋入子宫内膜的过程称为_____或_____。其正常部位是在_____或_____。在该过程中滋养层细胞逐渐分化为两层，外层细胞界限消失，称为_____；内层由一层分界明显的立方细胞组成，称为_____。

7. 根据蜕膜与胚泡的位置关系，可将蜕膜分为三部分：即_____、_____和_____。人胚胎发育第 3 个月，_____和_____融合，子宫腔消失。

8. 内细胞群靠近胚泡腔一侧的细胞分裂增生，形成一层立方形细胞，称为_____，又称为_____，其周边细胞向腹侧增生，最后在腹侧愈合形成一个囊，称为_____，此后该胚层立方形细胞改称为_____；人胚发育第 2 周末，在立方形细胞的上方，内细胞群细胞形成一层柱状细胞，称为_____，又称为_____。此层细胞之间出现腔隙，并逐渐变大，称为_____腔。

9. 原条的细胞在内胚层、上胚层（初级外胚层）之间，向头、尾两端及左右两侧迁移形成一层新的细胞层，这就是_____，简称为_____。在脊索的头侧和原条的尾端各有一个无中胚层细胞的小区，此处内、外胚层直接相贴，头端的小区称为_____，尾端的小区称为_____。

10. 脊索诱导其背侧中线的_____细胞增厚呈板状，称为_____；其中央沿胚体长轴凹陷形成_____；凹陷两侧的隆起称为_____，其隆起愈合成管状，称为_____，其头端的孔称为_____，未闭合则形成_____；后端的孔称为_____，未闭合则形成_____或_____。

11. 胎膜包括_____、_____、_____、_____和_____。

12. 人胚胎发育早期，整个绒毛膜表面的绒毛均匀分布。以后由于_____侧的绒毛血供匮乏，绒毛逐渐退化消失，该侧绒毛膜表面无绒毛，称为_____。人胚发育第 8 周以后，_____侧的绒毛因血供充足和营养丰富而生长茂密，该侧绒毛膜称为_____，它与_____共同构成胎盘。随着胚胎的发育，羊膜腔不断扩大，_____、_____、_____与_____融合，子宫腔消失。

13. 人体的_____细胞是来自胚胎时期卵黄囊的胚外中胚层，人体的_____细胞是来自卵黄囊的胚外内胚层。

14. 脐带的外表面为_____，内含_____、_____和_____而形成的索状结构。当_____和_____退化以后，脐带内含_____状的结缔组织以及_____和_____。

15. 胎盘由胎儿的_____和母体的_____共同组成，_____上发出 40～60 个_____，其上又发出许多绒毛，浸泡于_____的母血中。脐血管的分支在_____内形成毛细血管。

16. 在胎盘，_____内的胎儿血与_____中的母体血之间进行物质交换要通过：①_____及其_____；②_____；③_____及_____；④_____，该四层结构称为_____，或称为_____。至胎儿发育后期，此结构变薄，只由_____、_____和_____组成，可提高物质交换的速率。

17. 胎盘的功能是_____和_____。胎盘内_____细胞能分泌数种激素。主要是_____、_____、_____和_____。

18. 单卵孪生的原因：①一个胚泡内出现两个_____，各自发育成一个胚胎，它们共用一个_____和_____，但有各自的_____；②在一个胚盘上形成两个_____和_____，从而发育成两个胚胎，它们共用一个_____、_____和_____，此时如果两个胚胎分离不全，则形成_____；③卵裂球分离为两团细胞，各自发育为一个完整的胚胎。

19. 卵裂球细胞之间有_____和_____连接，形成排列紧密的_____，其余细胞称为外细胞群，将分化为_____。

二、选择题

【A 型题】

1. 刚从男性生殖管道射出的精子
   A. 为二倍体细胞
   B. 已有运动能力及受精能力
   C. 即无运动能力，也无受精能力
   D. 已有运动能力，但无受精能力
   E. 能穿过透明带和放射冠

2. 次级卵母细胞完成第二次成熟分裂的时间是在
   A. 出生前
   B. 青春发育期后
   C. 排卵前
   D. 排卵后
   E. 受精时

3. 人体发生开始时间是从
   A. 排卵时
   B. 黄体形成时
   C. 受精时
   D. 卵裂时
   E. 胚泡时

4. 正常的受精部位应该在
   A. 子宫体部或底部
   B. 输卵管峡部
   C. 输卵管壶腹部
   D. 输卵管漏斗部
   E. 腹腔内

5. 精子在女性生殖管道内的受精能力大约可维持
   A. 3 小时
   B. 6 小时
   C. 12 小时

D. 24 小时
E. 48 小时

6. 卵子排出后可维持受精能力
   A. 3 小时
   B. 6 小时
   C. 12 小时
   D. 36 小时
   E. 48 小时

7. 受精时
   A. 精子头钻入成熟卵细胞
   B. 精子头和尾钻入成熟卵细胞
   C. 精子头和尾钻入初级卵母细胞
   D. 精子头和尾钻入次级卵母细胞
   E. 精子头和尾钻入成熟卵泡

8. 对受精意义的描述，哪一项错误
   A. 受精启动合子进行分裂
   B. 受精后染色体数目恢复为 46 条
   C. 受精卵带有父母双方遗传特性
   D. 受精后的新个体与亲代有完全相同的性状
   E. 受精决定胚胎的性别

9. 透明带溶解消失发生在
   A. 受精时
   B. 卵裂时
   C. 8 个细胞期
   D. 桑椹胚期
   E. 胚泡期

10. 受精卵的细胞分裂
    A. 称为卵裂
    B. 为无丝分裂

C. 是完成第一次成熟分裂

D. 进行第二次成熟分裂，并停止在分裂中期

E. 完成第二次成熟分裂

11. 关于胚泡，哪一项**错误**

A. 又称为囊胚

B. 表面是一层扁平细胞，称为滋养层

C. 胚泡内含液体的腔称胚泡腔

D. 胚泡一端内面的一群细胞称为极端滋养层

E. 胚泡一端内面的一群细胞称为内细胞群

12. 胚泡开始植入的时间相当于月经周期的

A. 第 6~7 天

B. 第 11~12 天

C. 第 14 天

D. 第 20~21 天

E. 第 28 天

13. 在胚泡植入过程中

A. 透明带分泌蛋白溶解酶，溶解子宫内膜，受精卵逐渐埋入

B. 放射冠分泌蛋白溶解酶，溶解子宫内膜，胚泡逐渐埋入

C. 桑椹胚分泌蛋白溶解酶，溶解子宫内膜，胚胎逐渐埋入

D. 胚泡的极端滋养层分泌蛋白溶解酶，溶解子宫内膜，胚泡逐渐埋入

E. 胚泡的内细胞群分泌蛋白溶解酶，溶解子宫内膜，胚泡逐渐埋入

14. 植入后的子宫内膜称为

A. 胎膜

B. 蜕膜

C. 基蜕膜

D. 基膜

E. 黏膜

15. 正常植入条件中下列哪项不正确

A. 母体性激素须正常分泌

B. 子宫内膜必须处在增生期

C. 胚必须发育至胚泡

D. 胚泡必须准时到达子宫腔

E. 透明带按时消失

16. 最为常见的宫外孕发生在

A. 子宫阔韧带

B. 输卵管

C. 肠系膜

D. 腹腔

E. 子宫直肠窝

17. 前置胎盘形成原因是

A. 胚泡植入子宫前壁

B. 胚泡植入子宫后壁

C. 胚泡植入子宫底壁

D. 胚泡植入子宫角

E. 胚泡植入子宫颈部

18. 关于合体滋养层的描述中，哪一项**错误**

A. 由胚泡滋养层发育而成

B. 细胞界限不清楚

C. 能分化形成胚外中胚层

D. 合体滋养层的内面有细胞滋养层

E. 能产生绒毛膜促性腺激素

19. 形成原结的是

A. 上胚层（初级外胚层）细胞

B. 中胚层细胞

C. 内胚层细胞

D. 滋养层细胞

E. 胚外中胚层细胞

20. 体蒂属于

A. 外胚层

B. 胚内中胚层

C. 内胚层

D. 滋养层

E. 胚外中胚层

21. 形成脊索的结构是

A. 原条

B. 原结

C. 原凹

D. 原沟 5

E. 神经沟

22. 人两胚层胚盘的结构是

A. 上层为上胚层，下层为中胚层

B. 上层为中胚层，下层为下胚层

C. 上层为卵黄囊的底，下层为羊膜腔的顶

D. 上层为羊膜腔的底，下层为卵黄囊的顶

E. 上层来自细胞滋养层，下层来自合体
   滋养层

23. 在三胚层胚盘形成时，胚内中胚层直接来
    源于
    A. 外胚层
    B. 内胚层
    C. 原条
    D. 原结
    E. 脊索

24. 泄殖腔膜是由下列哪一项组成的
    A. 内胚层和外胚层
    B. 内胚层和中胚层
    C. 中胚层和外胚层
    D. 内胚层、中胚层和外胚层
    E. 只由外胚层组成

25. 诱导神经管形成的结构是
    A. 原条
    B. 原结
    C. 原凹
    D. 脊索
    E. 体节

26. 后神经孔未闭合可形成
    A. 无脑儿
    B. 独眼畸形
    C. 无眼
    D. 无耳
    E. 脊髓裂、脊柱裂

27. 外胚层**不分化**为
    A. 角膜上皮
    B. 晶状体上皮
    C. 视网膜
    D. 睫状肌
    E. 内耳

28. 胚内中胚层形成后，在脊索左右两侧，由
    内向外依次为
    A. 间介中胚层、轴旁中胚层、侧中胚层
    B. 轴旁中胚层、间介中胚层、侧中胚层
    C. 轴旁中胚层、侧中胚层、间介中胚层
    D. 间介中胚层、侧中胚层、轴旁中胚层
    E. 侧中胚层、轴旁中胚层、间介中胚层

29. 下列哪一种结构**不是**胚内中胚层分化而
    来的

A. 生殖腺嵴
B. 生肾索
C. 间充质细胞
D. 脊索
E. 体节

30. 关于体节的描述，下列哪一项**错误**
    A. 位于脊索两侧
    B. 由轴旁中胚层细胞增殖形成
    C. 分化成皮肤的真皮、中轴骨骼、骨骼
       肌和头面部肌肉
    D. 体节在体表可见
    E. 根据体节数目可推测胚龄

31. 下列哪一种结构形成胚内体腔
    A. 体节
    B. 生肾索
    C. 内胚层
    D. 间介中胚层
    E. 侧中胚层

32. 可分化为肾上腺的胚层是
    A. 内胚层和外胚层
    B. 内胚层和中胚层
    C. 中胚层和外胚层
    D. 内胚层
    E. 外胚层

33. 由前肠内胚层发生的结构中，下列哪一项
    错误
    A. 甲状旁腺细胞
    B. 甲状腺滤泡上皮
    C. 肝细胞索
    D. 肺泡上皮
    E. 子宫上皮

34. 在圆柱形胚体形成结果中，下列哪一项
    错误
    A. 胚体凸入羊膜腔的羊水中
    B. 原始脐带形成
    C. 口咽膜和泄殖腔膜转到胚体的腹侧
    D. 外胚层包于体表，内胚层卷入体内，
       形成原始消化管
    E. 原始消化管头端由泄殖腔膜封闭，尾
       端由口咽膜封闭

35. 下列哪 5 种结构均属于胎膜
    A. 绒毛膜、羊膜、卵黄囊、尿囊和脐带

B. 绒毛膜、羊膜、卵黄囊、尿囊和基
蜕膜

C. 绒毛膜、羊膜、卵黄囊、体蒂和脐带

D. 绒毛膜、羊膜、包蜕膜、尿囊和脐带

E. 绒毛膜、壁蜕膜、卵黄囊、尿囊和
脐带

36. 关于绒毛干，下列哪一项叙述**错误**

A. 中轴为胚外中胚层

B. 胚外中胚层发育成结缔组织

C. 结缔组织中含小动、静脉

D. 借助于合体滋养层壳固定于基蜕膜上

E. 绒毛干上伸出许多游离绒毛

37. 羊膜腔发生的位置是

A. 在内细胞群中

B. 在胚盘的上胚层与合体滋养层之间

C. 在胚盘的上外胚层细胞之间

D. 在胚盘的上胚层与下胚层之间

E. 在胚外体腔内

38. 妊娠后期，与胎体最贴近的是下列哪个
结构

A. 绒毛膜

B. 羊膜

C. 卵黄囊

D. 基蜕膜

E. 包蜕膜

39. 足月胎儿正常分娩时，羊水量为

A. 500ml 以下

B. 1000～1500ml

C. 1500ml

D. 2000ml

E. 2500ml

40. 有关羊水，下列哪一项**错误**

A. 羊膜表面的胚外中胚层分泌羊水

B. 胎儿在羊水中发育

C. 羊水不断更新

D. 羊水可防止胚体黏连

E. 分娩时可润滑产道，有利于胎儿娩出

41. 原始生殖细胞来源于

A. 羊膜的胚外中胚层

B. 卵黄囊的胚外中胚层

C. 卵黄囊的胚外内胚层

D. 间介中胚层

E. 胚盘内胚层

42. 造血干细胞来源于

A. 羊膜的胚外中胚层

B. 卵黄囊的胚外中胚层

C. 卵黄囊的胚外内胚层

D. 胚盘的中胚层

E. 胚胎时期的肝血窦

43. 卵黄囊与尿囊，下列那一项正确

A. 卵黄囊与尿囊的胚层来源相同

B. 卵黄囊与尿囊都有造血功能

C. 尿囊构成脐带的胶质

D. 卵黄囊的胚外中胚层是原始生殖细胞
的发源地

E. 卵黄囊动、静脉演变成脐动、静脉

44. 卵黄囊的组织结构有两层，分别为

A. 外层为外胚层，内层为胚外内胚层

B. 外层为胚外中胚层，内层为胚外内
胚层

C. 外层为胚外内胚层，内层为外胚层

D. 外层为胚外内胚层，内层为胚外中
胚层

E. 外层为胚外中胚层，内层为外胚层

45. 关于卵黄囊，下列哪一项**错误**

A. 卵黄囊的顶形成原肠

B. 造血干细胞来源于卵黄囊胚外中胚层

C. 卵黄囊通过卵黄蒂与原始消化管相连

D. 卵黄囊的胚外内胚层是原始生殖细胞
的发源地

E. 卵黄囊动、静脉演变成脐动、静脉

46. 在人胚脐带形成时，下列哪一结构**未被羊
膜包卷**

A. 脐血管

B. 卵黄囊

C. 尿囊

D. 体蒂

E. 绒毛干

47. 在正常情况下，足月胎儿的脐带长

A. 20～40cm

B. 40～60cm

C. 60～80cm

D. 80～100cm

E. 100～120cm

48. 下列组织结构哪一项**不是**由受精卵发育而来
    A. 胚盘
    B. 脐带
    C. 羊膜
    D. 蜕膜
    E. 绒毛膜

49. 胎儿诞生时，剪断脐带后从连接胎盘一端的切口流出的血液是
    A. 胎儿的动脉血和静脉血
    B. 母体的动脉血和胎儿的静脉血
    C. 胎儿的动脉血和母体的静脉血
    D. 胎儿和母体的动脉血和静脉血
    E. 母体的动脉血和静脉血

50. 胎盘的结构由哪两部分组成
    A. 由胎儿的平滑绒毛膜与母体的包蜕膜组成
    B. 由胎儿的平滑绒毛膜与母体的基蜕膜组成
    C. 由胎儿的丛密绒毛膜与母体的基蜕膜组成
    D. 由胎儿的丛密绒毛膜与母体的包蜕膜组成
    E. 由胎儿的丛密绒毛膜与母体的壁蜕膜组成

51. 固定绒毛通过什么结构与母体子宫基蜕膜连接
    A. 体蒂
    B. 胚外中胚层
    C. 基膜
    D. 合体滋养层壳
    E. 细胞滋养层壳

52. 有关绒毛间隙的描述，哪一项**错误**
    A. 绒毛间隙有胎盘隔相隔
    B. 绒毛间隙互相通连
    C. 绒毛间隙中充满了胎儿的血液
    D. 游离绒毛浸在绒毛间隙的血液之中
    E. 母体子宫螺旋动脉直接开口于绒毛间隙

53. 妊娠早期的胚体从母体摄入的营养物质和氧气，必须依次通过
    A. 合体滋养层、细胞滋养层、绒毛内结缔组织、绒毛内毛细血管内皮
    B. 合体滋养层、细胞滋养层及基膜、绒毛内结缔组织、绒毛内毛细血管基膜及内皮
    C. 合体滋养层、细胞滋养层及基膜、绒毛内毛细血管的基膜及内皮
    D. 合体滋养层、基膜、绒毛内结缔组织、绒毛内毛细血管的基膜及内皮
    E. 合体滋养层、细胞滋养层及基膜、绒毛内结缔组织、绒毛内毛细血管内皮

54. 胎盘屏障所包括的各层
    A. 全属胎儿组织
    B. 全属母体组织
    C. 部分来自母体，部分来自胎儿
    D. 合体滋养层和细胞滋养层属胎儿组织，绒毛毛细血管和结缔组织属母体组织
    E. 绒毛毛细血管和结缔组织属胎儿组织，合体滋养层和细胞滋养层属母体组织

55. 构成胎盘隔的是
    A. 基蜕膜
    B. 壁蜕膜
    C. 包蜕膜
    D. 丛密绒毛膜
    E. 平滑绒毛膜

56. 下列哪一种激素**不是**胎盘产生的
    A. 人绒毛膜促性腺激素
    B. 人绒毛膜促乳腺生长激素
    C. 少量雄激素
    D. 雌激素
    E. 孕激素

57. 下列哪种细胞产生绒毛膜促性腺激素
    A. 下丘脑的视上核和室旁核的神经元
    B. 腺垂体远侧部的促性腺激素细胞
    C. 妊娠黄体的粒黄体细胞
    D. 胎盘绒毛的细胞滋养层细胞
    E. 胎盘绒毛的合体滋养层细胞

58. 临床上作早期妊娠诊断时，通常是测孕妇尿中的
    A. 雌激素
    B. 孕激素

C. 人绒毛膜促性腺激素

D. 人绒毛膜促乳腺生长激素

E. 黄体生成素

59. 妊娠黄体能够维持 6 个月的原因是由于

    A. 人早期胎盘的细胞滋养层分泌人绒毛膜促性腺激素

    B. 人早期胎盘的合体滋养层分泌人绒毛膜促性腺激素

    C. 人早期胎盘的合体滋养层分泌雌激素

    D. 人早期胎盘的合体滋养层分泌孕激素

    E. 人早期胎盘的合体滋养层分泌人绒毛膜促乳腺生长激素

60. 妊娠晚期，维持妊娠的激素是

    A. 胎盘产生的人绒毛膜促性腺激素

    B. 腺垂体远侧部促性腺激素细胞产生的黄体生成素

    C. 妊娠黄体分泌的雌激素和孕激素

    D. 胎盘产生的雌激素和孕激素

    E. 卵巢分泌的雌激素和孕激素

61. 有关单卵孪生的描述，哪一项**错误**

    A. 双精受精所致

    B. 外貌相似

    C. 共用一个绒毛膜

    D. 性别相同

    E. 血型相同

62. 关于单卵孪生结果的描述，下列哪项**不可能**能出现

    A. 均为男性

    B. 均为女性

    C. 性别各异

    D. 可发生联体畸形

    E. 发生寄生胎

63. 诱发胚胎畸形的敏感期是在

    A. 受精前的第 1～2 周

    B. 受精后的第 1～2 周

    C. 受精后的第 3～8 周

    D. 受精后的第 9～11 周

    E. 受精后的第 12～14 周

【B 型题】

(64～68 题共用备选答案)

    A. 排卵后 12～24 小时

    B. 受精后第 3 天

    C. 受精后第 5～6 天

    D. 受精后 11～12 天

    E. 受精后 21～28 天

64. 胚泡开始植入的时间

65. 受精卵发育到桑椹胚是

66. 完成植入过程

67. 排出的卵子如未受精，其退化时间是

68. 三胚层胚盘形成的时间

(69～74 题共用备选答案)

    A. 蜕膜

    B. 桑椹胚

    C. 滋养层

    D. 内细胞群

    E. 胚泡

69. 在胚胎发育过程中将来形成绒毛膜的结构是

70. 当卵裂球的数目达到 12～16 时的胚胎称为

71. 在胚形成一个囊泡状的结构时称为

72. 胚泡内含的结构是

73. 植入后的子宫内膜称为

74. 胚泡表面的一层扁平细胞称为

(75～80 题共用备选答案)

    A. 包蜕膜

    B. 壁蜕膜

    C. 基蜕膜

    D. 平滑绒毛膜

    E. 丛密绒毛膜

75. 形成胎盘胎儿部的是

76. 构成胎盘隔的是

77. 因胚胎长大而与壁蜕膜贴紧融合者是

78. 形成胎盘母体部的是

79. 因羊膜腔扩大而与羊膜合并的是

80. 与基蜕膜关系最密切的结构是

(81～94 题共用备选答案)

    A. 外胚层

    B. 中胚层

    C. 内胚层

    D. 内胚层和外胚层

E. 外胚层和中胚层

81. 肝细胞来源

82. 血管内皮来源

83. 皮脂腺和汗腺来源

84. 肺泡上皮细胞

85. 原始消化管发生于

86. 分化为卵巢、睾丸和肾脏的是

87. 形成泄殖腔膜的是

88. 脑和脊髓发生于

89. 体节发生于

90. 肾上腺来源于

91. 甲状腺滤泡旁细胞来源于

92. 膀胱上皮来源于

93. 胸腺上皮来源于

94. 腮腺上皮来源于

(95～99题共用备选答案)

    A. 胎盘的胎儿部

    B. 胎盘的母体部

    C. 胎盘膜

    D. 胎盘隔

    E. 脐带

95. 由丛密绒毛膜演化而来的结构是

96. 由羊膜包裹所形成的结构是

97. 胎儿血和母体血之间进行物质交换必须经过的结构是

98. 绒毛间隙中由基蜕膜构成的短隔称为

99. 由子宫基蜕膜演化而来的结构是

(100～103题共用备选答案)

    A. 初级绒毛干

    B. 次级绒毛干

    C. 三级绒毛干

    D. 细胞滋养层壳

    E. 固定绒毛

100. 胚外中胚层为中轴，表面为合体滋养层与细胞滋养层的结构是

101. 使绒毛固定在子宫蜕膜上的结构是

102. 中轴为结缔组织，并含有小血管，表面为合体滋养层与细胞滋养层构成

103. 合体滋养层与细胞滋养层共同向外形成突起称为

(104～107题共用备选答案)

    A. 神经管

    B. 神经嵴

    C. 后鳃体

    D. 鳃弓

    E. 原口外胚层

104. 肾上腺髓质来源于

105. 腺垂体来源于

106. 表皮黑素细胞发生于

107. 甲状腺滤泡旁细胞来源于

(108～114题共用备选答案)

    A. 尿囊动静脉

    B. 卵黄囊内胚层

    C. 卵黄囊胚外中胚层

    D. 中肾管

    E. 中肾小管

108. 原始生殖细胞来源于

109. 造血干细胞来源于

110. 脐动、静脉来源于

111. 附睾的输出小管来源于

112. 附睾管来源于

113. 输精管来源于

114. 射精管来源于

【X型题】

115. 有关精子的论述下列哪一项正确

    A. 精子是单倍体细胞

    B. 精子只有23条染色体

    C. 所有精子的染色体组型都是22＋Y

    D. 射出的精子有运动能力，却无受精能力

    E. 精子获能后才有受精能力

116. 从成熟卵泡内排出的结构是

    A. 卵泡膜细胞

    B. 次级卵母细胞

    C. 正处于第一次成熟分裂并停止在分裂前期的初级卵母细胞

    D. 透明带

    E. 放射冠细胞

117. 有关精子获能理论下列哪项正确

    A. 使精子获得受精能力

B. 使精子的核染色质聚集

C. 使精子的顶体酶能够释放出来

D. 使得精子头部外表面的一层糖蛋白被降解

E. 精子获能过程发生在附睾中

118. 对于胚泡的描述，**错误**的是

A. 是桑椹胚的细胞继续分裂后逐渐发育形成的

B. 又称为桑椹胚

C. 受精后第 4 天形成并进入子宫腔

D. 外表为一层扁平细胞，称为滋养层

E. 胚泡腔一侧的一群细胞称为内细胞群

119. 植入的概念是

A. 16 个卵裂球期的胚逐渐埋入子宫内膜的过程

B. 植入在临床上又称为卵裂

C. 植入开始的时间是受精后第 5～6 天

D. 植入完成的时间是受精后第 11～12 天

E. 植入发生在植入窗开放时

120. 蜕膜反应是

A. 胚泡植入后的子宫内膜血液供应更丰富

B. 胚泡植入后的子宫内膜腺体分泌更旺盛

C. 胚泡植入后子宫内膜巨噬细胞变肥大，富含糖原和脂滴

D. 胚泡植入后子宫内膜进一步增厚

E. 在子宫内膜处于增生期时发生的

121. 胚盘形成是

A. 发生在胚体发育的第二周

B. 由滋养层细胞分裂增殖而成

C. 在近胚泡腔一侧的内细胞群形成一层立方形细胞，称为上胚层

D. 在上胚层上方为一层柱状细胞，称为下胚层

E. 上胚层和内胚层紧密相贴形成一个圆盘状的结构，即为两胚层胚盘

122. 原条

A. 是胚盘上胚层的细胞增殖形成的

B. 原条的细胞形成内胚层

C. 其出现决定了胚体的头尾方向

D. 其所在的一端为胚体尾侧，另一端为头侧

E. 其尾端膨大形成原结

123. 脊索

A. 是原条细胞增生，经原沟向深部迁移，在内、外胚层之间中轴线上向头端生长，形成的一条细胞索

B. 是原结的细胞增殖，经原凹向深部迁移，在内、外胚层之间中轴线上向头端生长，形成的一条细胞索

C. 脊索可诱导中胚层的发生

D. 脊索可诱导其背侧的外胚层形成神经管

E. 脊索最后完全退化消失，不留遗迹

124. 胚体在由扁盘状的胚盘变成圆柱形的过程中

A. 胚盘的边缘向背侧卷折

B. 头褶、尾褶和侧褶形成

C. 胚体凸入羊膜腔的羊水中，原始脐带形成

D. 原始消化管形成，其头端由口咽膜封闭，尾端由泄殖腔膜封闭

E. 卵黄囊完全退化消失

125. 胚中轴器官

A. 由原结、原条、原凹和原沟组成

B. 胚中轴器官均位于胚体的中轴线上

C. 胚中轴器官的形成是促使胚体变成圆柱体的因素

D. 胚中轴器官可诱导其他器官发生

E. 原结诱导胚内中胚层的发生，原条诱导神经管的发生

126. 神经管形成

A. 神经管在胚胎发育第六个月时形成

B. 神经管形成是在脊索诱导下完成的

C. 脊索腹侧的内胚层细胞增厚形成神经板

D. 神经板中央沿长轴凹陷为神经沟，沟两端隆起成神经褶，

E. 神经褶在神经沟中段愈合并向头尾延伸成管状，称为神经管。

127. 神经管发育

A. 神经管头端分化为中枢神经系统

的脑

B. 神经管其余部分分化为中枢神经系统的脊髓

C. 神经嵴将来分化为周围神经系统的神经节

D. 神经嵴将来分化为肾上腺髓质

E. 神经管将分化为内分泌系统的甲状腺

128. 原始消化管的形成

A. 随着胚盘的卷折，圆柱形胚体形成后，使卷折到胚体内的中胚层形成原始消化管

B. 原始消化管即是原肠

C. 原始消化管头端由泄殖腔膜封闭

D. 原始消化管尾端由口咽膜封闭

E. 原始消化管的腹侧连通卵黄囊

129. 外胚层的衍生物是

A. 胃肠道上皮

B. 皮肤表皮及附属器

C. 角膜上皮

D. 内耳膜迷路

E. 腮腺上皮

130. 有关胚胎间充质的论述

A. 胚胎间充质是分散存在的外胚层细胞

B. 胚胎间充质是分散存在的内胚层细胞

C. 胚胎间充质是分散存在的中胚层细胞

D. 胚胎间充质将就地分化形成结缔组织和血管

E. 胚胎间充质将就地分化形成肌肉组织

131. 羊膜和羊膜腔

A. 上胚层细胞之间的腔隙逐渐变大，形成羊膜腔

B. 羊膜腔周围的上胚层细胞称为成羊膜细胞

C. 羊膜是离胚体最远的胎膜

D. 羊膜上皮分泌绒人毛膜促性腺激素

E. 羊膜参与形成原始脐带。

132. 羊水的作用是

A. 羊水参与胎盘屏障形成，阻止外界细菌的侵入

B. 胎儿在羊水中自由的活动，有利于骨骼和肌肉的正常发育

C. 羊水可防止胎儿受外力的压迫与

震荡

D. 羊水可防止胚体粘连

E. 分娩时羊水润滑产道，有利于胎儿娩出

133. 尿囊相关论述如下

A. 从卵黄囊尾侧向体蒂内伸出的一个盲管既是尿囊

B. 胚体形成时，尿囊的末端为肛膜

C. 尿囊闭锁后形成脐侧韧带

D. 尿囊壁的尿囊动、静脉演变成脐动、静脉血管

E. 人类的尿囊在胚胎时期具有排尿作用

134. 绒毛膜的相关论述如下

A. 绒毛膜由滋养层和衬其内表面的胚外中胚层组成

B. 植入完成后，胚泡表面形成绒毛状的突起，称为初级绒毛干

C. 当胚外中胚层伸入初级绒毛干内时，改称为次级绒毛干，此时即称滋养层为绒毛膜

D. 当绒毛干内的中胚层细胞分化为结缔组织和血管时，便形成三级绒毛干

E. 胚胎早期，绒毛膜表面的绒毛均匀分布。以后，基蜕膜侧的绒毛逐渐退化消失，形成平滑绒毛膜壁蜕膜侧的绒毛生长旺盛，形成丛密绒毛膜。

135. 脐带

A. 是连于胚胎脐部与胎盘的带状结构

B. 内含体蒂分化的黏液性结缔组织

C. 内有储存营养物质的卵黄囊

D. 内有储存代谢产物的尿囊

E. 内有两条脐动脉和一条脐静脉

136. 由受精卵发育而形成的结构是

A. 胚盘

B. 脐带

C. 羊膜

D. 蜕膜

E. 绒毛膜

137. 观察娩出的足月胎盘形态结构是

A. 脐带多附于胎盘的边缘

B. 中央厚，边缘薄

C. 胎儿面光滑，表面覆盖有羊膜

D. 母体面粗糙，可见 15～30 个胎盘小叶

E. 胎盘母体面有阴道的复层扁平上皮附着

138. 胎盘血循环特点

A. 胎盘内有两套血液循环：胎儿血循环和母体血循环

B. 胎儿血液和母体血液在循环过程中，可相互混合

C. 胎儿血液和母体血液之间可进行物质交换

D. 胎儿血与母体血在胎盘内进行物质交换时不必通过胎盘屏障

E. 胎儿血与母体血在胎盘内进行物质交换时必须通过胎盘隔

139. 胎盘的功能

A. 物质交换

B. 分泌人绒毛膜促性腺激素：促进妊娠黄体发育，维持妊娠

C. 分泌人绒毛膜促乳腺生长激素：促进母体乳腺发育

D. 分泌雌激素和孕激素：抑制子宫平滑肌收缩，维持妊娠。

E. 胎盘激素主要是由细胞滋养层分泌的

140. 下列结构均含有胚外中胚层

A. 羊膜

B. 绒毛膜

C. 卵黄囊

D. 尿囊

E. 脐带

三、名词解释

1. 精子获能（定义、过程）
2. 顶体反应（定义、变化过程）
3. 受精（定义、过程、结果）
4. 卵裂（定义、变化过程、结果）
5. 桑椹胚（变化过程、结果）
6. 胚泡（变化过程、结果）
7. 植入（定义、时间、条件）
8. 植入窗（定义、概念）
9. 前置胎盘（定义、结果）
10. 蜕膜反应（定义、结果）
11. 胚盘（形成时间、定义、变化过程、结果）
12. 胚外中胚层（形成过程、结果）
13. 原条（形成过程、分化）
14. 脊索（形成过程、作用、分化）
15. 胚中轴器官（组成、分化）
16. 神经管（形成过程、分化）
17. 体节（定义、分化）
18. 卵黄囊（定义、组成、分化）
19. 胎盘膜（定义、组成）
20. 双卵孪生（形成、特点）
21. 单卵孪生（形成、特点、发生原因）
22. 卵裂球致密化（发生原因）

四、问答题

1. 何为受精？详述受精的过程及意义。
2. 试述胚泡植入的定义、植入过程、部位以及植入后的子宫蜕膜分部。
3. 试述两胚层胚盘及相应结构的形成。
4. 试述胚内中胚层形成过程以及相应结构的形成与变化。
5. 详述神经管的发生过程及可能出现的畸形。
6. 试述中胚层的初步分化。
7. 试述三级绒毛干的形成以及绒毛膜的演变。
8. 试述胎盘的结构、胎盘膜及胎盘功能。
9. 试述三胚层胚盘的形成及初步分化。

选择题参考答案

A 型题：

1. D   2. E   3. C   4. C   5. D   6. C   7. D   8. D   9. E   10. A
11. D   12. D   13. D   14. B   15. B   16. B   17. E   18. C   19. A   20. E
21. B   22. D   23. C   24. A   25. D   26. E   27. D   28. B   29. D   30. C
31. E   32. C   33. E   34. E   35. A   36. D   37. C   38. B   39. B   40. A
41. C   42. B   43. A   44. B   45. E   46. E   47. B   48. D   49. A   50. C
51. E   52. C   53. B   54. A   55. A   56. C   57. E   58. C   59. B   60. D
61. A   62. C   63. C

B 型题：

64. C   65. B   66. D   67. A   68. E   69. C   70. B   71. E   72. D   73. A
74. C   75. E   76. C   66. A   78. C   79. D   80. E   81. C   82. B   83. A
84. C   85. C   86. B   87. D   88. A   89. B   90. E   91. C   92. C   93. C
94. C   95. A   96. E   97. C   98. D   99. B   100. B   101. D   102. C   103. A
104. B   105. E   106. B   107. C   108. B   109. C   110. A   111. E   112. D
113. D   114. D

X 型题：

115. ABDE   116. BDE   117. ACD   118. ACDE   119. CDE   120. ABD
121. AE   122. ACD   123. BD   124. BCD   125. BCD   126. BDE
127. ABCD   128. BE   129. BCD   130. CDE   131. ABE   132. BCDE
133. AD   134. ABCD   135. ABE   136. ABCE   137. BCD   138. AC
139. ABCD   140. ABCDE

（景　雅）

第23章 颜面、颈和四肢的发生

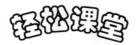

一、鳃器的发生与演变

（一）鳃器的发生（图23-1、23-2）

鳃器 {
鳃弓（branchial arch）：人胚发育第4周，头部两侧的间充质增生，形成背腹排列的柱状隆起，共有6对。
鳃沟（branchial groove）：相邻鳃弓之间的条形凹陷，共有5对。
咽囊（pharyngeal pouch）：原始咽侧壁内胚层向外膨出的囊状结构，共有5对。
鳃膜（branchial membrane）：鳃沟底部与相邻咽囊顶部之间的膜状结构。
}

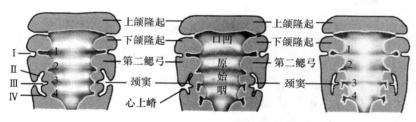

图23-1　第5～6周人胚头部冠状切面模式图

鳃器及颈部形成：1～4示咽囊；Ⅰ～Ⅳ示鳃沟

- 鳃弓：

3个胚层 {
外胚层：体表外胚层
内胚层：原始咽的内胚层
中胚层：二者之间膨大的间充质
}

- 鳃膜：

3个胚层 {
外胚层：鳃沟
内胚层：咽囊
中胚层：少量中胚层结缔组织。
}

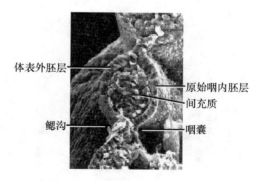

图23-2　鳃器官组成电镜像

（二）鳃弓的演变

第1对鳃弓：参与形成颜面；第2、3、4、6对鳃弓，参与形成颈部。

表 23-1　鳃弓的成体衍生物

鳃弓	神　经	成体衍生物
1	CN Ⅴ	➤ 中胚层：咀嚼肌、下颌舌骨肌、二腹肌前腹、腭帆张肌、鼓膜张肌 ➤ 神经嵴细胞：上颌骨、颧骨、颞骨的鳞状部分、腭骨、犁骨、下颌骨、砧骨、锤骨、蝶下颌韧带
2	CN Ⅶ	➤ 中胚层：面部表情肌、二腹肌后腹、茎突舌骨肌、镫骨肌 ➤ 神经嵴细胞：镫骨、茎突、茎突舌骨韧带、舌骨小角和舌骨体上部
3	CN Ⅸ	➤ 中胚层：茎突咽肌、颈总动脉、颈内动脉 ➤ 神经嵴细胞：舌骨大角和舌骨体下部
4	CN Ⅹ （迷走神经喉上支）	➤ 中胚层：软颚肌（腭帆张肌除外）、咽肌（茎突咽肌除外）、环甲肌、环咽肌、喉软肌、右锁骨下动脉、主动脉弓 ➤ 神经嵴细胞：无
5	CN Ⅹ （迷走神经喉返支）	➤ 中胚层：喉固有肌（环甲肌除外）、食管上肌、喉软骨、肺动脉、动脉导管 ➤ 神经嵴细胞：无

二、颜面的形成

（一）颜面形成的原基（图 23-3、23-4）

- 额鼻隆起（frontonasal prominece）
- 左、右上颌隆起（maxillary prominence） ⎤ 口凹（stomodeum）
- 左、右下颌隆起（mandibular prominence） ⎦
  - ➤ 鼻板（nasal placode）→→鼻窝（nasal pit）
- 左、右内侧鼻隆起（median nasal prominence）
- 左、右外侧鼻隆起（lateral nasal prominence）

以上口凹周围的 5 个隆起演变成 9 个隆起。由这 9 个隆起的移动、合并、分化，形成了颜面。

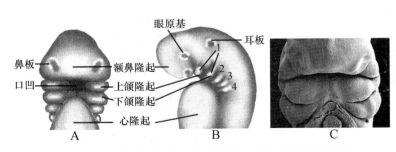

图 23-3　4 周人胚头部（A）腹面观、（B）侧面观模式图和（C）扫描电镜像　1～4 示鳃弓

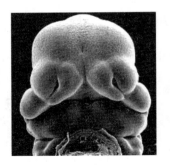

图 23-4　颜面形成原基扫描电镜像

（二）颜面的形成（图 23-5）

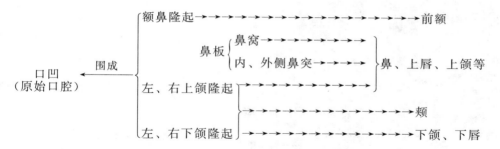

三、腭的发生（图 23-6）

- 正中腭突（median palatine）：左、右内侧鼻隆起融合处（人中）的内侧面向口腔生长。
- 外侧腭突（lateral palatine）：1 对，左、右上颌隆起向内呈水平方向生长。
- 腭的形成：左、右外侧腭突在中线愈合，并与上边的鼻中隔愈合，还与前方的正中腭突愈合（残留门齿孔）→→把鼻、口分开，同时把 2 个鼻腔分开。
  - ➢ 硬腭：腭的前部骨化。
  - ➢ 软腭：后部不骨化。
  - ➢ 悬雍垂：左、右软腭部分在后端合并。

四、咽囊的演变

表 23-2　咽囊、鳃沟和鳃膜的成体衍生物

		成体衍生物
咽囊	第 1 对	咽鼓管和中耳鼓室的上皮
	第 2 对	腭扁桃体隐窝上皮层
	第 3 对	下甲状旁腺（1 对）和胸腺
	第 4 对	上甲状旁腺（1 对）
	第 5 对	后鳃体 *
鳃沟	第 1 对	外耳道的上皮
	第 2、3、4 对	退化消失
鳃膜	第 1	鼓膜
	第 2、3、4	退化消失

* 神经嵴细胞迁移到后鳃体形成甲状腺滤泡旁细胞（C 细胞），分泌降钙素。

五、颈的形成

第 2、3、4、6 对鳃弓→→→颈部（图 23-1）

- 第 2 对鳃弓：向尾侧生长，越过第 3、4、6 对鳃弓，与下方心上嵴愈合。

图 23-5　**颜面形成过程（3～14 周）示意图**

（图左侧标注：口凹、鼻窝、眼、口、额鼻隆起、上颌隆起、下颌隆起、内侧鼻隆起、外侧鼻隆起、鼻孔、第二鳃弓、第三鳃弓）

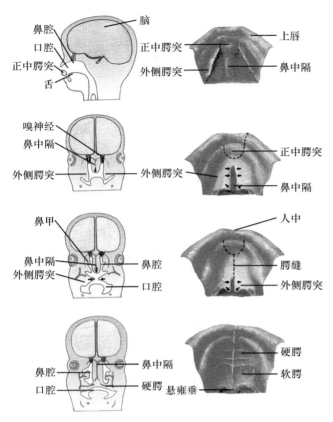

图 23-6 腭突和鼻中隔的发生示意图（6～12 周）

● 颈窦（cervical sinus）：上述二者与下方 3 个鳃弓之间的间隙→→很快闭锁消失。

● 鳃弓与心上嵴生长；食管和气管伸长；心脏下降→→颈部延长。

六、四肢的发生（图 23-7、23-8）

上、下肢芽
（第 4 周末，胚体左、右外侧体壁）
↓
近端和远端两个收缩环
↓
上肢芽：分化为臂、前臂、手
↓
下肢芽：分化为大腿、小腿、足
↓
肢芽末端由扁平浆状分化为膜蹼状，最终形成互相分开的指（趾）

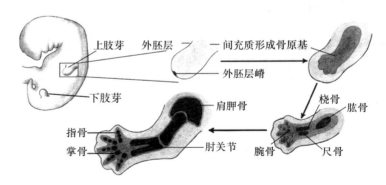

图 23-7 人胚胎肢芽的发生（4～6 周）示意图

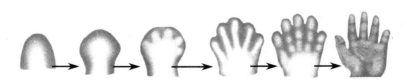

图 23-8 手的形态演变示意图

七、颜面、颈和四肢的常见畸形

表 23-3　颜面、颈和四肢的常见畸形

先天畸形 （congenital malformation）	产生原因
唇裂（cleft lip）	上颌隆起与同侧的内侧鼻隆起未愈合所致（图 23-9）
腭裂（cleft palate）	（图 23-9）
前腭裂	正中腭突与外侧腭突未愈合所致
正中腭裂	左、右外侧腭突未愈合所致
完全腭裂	为以上二者的复合
面斜裂（oblique facial cleft）	上颌隆起与同侧外侧鼻隆起未愈合所致（图 23-9）
颈囊肿（cervical cyst）	颈窦未完全消失所致（图 23-10）
短肢畸形（phocomelia）	手、脚直接连于躯干（图 23-11）
多指（趾）畸形（polydactyly）	指（趾）的重复发生

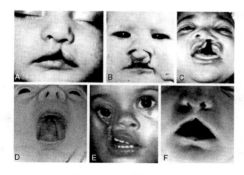

图 23-9　颜面畸形像

（引自 Langman's Medical Embryology）

A. 单侧唇裂；B. 双侧唇裂；C. 唇裂并颌裂和腭裂；

D. 单纯腭裂；E. 面斜裂；F. 正中唇裂

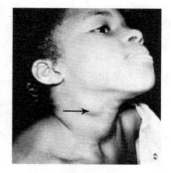

图 23-10　↑示单侧颈囊肿像

（引自 Langman's Medical Embryology）

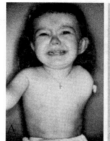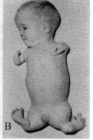

图 23-11　胎儿四肢先天畸形像

（引自 Langman's Meical Embryology）

A. 单侧短肢畸形儿童；B. 残肢畸形儿童

轻松记忆

【颜面形成的数字口诀】

（第）1 对鳃弓（参与形成颜面）；
（有）2 种腭突（形成腭）；
（有）3 个胚层（构成鳃器）；
（第）4 周（颜面发生）；
（有）5 个隆起（围成口凹）；
（有）6 对鳃弓（一共）；
（有）7 个畸形（常见）；
（第）8 周（颜面形成）；
（有）9 个隆起（形成颜面）。

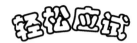

一、填空题

1. 颜面是由 _____、_____、_____、_____ 和 _____ 5 个隆起形成的。

2. 人胚的上颌和上唇的外侧部是由 _____ 形成；人中和上唇的中部是由 _____ 形成；鼻的外侧壁和鼻翼是由 _____ 形成；_____ 形成鼻尖和鼻梁；下颌和下唇是由 _____ 形成；_____ 和 _____ 愈合形成颊部；人胚发育第 _____ 周末，颜面初具人形。

3. 前腭裂是由于 _____ 和 _____ 未愈合，正中腭裂是由于 _____ 与 _____ 未愈合，唇裂是由于 _____ 与 _____ 未愈合所致。

4. 肢芽是由 _____ 和 _____ 组成，肢体中轴的间充质先形成 _____，然后以 _____ 方式成骨。

二、选择题

【A 型题】

1. 转化为成体结构的唯一鳃沟是
   A. 第 1 对鳃沟
   B. 第 2 对鳃沟
   C. 第 3 对鳃沟
   D. 第 4 对鳃沟
   E. 第 5 对鳃沟

2. 下列哪对成体结构与鳃弓演变无关
   A. 颜面

   B. 颈
   C. 喉
   D. 腭
   E. 唇和舌

3. 与鼻形成无关的结构是
   A. 原始鼻腔
   B. 额鼻隆起
   C. 鼻窝

　　D. 口鼻膜

　　E. 外侧鼻隆起

4. 腭大部分来自

　　A. 外侧腭突

　　B. 额鼻隆起

　　C. 下颌隆起

　　D. 正中腭突

　　E. 外侧鼻隆起

5. 位于口凹周围的结构是

　　A. 额鼻隆起和左右外侧鼻隆起

　　B. 左右外侧鼻隆起和下颌隆起

　　C. 额鼻隆起和左右上、下颌隆起

　　D. 左右外侧鼻隆起和上下颌隆起

　　E. 额鼻隆起、左右外侧鼻隆起和左右下
　　　颌隆起

6. 与鳃弓演变**无关**的形体结构是

　　A. 上颌

　　B. 下颌

　　C. 唇

　　D. 颈

　　E. 喉

7. 颈部是由

　　A. 第 3、4、5、6 对鳃弓发育而成

　　B. 第 1、3、4、6 对鳃弓发育而成

　　C. 第 2、4、5、6 对鳃弓发育而成

　　D. 第 1、2、3、4 对鳃弓发育而成

　　E. 第 2、3、4、6 对鳃弓发育而成

8. 人胚胎上、下肢芽出现于

　　A. 人胚发育第 2 周

　　B. 人胚发育第 3 周

　　C. 人胚发育第 4 周

　　D. 人胚发育第 5 周

　　E. 人胚发育第 6 周

【B 型题】

(9～16 题共用备选答案)

　　A. 左右下颌隆起向中线生长愈合形成

　　B. 左右外侧鼻隆起参与形成的结构是

　　C. 左右内侧鼻隆起向下延伸形成的结构是

　　D. 上颌隆起与同侧内侧鼻隆起愈合形成
　　　的结构是

　　E. 额鼻隆起下缘两侧外胚层局部增厚并
　　　凹陷形成的结构是

9. 上颌

10. 鼻窝

11. 人中

12. 上唇外侧部

13. 鼻外侧壁和鼻翼

14. 上唇正中部

15. 下颌

16. 下唇

(17～22 题共用备选答案)

　　A. 外侧腭突

　　B. 唇裂

　　C. 腭裂

　　D. 正中鼻突

　　E. 面斜裂

17. 两外侧腭突未在中线愈合形成

18. 上颌隆起与同侧内侧鼻隆起未愈合引起

19. 上颌隆起与同侧外侧鼻隆起未愈合引起

20. 将原始口腔分隔为鼻腔和口腔的结构主要是

21. 在左右上颌隆起向内侧向水平方向长出的
　　板状突起称为

22. 最常见的颜面畸形是

【X 型题】

23. 鳃器包括

　　A. 鳃弓

　　B. 鳃沟

　　C. 鳃膜

　　D. 咽囊

　　E. 口咽膜

24. 与颜面发生有关的结构有

　　A. 内侧鼻隆起

　　B. 额鼻隆起

　　C. 第 1 对鳃弓

　　D. 外侧鼻隆起

　　E. 第 2 对鳃弓

25. 与鳃弓有关的成体结构有

    A. 颊

    B. 腭

    C. 颈

    D. 颌

    E. 唇和舌

26. 人胚发育过程中出现的结构有

    A. 鳃弓，6 对

    B. 鳃沟，5 对

    C. 咽囊，5 对

    D. 鼻板，1 个

    E. 鼻窝，1 个

27. 下颌隆起发育形成

    A. 下颌

    B. 下唇

    C. 舌体

    D. 舌根

    E. 正中腭突

28. 参与形成颈的鳃弓是

    A. 第 1 对

    B. 第 2 对

    C. 第 3 对

    D. 第 4 对

    E. 第 6 对

29. 鳃弓间充质分化为

    A. 上皮组织

    B. 肌组织

    C. 软骨

    D. 神经组织

    E. 骨

30. 颜面形成时，胚体头端形成

    A. 额鼻隆起下部

    B. 左右内侧鼻隆起

    C. 左右下颌隆起

    D. 左右外侧鼻隆起

    E. 上颌隆起

31. 下列描述，正确的是

    A. 上颌由上颌隆起发育形成

    B. 鼻翼由外侧鼻隆起发育而来

    C. 下颌由左、右下颌隆起愈合形成

    D. 人中由左、右内侧鼻隆起发育形成

    E. 鼻梁和鼻尖由额鼻隆起发育而来

32. 颜面可见的畸形有

    A. 前腭裂

    B. 完全腭裂

    C. 单侧唇裂

    D. 面斜裂

    E. 正中唇裂

33. 下列关于腭裂的叙述，正确的有

    A. 较常见，呈多种类型

    B. 腭裂可伴有唇裂

    C. 前腭裂和正中腭裂合称为完全腭裂

    D. 左右外侧腭隆起未愈合致正中腭裂

    E. 正中腭隆起与外侧腭隆起未愈合致前腭裂

三、名词解释

1. 鳃弓（定义、结构特点）

2. 鳃沟（定义）

3. 咽囊（形成、数量、位置）

4. 鳃膜（定义）

5. 鳃器（功能、归宿）

四、问答题

1. 口凹由哪些结构围成？

2. 颜面形成的原基有哪些？

3. 解释下列畸形的产生原因：唇裂、腭裂、面斜裂、颈囊肿。

选择题参考答案

A 型题：

1. A　　2. C　　3. D　　4. A　　5. C　　6. E　　7. E　　8. C

B 型题：

9. D　　10. E　　11. C　　12. D　　13. B　　14. C　　15. A　　16. A　　17. C　　18. B

19. E　　20. A　　21. A　　22. B

X 型题：

23. ABCD　　24. ABCD　　25. ABCDE　　26. ABC　　27. ABC　　28. BCDE

29. BCE　　30. ABCDE　　31. ABCDE　　32. ABCDE　　33. ABCDE

（刘慧雯）

第24章 消化系统和呼吸系统的发生

轻松课堂

● 消化系统与呼吸系统分化来源：消化系统与呼吸系统有着相同胚层的来源，其大多数器官的主要部分由原始消化管分化而成（图24-1）。

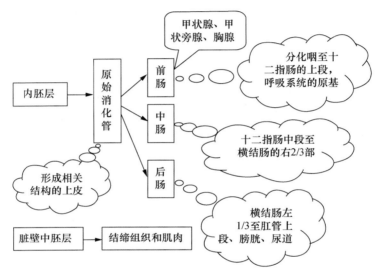

图 24-1 消化系统发生简图

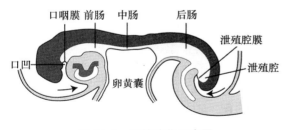

图 24-2 原始消化示意图

● 原始消化管（primitive gut）

人胚发育至第3周末，三胚层胚盘周边向腹侧卷折；使胚盘由扁盘状变为圆柱状，内胚层在胚体内形成的一条纵形管道（图24-2）。

● 卵黄蒂（vitelline stalk）

随着胚体和原肠的增长，卵黄囊相对变小，中肠与卵黄囊的连接部逐渐变细形成（图24-2）。

一、消化系统的发生

（一）原始咽的发生及咽囊的演变

● 原始咽

前肠头端的膨大部为原始咽，呈左右宽、背腹扁、头端粗、尾端细的漏斗状。

- 咽囊

在原始咽的侧壁有 5 对囊状突起称为咽囊，分别与其外侧的 5 对鳃沟相对。

- 咽囊演化（图 24-3）：

	位置及结构特点	分　化
第 1 对咽囊	内侧	咽鼓管
	末端	中耳鼓室
	第一鳃膜	鼓膜
	第一鳃沟	外耳道
第 2 对咽囊	外侧	退化
	内侧	腭扁桃体隐窝和上皮
第 3 对咽囊	腹支	胸腺
	背支	下一对甲状旁腺
第 4 对咽囊	腹支	退化
	背支	上一对甲状旁腺
第 5 对咽囊	后鳃体	退化或滤泡旁细胞

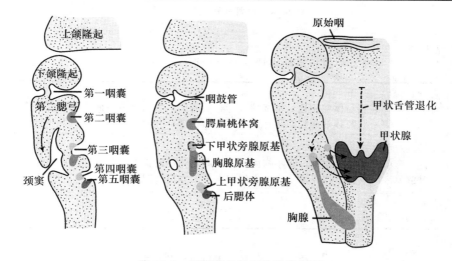

图 24-3　咽囊演化与甲状腺发生图

（二）甲状腺的发生

甲状舌管（thyrohglossal duct）：

- 即甲状腺原基。

- 人胚发育第 4 周初，在原始咽底壁正中线相当于第 1 对咽囊的平面上，上皮细胞增生，形成一伸向尾侧的盲管。

- 人胚胎发育第 10 周时，甲状腺原基中出现滤泡，第 13 周初甲状腺开始有分泌功能。

（三）食管和胃的发生

1. 食管原基

- 由原始咽尾侧的一段原始消化管分化而来（图 24-4）。

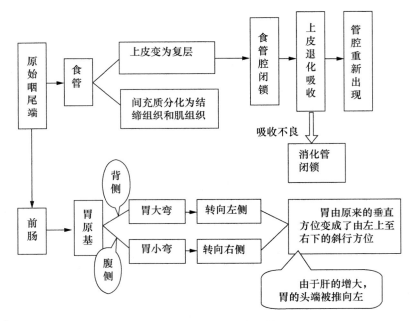

图 24-4　食管和胃的发生简图

2. 胃的原基

● 人胚发育至第 4 周，在前肠尾端出现的一个梭形膨大（图 24-5）。

形状改变	直管：梭形 背侧：由背系膜与体壁相连，形成胃大弯，后者头端膨出形成胃底 腹侧：由腹系膜与体壁相连，形成胃小弯
位置改变	旋转 90 度： ➤ 胃大弯由背侧转向左侧，胃小弯由腹侧转向右侧，使胃沿胚体纵轴向右旋转 90° ➤ 胃由原来的垂直方位变成了由左上斜向右下的方位（图 24-5）
系膜形成	背系膜→大网膜 腹系膜→小网膜

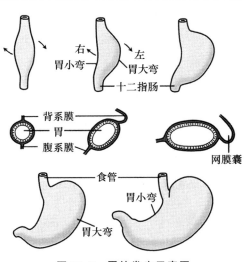

图 24-5　胃的发生示意图

（四）肠的发生

1. 肠的发生　肠发生于前肠的尾段、中肠和后肠。肠起初为一条与胚体长轴平行的直管，其背系膜与腹后壁融合而固定，肠的腹系膜很早退化消失。

● 中肠袢（midgut loop）

➤ 人胚发育第 4 周时，由于中肠的增长速度远比胚体快，致使肠管形成一凸向腹侧的"U"形弯曲。

➤ 顶部与卵黄蒂通连，肠系膜上动脉走行于肠袢系膜的中轴部位。

➤ 卵黄蒂以上为中肠袢头支，卵黄蒂以下为中肠袢尾支。

● 盲肠突（caecal bud）

➤ 中肠袢尾支近卵黄蒂处一突起，是大肠和小肠的分界线。

> 是盲肠和阑尾的原基。

● 胚胎期生理性脐疝

> 人胚发育第6周，中肠袢生长迅速，腹腔容积相对变小，由于肝、肾的发育，迫使中肠袢突入脐带内的胚外体腔即脐腔（umbilical coelom），形成胚胎期生理性脐疝。

2. 肠的扭转　在中肠袢退回腹腔的过程中，共旋转270°，具体过程如下：

● 逆时针旋转90°肠袢在脐腔内继续生长，头支从胚体头侧转向右侧，尾支从尾侧转向左侧。

● 逆时针旋转180°在中肠袢退回腹腔时，头支在前，尾支在后，并且以肠系膜上动脉为轴逆时针方向再旋转180°，头支转至左侧，尾支转至右侧（图24-6、24-7）。

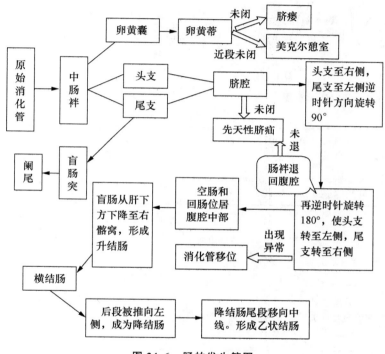

图24-6　肠的发生简图

3. 肠的分化

中肠头支	空肠和回肠大部，位于腹腔中部
中肠盲肠突以前的尾支	回肠小部分
中肠盲肠突以后的尾支	横过十二指肠腹侧形成横结肠的右2/3
中肠盲肠突近端膨大	形成盲肠，以后下降至右髂窝，升结肠随之形成（图24-7）
中肠盲肠突远端狭窄部分	形成阑尾
后肠	横结肠的左1/3部分、降结肠和乙状结肠

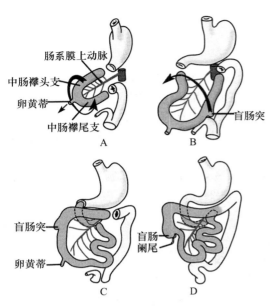

图 24-7　肠发生示意图

（五）直肠的发生与泄殖腔的分隔

● 泄殖腔（cloaca）：后肠末端的膨大部分，腹侧与尿囊相连，末端由泄殖腔膜封闭（图24-8、24-9）。

● 尿直肠隔（urorectal septum）：人胚发育第6～7周，尿囊起始部与后肠之间的间充质增生，形成一镰状隔膜突入泄殖腔内，最终与泄殖腔膜相连（图24-8、24-9）。

● 尿直肠隔迅速增长，并与泄殖腔膜相连，泄殖腔即被分隔为背腹两份。

● 齿状线：肛管上段的上皮来自内胚层，下段的上皮来自外胚层，两者之间的分界线叫齿状线。

泄殖腔	腹侧：尿生殖窦（urogenital sinus） 背侧：原始直肠	分化为膀胱和尿道 分化为直肠和肛管上段
泄殖腔膜	腹侧：尿生殖膜（urogenital memgrane） 背侧：肛膜（anal membrane）	破裂被吸收

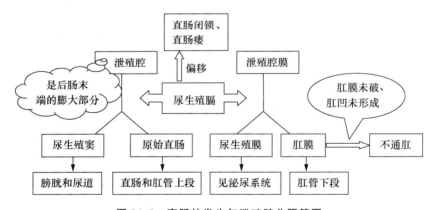

图 24-8　直肠的发生与泄殖腔分隔简图

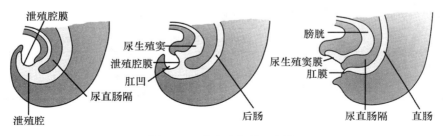

图 24-9　泄殖腔分割示意图

（六）肝和胆的发生

肝憩室（hepatic diverticulum）

1. 发生部位（图 24-10、24-11）人胚发育第 4 周初，前肠末端腹侧壁内胚层细胞增生，向外长出一囊状突起，称为肝憩室。

● 肝憩室末端膨大，分为头、尾两支。

➤ 头支近端分化为肝管及小叶间胆管，末端分化成肝细胞索，并形成肝板。

➤ 尾支末端膨大形成胆囊，尾支的近端形成胆囊管。

➤ 肝憩室基部发育为总胆管。

2. 发生过程

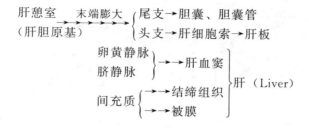

（七）胰的发生

胰发生于腹胰芽（ventral pancreas bud）和背胰芽（dorsal pancreas bud）（图 24-10、24-11）。

● 腹胰芽：人胚发育第 4 周末，前肠末端腹侧近肝憩室的尾缘，内胚层上皮增生，向外突出而成。

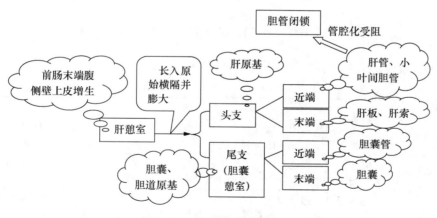

图 24-10　肝和胆的发生简图

● 背胰芽：腹胰芽对侧上皮增生而成。

功能：在胰腺原基的分化过程中，一些上皮细胞游离进入间充质，形成孤立的细胞团，由此分化为胰岛，并于人胚胎发育第 5 个月开始分泌胰岛素等。腹胰芽和背胰芽具体的旋转与分化过程如下表：

	旋　　转	分　　化	终分化
腹胰芽	向右，进而旋转至背胰芽下方并与之融合	腺泡和各级导管	胰头的下份
		腹胰管	与背胰管远侧段通连，形成胰腺的主胰导管，开口于十二指肠乳头
背胰芽	向左	腺泡和各级导管	胰头的上份、胰体和胰尾
		背胰管	近侧端退化或形成副胰导管

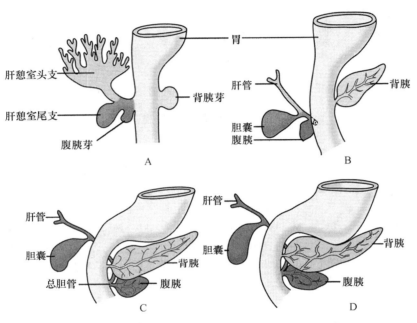

图 24-11　肝胰发生（A、B）早期（C、D）晚期示意图

（八）消化系统的常见畸形

常见畸形	定　　义
甲状舌管囊肿	连接舌与甲状腺的甲状舌管未完全退化，残存部分上皮细胞分化为黏液性细胞，黏液聚集在里面形成小的囊肿，即称为甲状舌管囊肿（thyroglossal cyst）
消化管闭锁或狭窄	在消化管的发生过程中，管壁上皮细胞过度增生，致使消化管某段管腔的闭锁或狭窄（图 24-12）。常见于食管或十二指肠
回肠憩室	又称为麦克尔憩室（Meckel diverticulum），是距回盲部 40～50 cm 处回肠壁上的一个小的囊状突起，有的在其顶端有纤维索连于脐（图 24-13）。这种畸形是由于卵黄蒂退化不全引起的
脐粪瘘	脐粪瘘（umbilical fistula）是由于卵黄蒂未退化，以致在肠与脐之间残存一瘘管（图 24-13），粪便可通过瘘管溢出
先天性脐疝	先天性脐疝（congenital umbilical hernia）是由于脐腔未能闭锁所致。脐部残留一腔与腹腔相通。当腹内压增高时，肠管可从脐部膨出（图 24-13）
不通肛	由于肛膜未破，或肛凹未能与直肠末端相通引起肛门闭锁，称为不通肛（imperforate anus）。并因常尿直肠隔发育不全而伴有直肠阴道瘘或直肠尿道瘘
肠袢转位异常	肠袢从脐腔退回腹腔时，未发生旋转，或转位不全，或反向转位，而形成各种各样的消化管异位，常伴有肝、脾、胰，甚至心、肺的异位

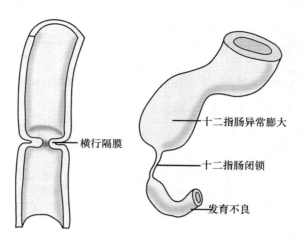

图 24-12　消化管狭窄和闭锁示意图

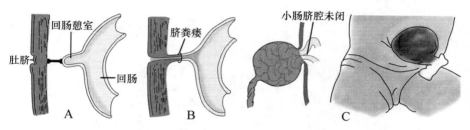

图 24-13　回肠憩室（A）、脐粪漏（B）、先天性脐疝（C）示意图

二、呼吸系统的发生

（一）喉、气管和肺的发生

● 喉气管沟（laryngotracheal groove）：人胚发育第 4 周时，原始咽的尾端底壁正中出现的一纵形浅沟。

● 喉气管憩室：喉气管憩室（laryngotracheal diverticulum）是喉、气管、支气管和肺的原基，喉气管沟逐渐加深，并从其尾端开始愈合，愈合过程向头端推移，最后形成一个长形盲囊向咽的腹侧膨出。

● 气管食管隔：喉气管憩室位于食管的腹侧，两者之间的间充质形成气管食管隔（tracheo-esophageal septum）（图 24-14）。

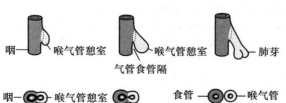

图 24-14　喉气管憩室发生示意图

● 肺芽：喉气管憩室的上端发育为喉，中段发育为气管，末端膨大的两个分支称为肺芽（lung bud），是主支气管和肺的原基（图24-15）。

肺芽发育时间	肺芽分化
人胚发育第5周	左肺芽分为两支，右肺芽分为3支，分别形成左肺和右肺的肺叶支气管
人胚胎发育第2个月	肺叶支气管分支形成肺段支气管，左肺8～9支，右肺10支
人胚胎发育第6个月	分支达17支左右，最终出现了终末细支气管、呼吸性细支气管、肺泡管和肺泡囊
人胚胎发育第7个月	肺泡数量增多，肺泡上皮除Ⅰ型肺泡细胞外，还出现了有分泌功能的Ⅱ型肺泡细胞，并开始分泌表面活性物质。此时出生可进行正常的呼吸功能

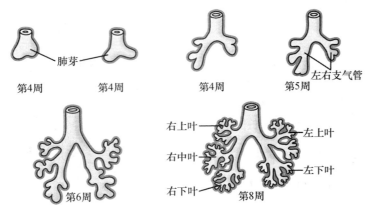

第4周　　第4周　　　　第4周　　　左右支气管 第5周

右上叶　左上叶
右中叶
右下叶　左下叶
第6周　　第8周

图24-15　肺的发生示意图

（二）呼吸系统的常见畸形

常见畸形	形成原因
气管食管瘘	如果气管食管隔发育不良，气管与食管的分隔不完全，两者间有瘘管相连，即称为气管食管瘘（tracheoesophageal fistula）（图24-16、24-17）。在瘘管开口的上方或下方，常伴有不同形式的食管闭锁
透明膜病	由于Ⅱ型肺泡细胞分化不良，不能分泌表面活性物质，致使肺泡表面张力增大，胎儿出生后肺泡不能随呼吸运动而扩张，肺泡萎缩塌陷，间质水肿，肺泡上皮覆盖一层从血管渗出的血浆蛋白膜，称为透明膜病（hyaline membrane disease）

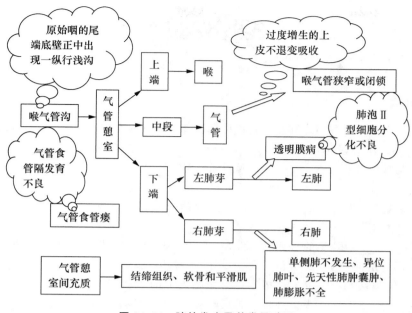

图 24-16　肺的发生及其常见畸形

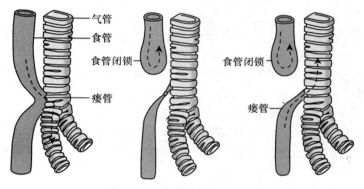

图 24-17　气管食管瘘示意图

轻松记忆

<table>
<tr><td>

【咽囊演变】

咽囊一共有五对，不同分化有差异。
第1咽囊最复杂，四种结构由它化。
内侧形成咽鼓管，中耳鼓室末端成。
第1鳃膜成鼓膜，第1鳃沟外耳道。
第2咽囊外退化，内侧扁桃体上皮。
第3咽囊的腹支，最终分化成胸腺，
背支下甲状旁腺，先上后下真稀奇。
第4咽囊的腹支，命运同样是退化。
背支上甲状旁腺，先下后上命安排。
第五咽囊后鳃体，退化或者旁细胞。

</td><td>

【肠扭转】

中肠原为一直管，快速生长U形袢。
六周猛长入脐腔，顶部连于卵黄蒂。
黄蒂前后分头尾，系膜动脉走中间。
尾支有一盲肠突，大肠小肠分界线。
对着胚胎腹面观，记住旋转是关键。
头支向右尾向左，90度逆向先来转。
脐疝最终要退回，头先尾后继续旋。
头至左来尾至右，逆180度半个圆。
结束二百七十度，肠回腹腔已完全。

</td></tr>
</table>

轻松应试

一、填空题

1. 人胚发育第3～4周时，胚盘卷折成胚体时，卵黄囊顶部的_____被包卷入胚体内，形成_____。其头段称为_____，与卵黄囊相连的中段称为_____，尾段称为_____。另外，其头端有_____膜封闭，尾端有_____膜封闭，中段与卵黄囊相连部分变细成为_____。

2. 前肠头端的膨大部为_____，它的两侧向外膨出形成_____，共_____，并与_____相对。

3. 胃为_____尾部的梭形膨大，由于背、腹侧生长速度不等，形成_____和_____。以后由_____方位转向_____方位。

4. 中肠襻的顶端与_____相连；肠襻尾支上的囊状膨突称_____，是发育成为_____和_____的原基。在发生肠扭转过程中，中肠襻先在脐腔内以_____为轴，逆时针旋转_____度，以后退回腹腔时，继续旋转_____度。

5. 后肠末端的膨大部称_____，其腹侧与_____相连。该膨大部以后被_____分为两部分：腹侧分为_____，背侧为_____；泄殖腔膜被分隔为_____和_____。

6. 泄殖腔被_____分割为背腹两份，腹侧份为_____。主要发育为_____和_____；背侧份为_____发育为_____和_____。

7. 肝憩室是由前肠末端腹侧壁的_____增生形成，是_____和_____发育的原基。肝憩室末端膨大，并分为头、尾两支，头支分化成_____，尾支形成_____和_____。_____肝血窦是由_____与_____的分支吻合形成。肝的被膜和肝内结缔组织是由_____分化成的。

8. 第3对咽囊腹外侧份分化为_____；背侧份分化为_____。第4对咽囊背侧份的上皮细胞增生分化为_____。第5对咽囊形成_____，其中部分细胞分化为_____。

9. 喉气管憩室尾端生长，末端增大并分成左右两支，称为_____，它分化为_____及肺内_____和_____。

10. 当胚体卷折成圆柱体时，内胚层在体内形成头尾方向的管，称为_____。该管的头端有_____膜封闭，尾端有_____膜封闭，中段与卵黄囊相连的部分变细成为_____。

11. 肝血窦是由_____与_____的分支吻合形成。肝的被膜和肝内结缔组织是由_____分化成的。

12. 腹胰和背胰是由_____细胞增生形成；_____形成胰岛。

13. 回肠憩室又称_____，是由于_____退化不全，残留于_____上的一个盲囊。

14. 脐瘘是由于_____未退化，致使_____和_____之间残留的一个瘘管。

15. 气管食管瘘是由于_____与_____分隔不完全，致使二者之间有瘘管相通。

16. 透明膜病是由于_____细胞分化不良，不能分泌_____，致使表面张力增大，肺泡不张而引起呼吸困难。

二、选择题

【A 型题】

1. 关于原始消化管发生的描述，下列哪一项**错误**
   - A. 原始消化管是由卵黄囊顶部内胚层及其外侧的脏壁中胚层，在胚体内形成头尾方向的管
   - B. 原始消化管分为前肠、中肠和后肠三部分
   - C. 前肠头端由口咽膜封闭
   - D. 后肠尾端由泄殖腔膜封闭
   - E. 中肠与卵黄囊相连的部分变细成为体蒂

2. 构成原始消化管壁的是
   - A. 内胚层
   - B. 脏壁中胚层
   - C. 脏壁中胚层和内胚层
   - D. 体壁中胚层和内胚层
   - E. 内胚层，脏壁中胚层和体壁中胚层

3. 消化系统和呼吸系统的发生在一章内叙述是因为
   - A. 两者都是管道性器官组成
   - B. 两者的主要器官均来自原始消化管
   - C. 两者均经口与鼻与外界相通
   - D. 两者的管壁均分黏膜，黏膜下层，肌层和外膜
   - E. 机体通过两者从外界摄取物质

4. 胚盘向腹侧包卷形成
   - A. 原始消化管
   - B. 呼吸道
   - C. 胚外体腔
   - D. 卵黄囊
   - E. 神经管

5. 原始消化管头，尾两端的封闭膜破裂消失是在
   - A. 胎儿出生后
   - B. 第 4 个月和第 6 个月胎儿
   - C. 第 6 个月和第 8 个月胎儿
   - D. 第 4 个月和第 8 个月胎儿
   - E. 人胚第 4 周和第 8 周

6. 有关胃发生的描述，哪一项**错误**

7. 有关中肠演变的描述，下列哪一项**错误**
   - A. 中肠的头部与前肠的尾部共同形成十二指肠
   - B. 中肠生长迅速，形成弯曲的"U"形中肠襻
   - C. 肠系膜上动脉伸入中肠襻中
   - D. 中肠襻的顶部与尿囊相连
   - E. 中肠襻分为头支和尾支

8. 中肠襻在脐带内旋转时围绕的结构是
   - A. 脐静脉
   - B. 脐动脉
   - C. 肠系膜上动脉
   - D. 肠系膜下动脉
   - E. 卵黄动脉

9. 中肠襻在发育演变中共旋转
   - A. 90 度
   - B. 180 度
   - C. 270 度
   - D. 360 度
   - E. 450 度

10. 卵黄蒂
   - A. 与前肠连接，细而短
   - B. 与后肠连接，细而短
   - C. 与后肠连接，粗而长
   - D. 与中肠连接，细而短
   - E. 与中肠连接，粗而长

11. 盲肠突是盲肠和阑尾的原基，它是发生在
   - A. 中肠襻头支上的一个囊状突起
   - B. 中肠襻尾支上的一个囊状突起
   - C. 中肠襻头支和尾支交界处的一个囊状

右侧栏：
   - A. 胃在早期发生时为前肠尾部的梭形膨大，借腹、背系膜连于体壁上
   - B. 由于胃的背、腹侧生长速度不等，形成胃大弯和胃小弯
   - C. 当网膜囊形成时，胃大弯由背侧转向右侧，胃小弯由腹侧转向左侧
   - D. 由于胃的右侧肝在发育，使胃呈左上至右下的斜向方位
   - E. 胃背系膜形成网膜囊

突起

D. 中肠襻顶部与卵黄囊相连处的一个囊状突起

E. 距回盲部 40～50cm 处回肠壁上的一个囊状突起

12. 于泄殖腔的演变，哪一项**错误**

A. 由尿直肠隔分割泄殖腔

B. 腹侧份为尿生殖窦

C. 背侧份为原始直肠

D. 腹侧份分化为外生殖器

E. 背侧份分化为直肠和肛管上段

13. 尿直肠隔起源于

A. 泄殖腔与尿囊之间的间充质

B. 泄殖腔与尿生殖窦之间的间充质

C. 后肠与尿囊起始部之间的间充质

D. 直肠与尿囊之间的间充质

E. 卵黄囊与尿囊之间的间充质

14. 以下哪一项演变为肛管下段

A. 肛凹

B. 原始直肠

C. 尿生殖窦

D. 中肠襻尾支

E. 泄殖腔

15. 以下肝憩室演变的结构，哪一项**错误**

A. 肝板

B. 小叶间胆管及肝管

C. 胆囊和胆囊管

D. 胆总管及胰管

E. 胆小管

16. 关于肝憩室的描述，哪一项**错误**

A. 肝憩室由前肠末端腹侧壁的内胚层增生形成

B. 肝憩室是肝、胆囊和胆道的原基

C. 肝憩室末端分为头、尾两支

D. 头支分化为肝细胞索和肝板

E. 肝憩室尾支末端膨大发育成肝血窦

17. 形成胆囊上皮的内胚层来源于

A. 中肠头端

B. 背胰的根部

C. 腹胰的根部

D. 肝憩室的尾支

E. 肝憩室的头支

18. 胰腺各部分的发生，下列哪一项最正确

A. 腹胰和背胰合并后，腹胰形成胰头的上半部，背胰形成胰头的下半部、胰体和胰尾

B. 腹胰和背胰合并后，腹胰形成胰头的下半部，背胰形成胰头的上半部、胰体和胰尾

C. 腹胰和背胰合并后，腹胰形成胰头，背胰形成胰体和胰尾

D. 腹胰和背胰合并后，背胰形成胰头，腹胰形成胰体和胰尾

E. 腹胰和背胰合并后，腹胰管与整个背胰管合并形成主胰导管

19. 胰岛细胞是由

A. 前肠内胚层细胞分化来的

B. 中肠内胚层细胞分化来的

C. 卵黄囊内胚层细胞分化来的

D. 鳃后体的部分细胞迁移到胰腺来的

E. 神经嵴的部分细胞迁移到胰腺来的

20. 先天性脐疝产生的原因是

A. 卵黄蒂未退化

B. 脐腔未闭锁

C. 卵黄囊基部退化

D. 尿囊未退化

E. 肠襻未从胚内体腔返回腹腔

21. 关于呼吸系统发生表述，哪一项**错误**

A. 从鼻到支气管树的上皮来源于原始咽的内胚层

B. 喉气管憩室是形成喉，气管、支气管和肺的原基

C. 肺芽分化为左右支气管和肺内支气管，肺芽分化出许多肺泡

D. 肺芽周围的间充质可分化为气管和支气管壁的结缔组织、软骨和平滑肌

22. 关于麦克尔憩室形成的描述中，下列哪一种说法**不确切**

A. 又称为回肠憩室

B. 由卵黄蒂根部保留下形成的

C. 是中肠襻尾支上的盲囊

D. 麦克尔憩室位于回肠上

E. 麦克尔憩室与脐不通

23. 有关脐粪瘘畸形的描述，哪一项**错误**

A. 脐粪瘘是由于卵黄蒂未退化造成的

B. 脐粪瘘是脐与肠管之间有一个通到脐外的瘘管

C. 胎儿出生后有粪便从脐漏出

D. 脐粪瘘的位置是在回肠上

E. 脐粪瘘是由于脐腔未闭锁所致

【B 型题】

(24～27 题共用备选答案)

A. 肝憩室

B. 喉气管憩室

C. 背胰

D. 腹胰

E. 盲肠突

24. 胆囊和胆囊管来源

25. 气管、支气管和肺来源

26. 胰体和胰尾来源

27. 胰头的下份来源

(28～32 题共用备选答案)

A. 消化管闭锁

B. 不通肛

C. 阑尾异位

D. 回肠憩室（麦克尔憩室）

E. 气管食管瘘

28. 食管在发育过程中，上皮细胞增生，使管腔闭锁，则发生

29. 食管与气管分隔不全，两者之间有瘘管相

通，此畸形称为

30. 肠襻自脐腔退回腹腔时，顺时针旋转会造成

31. 肛膜未破或直肠与肛凹未接通会引起

32. 卵黄蒂近端未退化或退化不全则形成

(33～40 题共用备选答案)

A. 尿直肠隔

B. 前肠

C. 中肠

D. 后肠

E. 卵黄蒂

33. 咽囊来自于

34. 分隔泄殖腔的结构

35. 十二指肠上部来自于

36. 泄殖腔来自于

37. 盲肠和阑尾的原基来自于

38. 将中肠分为头尾两支的结构是

39. 肝和胰来源于

40. 喉气管和肺的上皮来自于

【X 型题】

41. 第 1 对咽囊分化为

A. 中耳鼓室

B. 外耳道

C. 内耳膜迷路

D. 腭扁桃体窝

E. 咽鼓管

42. 咽囊可演变为

A. 胸腺上皮细胞

B. 甲状腺

C. 甲状旁腺

D. 扁桃体上皮

E. 鼓膜

43. 参与组成原始消化管头、尾两端封闭膜的是

A. 中胚层

B. 外胚层

C. 内胚层

D. 胚外中胚层

E. 羊膜

44. 由原始消化管的内胚层分化为

A. 胃肠上皮

B. 膀胱上皮

C. 支气管树及肺泡上皮

D. 胸腺上皮

E. 胰岛

45. 关于中肠襻旋转

A. 先后共转 270°

B. 按顺时针方向旋转

C. 旋转后盲肠突最初位于肝下方

D. 旋转过程是在脐腔内完成的

E. 旋转时以肠系膜上动脉为轴

46. 胰腺发生

A. 胰腺大部分来源于背胰
B. 胰头是由腹胰和背胰共同形成的
C. 胰体是由腹胰形成的
D. 胰岛来源于间充质细胞
E. 腹胰和背胰由内胚层细胞增生而成

47. 肝憩室头支参与形成
A. 肝细胞索
B. 胆小管
C. 胆囊
D. 胆囊管
E. 肝板

48. 先天性脐疝是
A. 脐腔未闭锁导致
B. 脐部残留一孔与腹腔相通
C. 肠管可从脐部膨出
D. 卵黄蒂未退化导致
E. 脐与肠之间残留一瘘管

49. 原始直肠分化为
A. 直肠
B. 肛管下段
C. 肛管上段
D. 肛凹
E. 乙状结肠

50. 胃的发生
A. 胃的背侧缘形成胃小弯
B. 胃的背侧缘形成胃大弯
C. 胃的腹侧缘形成胃小弯
D. 胃的腹侧缘形成胃大弯
E. 胃大弯的头端膨起，形成胃底

51. 原始消化管的前肠分化为
A. 口腔
B. 咽
C. 食管

D. 胃
E. 十二指肠的一部分

51. 中肠可分化为
A. 十二指肠中段
B. 升结肠
C. 横结肠右 2/3
D. 直肠
E. 乙状结肠

53. 泄殖腔
A. 是中肠末端的膨大
B. 腹侧连卵黄蒂
C. 被分隔为腹背两部分
D. 泄殖腔膜于第 8 周时破裂消失
E. 发育分化为膀胱，尿道，直肠

54. 喉气管憩室的发育
A. 喉气管憩室的上段发育为喉
B. 喉气管憩室的上段发育为鼻黏膜
C. 喉气管憩室的中段发育为主支气管和肺
D. 喉气管憩室的末段发育为主支气管和肺
E. 喉气管憩室的中段发育为气管

55. 第 3 对咽囊可分化为
A. 下一对甲状旁腺
B. 上一对甲状旁腺
C. 胸腺上皮细胞
D. 甲状腺
E. 肾上腺

56. 肺芽的形成和发育
A. 是从食管长出的分支膨大
B. 不断生长分支
C. 形成从支气管至肺泡的树状分支
D. 脏壁中胚层分化为分支管道的上皮
E. 至第 7 个月时已形成大量肺泡和完善的血液循环

三、名词解释

1. 原始消化管（形成与演变）
2. 泄殖腔（形成与演变）
3. 甲状舌管（形成与演变）
4. 尿直肠隔（形成与演变）
5. 肝憩室（形成与演变）
6. 脐粪瘘（成因、位置）
7. 回肠憩室（成因、位置）
8. 喉气管憩室（形成与演变）
9. 气管食管瘘（成因、位置）

四、问答题

1. 原始消化管是怎样发生的？它的各段是如何分化的？
2. 试述肠的发生过程。
3. 简述泄殖腔的分隔与分化。
4. 试述肝、胆和胰的发生过程。
5. 试述呼吸道原基的发生和演变。

选择题参考答案

A 型题：

1. E	2. C	3. B	4. A	5. E	6. C	7. D	8. C	9. C	10. D
11. B	12. D	13. C	14. A	15. D	16. E	17. D	18. B	19. A	20. B
21. A	22. C	23. E							

B 型题：

24. A	25. B	26. C	27. D	28. A	29. E	30. C	30. B	32. D	33. B
34. A	35. B	36. D	37. C	38. E	39. B	40. B			

X 型题：

41. AE	42. ACD	43. BC	44. ABCDE	45. ACE	46. ABE
47. ABE	48. ABC	49. AC	50. BCE	51. BCDE	52. ABC
53. CDE	54. ADE	55. AC	56. BCE		

（马红梅）

第 25 章　泌尿系统和生殖系统的发生

轻松课堂

泌尿系统和生殖系统的起源：

泌尿系统和生殖系统的主要器官均发生于间介中胚层，于人胚发育第 4 周开始形成。

1. 间介中胚层

● 头段：呈节状，称为生肾节 (nephrotome)。

● 其余段：呈索状增生，形成生肾索 (nephrogenic cord)。

生肾索继续增大，与体节分离，从胚体后壁突向体腔，在背主动脉两侧形成左右对称的一对纵行隆起，称为尿生殖嵴 (urogenital ridge)。

2. 尿生殖嵴

● 外侧部：为中肾嵴 (mesonephric ridge)。

● 内侧部：为生殖腺嵴 (gonadal ridge) (图 25-1)。

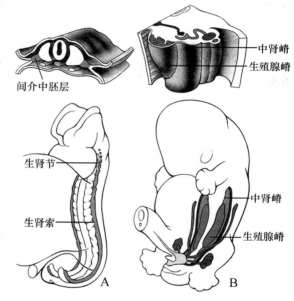

图 25-1　泌尿生殖系统发生的原基示意图
A. 生肾节和生肾索的发生；
B. 中肾嵴和生殖腺嵴的发生

一、泌尿系统的发生

(一) 肾和输尿管的发生

肾的发生分为 3 个阶段，即从胚颈部向盆部相继出现的前肾、中肾和后肾。

1. 前肾 (pronephros)

● 发生的时间：人胚发育第 4 周初。

● 形成的结构：

➤ 前肾小管：生肾节从头至尾相继发生的横行小管，于第 5 周前退化。

➤ 前肾管：头尾走向的管，并向尾部延伸，大部分保留。

● 功能意义：①为过渡性结构，无泌尿功能。②诱导中肾发生。

2. 中肾 (mesonephros)

● 发生的时间：人胚发育第 4 周末。

● 形成的结构：

➤ 中肾小管 (mesonephric tubule)：中肾嵴内先后出现的横行小管 (共 80 对，大部分相继退化)，参与构成肾小体。

➤ 中肾管 (mesonephric duct)：又称为 Wolff 管。前肾管向尾侧延伸形成，尾侧端通入泄殖腔（图 25-2）。

● 功能意义：①过渡性结构，有短暂泌尿功能。②诱导后肾的发生。③中肾管及尾端残存的中肾小管参与男性生殖管道的形成。

3．后肾（metanephros）（图 25-2、25-3）

● 发生时间：人胚发育第 5 周初。

● 功能意义：形成人体永久肾。

● 来源：两部分。

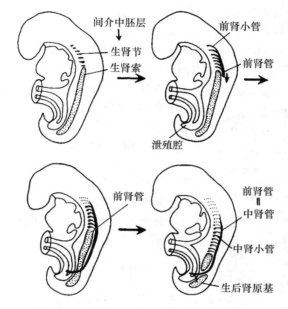

图 25-2　前肾、中肾、后肾的发生示意图

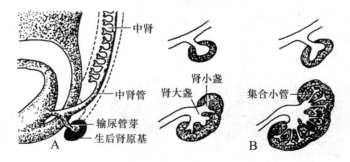

图 25-3　后肾的发生示意图

A. 第 5 周人胚尾部侧面观；B. 第 5～8 周人胚后肾的发生

➢ 输尿管芽（ureteric bud）：中肾管末端近泄殖腔处向背外侧长出的一个盲管。不断向胚体尾部的中肾嵴中胚层组织伸入。

➢ 生后肾原基（metanephrogenic blastema），又称为生后肾组织（metanephrogenic tissue）：中肾嵴尾端中胚层组织受输尿管芽的诱导，在其末端聚集、包绕而成。

● 分化：

➢ 输尿管芽

◇ 伸长，反复分支。

◇ 近段伸长演变为输尿管。

◇ 末端反复分支逐渐演变为肾盂、肾盏和集合小管。

◇ 集合小管末端呈"T"形分支，其弓形盲端诱导覆盖其上的帽状生后肾原基分化为肾单位。

➤ 生后肾原基

◇ 外周部分演变为肾的被膜。

◇ 内侧部分形成多个细胞团，附于弓形集合小管末端，逐渐分化成"S"形后肾小管（metanephric tubule）。

后肾小管 $\begin{cases} \text{一端膨大凹陷形成肾小囊} \\ \text{源自肾动脉分支的毛细血管球} \\ \text{其余部分逐渐增长，分化成肾小管各段} \end{cases}$ $\left.\begin{array}{l}\text{肾小体}\end{array}\right\}$ 构成肾单位

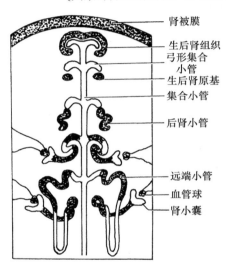

图 25-4　集合管与肾单位发生的示意图

肾被膜
生后肾组织
弓形集合小管
生后肾原基
集合小管
后肾小管
远端小管
血管球
肾小囊

肾小管末端与弓形集合小管的盲端相连

近髓肾单位：

● 发生：较早，随着集合小管末端不断向皮质浅层生长并分支，相续诱导大量浅表肾单位（图 25-4）。

● 位置：

➤ 逐渐上升

➤ 最初位于盆腔：因后肾发生于中肾嵴尾端。

➤ 逐渐上升至腰部：因胚胎腹部生长、输尿管芽伸展及胚体直立。

（二）膀胱和尿道的发生

● 发生的时间：人胚发育第 4～7 周时。

● 泄殖腔的分隔：被尿直肠隔分隔为背侧的原始直肠和腹侧的尿生殖窦。

● 尿生殖窦的分化（图 25-5）：

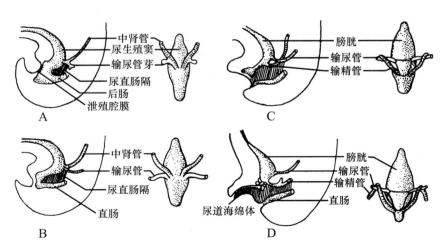

A
中肾管
尿生殖窦
输尿管芽
尿直肠隔
后肠
泄殖腔膜

C
膀胱
输尿管
输精管

B
中肾管
输尿管
尿直肠隔
直肠

D
膀胱
输尿管
输精管
直肠
尿道海绵体

图 25-5　泄殖腔的分隔及中肾管和输尿管的位置改变示意图（男性）
（人胚发育第 5～8 周）

上段（较大）	发育为膀胱。 顶部与脐尿管相连，后者于出生前闭锁，演化为脐中韧带。
中段（狭窄，保持管状）	在男性成为尿道的前列腺部和膜部。 在女性形成尿道。
下段	在男性形成尿道海绵体部。 在女性则扩大为阴道前庭。

● 输尿管开口的移位：

➤ 最初开口于中肾管，后者开口于泄殖腔。

➤ 最终输尿管与中肾管分别开口于膀胱：因膀胱的扩大，输尿管起始部以下的一段中肾管渐并入膀胱，形成膀胱三角（图 25-5）。

（三）泌尿系统的常见先天畸形

1. 多囊肾（polycystic kidney）

原因	肾单位与集合小管未接通（图 25-6），或集合小管发育异常致管腔阻塞
畸形	肾单位内尿液积聚而膨大成囊状。严重的可致使正常肾组织受压而萎缩，造成肾功能障碍（图 25-7A）

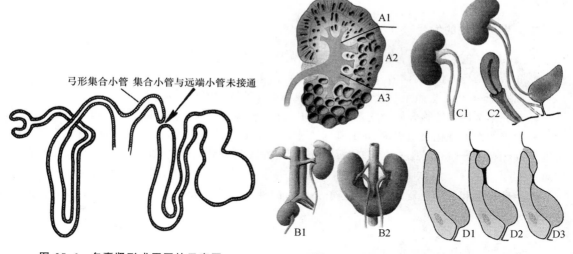

弓形集合小管　集合小管与远端小管未接通

图 25-6　多囊肾形成原因的示意图　　　　图 25-7　泌尿系统的先天畸形的示意图

2. 异位肾（ectopic kidney）

原因	肾在上升的程度或方向发生异常
畸形	生后肾未达到正常位置，位置与形态差异很大，可停留在盆腔（图 25-7B1）

3. 马蹄肾（horseshoe kidney）（属于异位肾的一种类型）

原因	两肾的下端异常融合
畸形	肾为马蹄形的大肾，其上升受肠系膜下动脉根部所阻，故肾的位置较正常为低（图 25-7B2）

4. 肾缺如（agenesis of kidney）

原因	中肾管未长出输尿管芽，或输尿管芽未能诱导生后肾原基分化形成后肾
畸形	肾缺如，以单侧多见，多无临床症状

5. 双输尿管（double ureter）

原因	输尿管芽过早分支。
畸形	为双输尿管，还可诱导同侧形成两个肾，两肾可部分融合或完全分离（图 25-7C）

6. 脐尿瘘（urachal fistula）

原因	脐尿管未闭锁
畸形	出生后尿液可从脐部漏出。若仅部分脐尿管残留并扩张，则形成脐尿管囊肿（图 25-7D）

7. 膀胱外翻（exstrophy of bladder）

原因	尿生殖窦与表面外胚层之间未出现间充质，膀胱腹侧壁与脐下腹壁之间无肌肉发生
畸形	膀胱前腹壁和膀胱壁破裂，膀胱黏膜外翻

二、生殖系统的发生

生殖系统（包括生殖腺、生殖管道及外生殖器）的发生分为性未分化阶段和性分化阶段。
- 胚胎的染色体性别（46，XX 或 46，XY）在受精时形成；
- 在胚 1～6 周，生殖系统处于未分化阶段，男女性胚的表现无差异；
- 在胚第 7 周，性腺开始分化；到第 9 周，外生殖器的性别差异可以辨认；
- 性腺的性别分化决定于的 SRY 基因（通常位于 Y 染色体短臂，编码的蛋白质称为睾丸决定因子 testis-determining factor，TDF）；有该基因性腺就分化发育为睾丸，没有则分化发育为卵巢；
- 生殖管道和外生殖器的分化决定于分化后的性腺：睾丸分泌的雄激素使生殖管道及外生殖器向男性方向分化。

（一）生殖腺的发生和分化

- 生殖腺的构成：
➣ 表面上皮。
➣ 生殖腺嵴的间充质。
➣ 原始生殖细胞（primordial germ cell）：
◇ 人胚发育第 4 周，源于卵黄囊后壁近尿囊处的内胚层的大而圆的细胞。
◇ 于人胚发育第 6 周以变形运动方式，沿背侧肠系膜陆续迁入生殖腺嵴（图 25-8）。
1. 未分化性腺的发生
- 时间：人胚发育第 5 周时。
- 结构：
➣ 表面上皮及其下方的间充质增生聚集。

➢ 初级性索（primary sex cord）：生殖腺嵴的表面上皮向其下方的间充质生出许多不规则的细胞索，原始生殖细胞迁入其中。

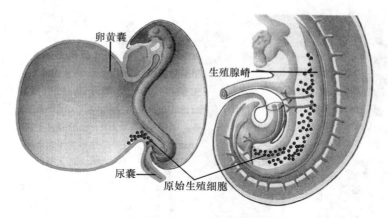

图 25-8　原始生殖细胞的迁移示意图

2. 睾丸的发生
- 时间：人胚发育第 7 周。
- 原因：胚细胞的性染色体为 XY，有 *SRY* 基因及其编码的 TDF。
- 分化：

初级性索	➢ 与表面上皮分离，继续向生殖腺嵴深部生长，分化为细长弯曲的睾丸索（testis cord）（将演化为生精小管，末端相互连接形成睾丸网）
	➢ 分化为支持细胞
原始生殖细胞	➢ 分化为精原细胞
间充质	➢ 睾丸索之间的细胞分化为睾丸间质细胞，并分泌雄激素 ➢ 表面上皮下方的形成白膜（人胚发育第 8 周时）（图 25-9）

3. 卵巢的发生
- 时间：卵巢的发育比睾丸晚，为第 10 周。
- 原因：胚细胞的性染色体为 XX，无 *SRY* 基因及其编码的 TDF。
- 分化：

初级性索	➢ 退化，被血管和基质所替代，成为卵巢髓质
次级性索 （又称为皮质索）	未分化性腺的表面上皮增生，再次向间充质伸入而形成的细胞索。 ➢ 与上皮分离后构成卵巢皮质 ➢ 人胚胎发育第 4 个月时，次级性索断裂成许多孤立的细胞团，即为原始卵泡（图25-9） ➢ 卵泡细胞：原始卵泡周围的一层小而扁平的细胞
原始生殖细胞	➢ 卵原细胞：位于原始卵泡中央 ➢ 胚胎时期的卵原细胞可分裂增生，原始卵泡也分裂增多 ➢ 胎儿出生时，卵巢内有 100 万～200 万个原始卵泡；卵原细胞已分化为初级卵母细胞，并停留在第一次减数分裂的前期

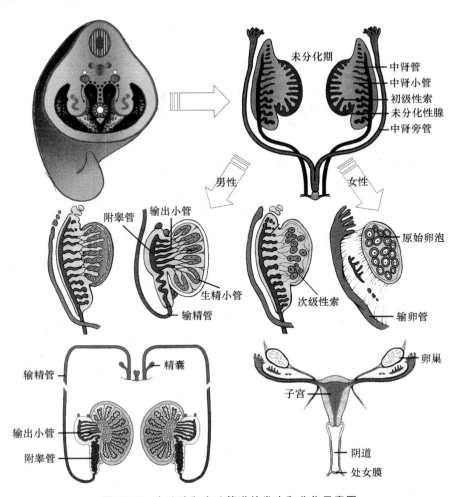

图 25-9 生殖腺和生殖管道的发生和分化示意图

4. 睾丸和卵巢的下降

● 生殖腺最初位于后腹壁。

● 引带：生殖腺尾侧的一条索状结构，末端与阴唇阴囊隆起相连；随着胚体长大，引带相对缩短，导致生殖腺下降。

● 人胚胎发育第 3 个月时：

卵巢	停留在盆腔
睾丸	➢ 继续下降，于人胚胎发育第 8 个月时降入阴囊（图 25-10） ➢ 当睾丸下降通过腹股沟管时，腹膜形成鞘突包于睾丸的周围，随同睾丸进入阴囊，鞘突成为鞘膜腔 ➢ 鞘膜腔与腹膜腔之间的通道逐渐封闭

（二）生殖管道的发生和演变

1. 未分化期 人胚发育第 6 周时，男女两性胚都具有两套生殖管（图 25-9）。

● 中肾管：开口于窦结节的两侧。

● 中肾旁管（paramesonephric duct）：又称为 Müller 管，由尿生殖嵴头端外侧的体腔上皮内陷卷褶而成。

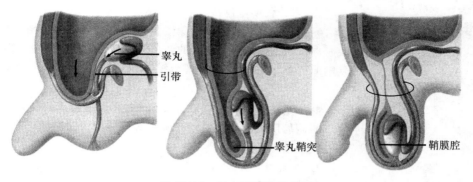

图 25-10　睾丸下降的示意图

起始部	呈喇叭形，开口于体腔
上段	较长，纵行于中肾管的外侧，两者相互平行
中段	弯向内侧，越过中肾管的腹面，到达中肾管的内侧，在中线与对侧中肾旁管相遇
下段	左、右中肾旁管在中线合并，末端是盲端，突入尿生殖窦背侧壁，在窦腔内形成一隆起，称为窦结节

2．男性生殖管道的分化（图 25-9）

● 原因：

➢ 生殖腺分化为睾丸。

➢ 激素：存在间质细胞分泌雄激素及支持细胞产生的抗中肾旁管激素。

● 分化：

➢ 睾丸相邻的十几条中肾小管：在雄激素作用下发育为附睾的输出小管。

➢ 中肾管：在雄激素作用下增长弯曲形成附睾管、输精管、射精管和精囊。

➢ 中肾旁管：在抗中肾旁管激素作用下退化。

3．女性生殖管道的分化（图 25-9）

● 原因：

➢ 生殖腺分化为卵巢。

➢ 激素：缺乏睾丸间质细胞分泌雄激素及支持细胞分泌的抗中肾旁管激素。

● 分化：

➢ 中肾管：退化。

➢ 中肾旁管：充分发育。

上段和中段	分化形成输卵管
两侧的下段	在中央愈合形成子宫及阴道穹窿部

● 窦结节：形成阴道的其余部分。

➢ 阴道板：窦结节（内胚层）增生而形成。

➢ 人胚胎发育第 5 个月时，阴道板演变成管道，上端与子宫相通，下端与阴道前庭之间有处女膜相隔（图 25-11）。

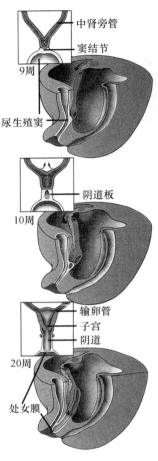

图 25-11 子宫与阴道的形成示意图

图中标注（从上到下）：
- 9周：中肾旁管、窦结节、尿生殖窦
- 10周：阴道板
- 20周：输卵管、子宫、阴道、处女膜

（三）外生殖器的发生

1. 未分化期，包括以下主要结构：

● 泄殖腔褶：人胚发育第 3 周时，间充质细胞增殖迁移至泄殖腔膜周围而形成的头尾走向的两条弧形皱褶，在人胚发育第 6 周时，伴随泄殖腔的分隔，被分隔为腹侧较大的尿生殖褶和背侧较小的肛褶。

● 生殖结节：尿生殖褶的头端靠拢，增殖形成的隆起。

● 阴唇阴囊隆起：左、右尿生殖褶外侧的间充质增生，形成的一对大的纵行隆起。

2. 男性外生殖器分化

● 原因：雄激素的作用。

● 分化：

➤ 生殖结节伸长形成阴茎。

➤ 两侧的尿生殖褶沿阴茎的腹侧面，从后向前合并成管，形成尿道海绵体部。

➤ 左右阴唇阴囊隆起移向尾侧，并相互靠拢，在中线处愈合成阴囊。

3. 女性外生殖器分化

● 原因：无雄激素的作用（外生殖器自然分化方向）。

● 分化：

➤ 生殖结节略增大，形成阴蒂。

➤ 两侧的尿生殖褶不合并，形成小阴唇。

➤ 左右阴唇阴囊隆起继续增大隆起，形成大阴唇，其头端合并为阴阜，尾端合并与会阴相连。

（四）生殖系统的常见畸形

1. 隐睾（cryptorchism）

原因	睾丸未下降至阴囊
畸形表现	睾丸停留在腹腔或腹股沟等处。可单侧或双侧隐睾。因腹腔温度高于阴囊，故隐睾会影响精子发生，双侧隐睾可致不育（图 25-12A）

2. 先天性腹股沟疝（congenital inguinal hernia）

原因	腹腔与鞘膜腔之间的通道没有闭合或闭合不全
畸形表现	当腹压增大时，部分肠管可突入鞘膜腔，致先天性腹股沟疝（图 25-12B）

3. 尿道下裂

原因	左右尿生殖褶未能在正中愈合
畸形表现	阴茎腹侧面有尿道开口（图 25-12C）

4. 双子宫与双角子宫

原因	左右中肾旁管的下段未愈合
畸形表现	双子宫；常见的是上半部未全愈合，形成双角子宫；若同时伴有阴道纵隔，则为双子宫双阴道（图 25-12D）

5. 阴道闭锁（vaginal atresia）

原因	窦结节未形成阴道板，或因阴道板未形成管腔
畸形表现	阴道闭锁 有的为处女膜未穿通，外观不见阴道

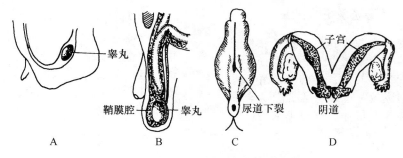

图 25-12 生殖系统先天畸形的示意图

6. 两性畸形（hermaphrodism）或半阴阳

原因	性染色体和/或性激素原因而致性分化异常	
畸形表现	外生殖器呈间性状态	
分型	真两性畸形	染色体具有 46，XX 和 46，XY 两种组型，体内同时有睾丸和卵巢
	假两性畸形 男性假两性畸形 女性假两性畸形	体内只有一种性腺 如有睾丸，核型为 46，XY，因雄激素分泌不足导致外生殖器向女性方向不完全分化 如有卵巢，核型为 46，XX，因肾上腺分泌过多的雄激素，导致外生殖器向男性方向不完全分化

7. 睾丸女性化综合征（testicular feminization syndrome）或雄激素不敏感综合征。

原因	靶细胞缺乏雄激素受体，致使正常量的雄激素不能产生效应；抗中肾旁管激素正常作用
畸形表现	患者有睾丸，核型为 46，XY，既无健全的男性生殖管道，亦无子宫和输卵管，外阴则呈女性，并具女性第二性征

轻松记忆

【泌尿系统和生殖系统的发生】

人胚发育第 4 周，泌尿生殖就发生。
源于间介中胚层，生肾节由头段成，
其余增为生肾索，左右对称呈索状；
尿生殖嵴为纵行，胚体后壁突体腔，
外侧称为中肾嵴，泌尿系统的原基，
内侧为生殖腺嵴，生殖系统发源地。

【泌尿系统的发生】

肾的发生分三段，前中后肾相继现，
只有后肾成永久，结构来源分两部，
输尿管芽是其一，二为生后肾原基，
前者形成输尿管，肾盂肾盏集合管，
后者集合管诱导，分化形成肾单位。

【生殖系统的发生】

生殖发生分两期，性未分化和分化，
基因决定腺分化，其他则由激素定。
性腺前期无性别，生殖腺嵴发育成，
初级性索初形成，生殖细胞后迁入。
胚若有 SRY 基因，7 周始睾丸发生，
初级性索渐演变，生精小管演变成。
SRY 基因不具有，10 周始卵巢发生，
初级性索渐退化，次级性索又形成，
次级性索逐演变，原始卵泡渐形成。
中肾旁管中肾管，生殖管道发源地，
退化还是再发育，睾丸有否来决定
男中肾管渐分化，中肾旁管再退化，
女中肾管要退化，中肾旁管则发育。

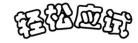

一、填空题

1. 泌尿系统和生殖系统主要器官共同起源于_____。尿生殖嵴由_____胚层形成的_____组织增生形成，分内外两部分，内侧部为_____，外侧部为_____。

2. 人胚胎发生过程中先后出现 3 套排泄器官，即_____、_____和_____。只有_____保留并发育，其起源于_____和_____。

3. 输尿管芽是由左右_____近_____处向背外侧长出的一对盲管。它向胚胎头侧生长，其尾端形成_____，头端膨大，并反复分支形成肾盂、_____和_____。

4. 生后肾原基是_____尾端的中胚层，其在集合小管诱导下逐渐分化成 "S" 形小管，其一端与_____的盲端通连，另一端膨大凹陷成_____，并与伸入囊内的毛细血管共同组成_____，后者又与 "S" 形小管生长延长形成的_____组成_____。

5. 泄殖腔被_____分隔成背侧的_____和腹侧的_____两部分，后者可分三段，上段宽大，发育成_____，中段狭窄呈管状，在男性发育为尿道的_____和膜部，在女性发育为_____；下段在女性扩大为_____，而在男性则发育分化成_____的大部分。

6. 胚胎发育时，某些肾单位未能与集合小管接通，导致这些肾单位内的尿液不能排出，从而聚集形成多个大小不等的_____，称为_____。

7. 在胚体发育过程中，使未分化生殖腺向睾丸方向分化的决定基因是位于 Y 染色体短臂上

的_____基因。在其编码的蛋白的影响下，初级性索与表面上皮分离，伸入生殖腺的深部形成细长弯曲的_____，末端发育成_____和_____。表面上皮与生精小管之间的间充质形成_____。生精小管之间的间充质分化为睾丸间质和_____细胞。

8. 若胚胎细胞的性染色体为_____时，未分化生殖腺向卵巢方向分化，初级性索退化，由表面上皮形成新的生殖腺索，称为_____，后者约于第 16 周分隔成许多圆形的细胞团，即_____，细胞团中央的卵原细胞由_____细胞分化而成。

9. 若生殖腺分化为睾丸，在睾丸间质细胞分泌的_____作用下，邻近睾丸的中肾小管保留，并分化形成附睾的_____，其余退化。中肾管头端发育成_____，中段变直形成_____，尾端形成_____和_____。

10. 若患者同时具有睾丸和卵巢，染色体具有 46，XX 和 46，XY 两种组型，为_____畸形；若患者只有一种生殖腺，如有睾丸，但其外生殖器呈间性，称为_____畸形，如有卵巢，但其外生殖器呈间性，称为_____畸形。

二、选择题

【A 型题】

1. 中肾发生的描述中，哪一项错误
   A. 发生于前肾尾侧的中肾嵴内
   B. 中肾小管的一端膨大，并内陷成肾小囊
   C. 背主动脉分支而来的毛细血管与肾小囊共同构成肾小体
   D. 中肾小管的另一端开口于体腔
   E. 中肾管由前肾管演化而来

2. 输尿管芽发生于
   A. 泄殖腔
   B. 尿生殖窦
   C. 中肾旁管（Müller 管）
   D. 中肾管
   E. 生后肾原基

3. 生后肾原基发生于
   A. 尿生殖嵴内侧
   B. 中肾管
   C. 中肾嵴尾端
   D. 中肾旁管末端
   E. 生肾索头部

4. 以下哪一种结构**不是**由输尿管芽演变而来
   A. 肾盂
   B. 集合小管
   C. 肾盏
   D. 远端小管
   E. 输尿管

5. 以下哪一种结构**不是**由生后肾原基演化

而来
   A. 肾小囊
   B. 细段
   C. 近端小管
   D. 弓形集合小管
   E. 远端小管

6. 肾集合小管起源于
   A. 尿生殖窦上段
   B. 中肾旁管
   C. 输尿管芽
   D. 生后肾原基
   E. 生肾索

7. 肾小管起源于
   A. 前肾管
   B. 中肾管
   C. 输尿管芽
   D. 生后肾原基
   E. 中肾小管

8. 尿生殖窦源于
   A. 原始直肠
   B. 泄殖腔
   C. 尿囊
   D. 生肾索
   E. 生殖腺嵴

9. 尿生殖窦演变的描述中，哪一项错误
   A. 分 3 段
   B. 上段较膨大，发育成膀胱

C. 中段在男性形成尿道前列腺部

D. 下段参与形成男性尿道海绵体部

E. 女性尿道由中下段形成

10. 男性尿道海绵体部大部分发生于

　　A. 输尿管

　　B. 原始直肠

　　C. 泄殖腔

　　D. 尿生殖窦下段

　　E. 窦结节

11. 多囊肾内的囊肿是

　　A. 静脉曲张

　　B. 集合小管积液

　　C. 肾盏膨大

　　D. 肾小管积液

　　E. 淋巴管扩张

12. 泌尿系统先天性畸形成因的描述中，哪一项**错误**

　　A. 多囊肾是因某些肾单位与集合小管未接通所致

　　B. 异位肾是因后肾始终停留在盆腔而未上移至正常位置

　　C. 马蹄肾是因两肾上端在发生早期愈合在一起所致

　　D. 脐尿瘘是因尿囊未闭而残留为瘘管所致

　　E. 双输尿管是因输尿管芽分支过早所致

13. 原始生殖细胞发生于

　　A. 尿囊内胚层

　　B. 卵黄囊的胚外中胚层

　　C. 未分化性腺的初级性索

　　D. 生殖腺嵴的表面上皮

　　E. 卵黄囊的内胚层

14. 生殖腺发生的描述中，哪一项**错误**

　　A. 精原细胞和卵原细胞均由原始生殖细胞分化而来

　　B. 支持细胞和卵泡细胞均起源于初级性索

　　C. 若胚胎细胞的性染色体为 XY，则分化为睾丸

　　D. 早期生精小管只含支持细胞和精原细胞

　　E. 卵原细胞在胎儿出生前已分化为初级卵母细胞

15. 睾丸发生的描述中，哪一项**错误**

　　A. 生殖腺嵴表面上皮向生殖腺嵴内增生，形成初级性索

　　B. 初级性索演化成生精小管，直精小管和睾丸网

　　C. 生精小管的支持细胞和精原细胞均由初级性索细胞演化来

　　D. 生精小管之间的间充质分化成睾丸间质和睾丸间质细胞

　　E. 睾丸发生时，起初位置较高，后来沿腹股沟管逐渐下降至阴囊内

16. 关于卵巢发生，哪一项**错误**

　　A. 卵巢分化比睾丸晚

　　B. 初级性索不退化

　　C. 卵泡细胞由次级性索分化而来

　　D. 卵原细胞由原始生殖细胞分化而来

　　E. 出生时卵巢内已无卵原细胞

17. 睾丸发生时，初级性索**不形成**

　　A. 生精小管

　　B. 直精小管

　　C. 白膜

　　D. 睾丸网

　　E. 支持细胞

18. 睾丸支持细胞来源于

　　A. 次级性索

　　B. 初级性索

　　C. 体蒂

　　D. 中肾旁管

　　E. 中肾管

19. 原始卵泡来源于

　　A. 尿生殖窦

　　B. 中肾小管

　　C. 中肾旁管

　　D. 次级性索

　　E. 生殖腺嵴

20. 中肾旁管在女性发育为

　　A. 卵巢冠

　　B. 卵巢旁体

　　C. 子宫、输卵管

　　D. 阴道下部

　　E. 阴道前庭

21. 与睾丸相邻的中肾小管形成
    A. 生精小管
    B. 睾丸网
    C. 睾丸附件
    D. 输出小管
    E. 附睾附件

22. 由中肾管分化形成的器官或结构，哪一项错误
    A. 附睾管
    B. 输精管
    C. 射精管
    D. 精囊
    E. 输出小管

23. 下列哪种细胞来自间充质
    A. 卵原细胞
    B. 睾丸间质细胞
    C. 睾丸支持细胞
    D. 卵泡细胞
    E. 精原细胞

24. 男性生殖管道的分化，哪一项错误
    A. 睾丸形成后生殖管道开始分化
    B. 中肾管的发育需要雄激素的作用
    C. 邻近睾丸的中肾小管形成输出小管
    D. 中肾管形成附睾管
    E. 输精管由残留的中肾旁管形成

25. 先天性腹股沟疝是由于
    A. 睾丸未下降
    B. 鞘膜腔过大
    C. 腹膜腔与睾丸鞘膜腔之间的通道未闭合
    D. 睾丸鞘膜腔未消失
    E. 鞘突发育不良

26. 胚胎性分化时，由于中肾旁管下段应合并而未合并所引起的畸形是
    A. 双输尿管
    B. 隐睾
    C. 阴道闭锁
    D. 半阴阳
    E. 双子宫

27. 胚胎性分化时，由于窦结节未发育成阴道板，或阴道板未成管腔状或管腔未通所引起的畸形是
    A. 脐尿瘘
    B. 双输尿管
    C. 阴道闭锁
    D. 双子宫
    E. 两性畸形

28. 体内有卵巢而外生殖器呈间性的畸形属于
    A. 睾丸女性化综合征
    B. 女性假两性畸形
    C. 男性假两性畸形
    D. 真半阴阳
    E. 阴道闭锁

【B 型题】

(29～33 题共用备选答案)
    A. 次级性索
    B. 尿生殖窦下段
    C. 体蒂
    D. 生后肾原基
    E. 输尿管芽
29. 肾盂发生于
30. 肾小管发生于
31. 阴道前庭发生于
32. 原始卵泡发生于
33. 肾小囊发生于
(34～38 题共用备选答案)
    A. 中肾小管

    B. 中肾旁管
    C. 中肾管
    D. 卵黄囊壁内胚层
    E. 尿囊
34. 子宫发生于
35. 附睾管发生于
36. 输出小管发生于
37. 输卵管发生于
38. 原始生殖细胞发生于
(39～43 题共用备选答案)
    A. 尿生殖窦上段
    B. 尿生殖窦中段
    C. 尿生殖窦下段

D. 尿直肠隔

E. 中肾管末端

39. 膀胱主要来源于

40. 输尿管芽的起源

41. 男性尿道的前列腺部及膜部的起源

42. 女性阴道前庭的大部分起源

43. 女性尿道的起源

【X 型题】

44. 生后肾原基

　　A. 来源于中肾嵴尾端

　　B. 受输尿管芽的诱导而产生

　　C. 可形成肾单位

　　D. 可演变成集合小管

　　E. 可演变为肾被膜

45. 男性胚胎的中肾管可演变为

　　A. 输精管

　　B. 附睾管

　　C. 输出小管

　　D. 精囊腺

　　E. 直精小管

46. 由原始生殖细胞分化形成的细胞是

　　A. 精原细胞

　　B. 卵泡细胞

　　C. 卵原细胞

　　D. 睾丸支持细胞

　　E. 睾丸间质细胞

47. 出生前女性胎儿卵巢内含有大量

　　A. 卵原细胞

　　B. 初级卵母细胞

　　C. 初级卵泡

　　D. 原始卵泡

　　E. 次级卵母细胞

48. 后肾来源于

　　A. 生肾节

　　B. 输尿管芽

　　C. 中肾管

　　D. 生后肾原基

　　E. 中肾小管

49. 下列与泌尿系统的发生有关的结构有

　　A. 尿生殖嵴外侧份

　　B. 尿囊

　　C. 尿生殖窦

　　D. 间充质

　　E. 间介中胚层

50. 女性胚胎的中肾旁管发育为

　　A. 子宫

　　B. 阴道穹窿部

　　C. 输卵管

　　D. 阴蒂

　　E. 阴道前庭

51. 尿生殖窦演变为

　　A. 膀胱

　　B. 阴道前庭

　　C. 男女尿道

　　D. 精囊

　　E. 阴唇

52. 性染色体为 XY，但外生殖器呈间性或女性的原因是

　　A. 雄激素分泌量不足

　　B. 雌激素分泌量不足

　　C. 靶细胞缺乏雄激素受体

　　D. 肾上腺皮质增生

　　E. 抗中肾旁管激素不足

三、名词解释

1. 尿生殖嵴（形成、分化）

2. 中肾管（形成、分化）

3. 后肾（起源、分化）

4. 生后肾原基（形成、分化）

5. 输尿管芽（形成、分化）

6. 尿生殖窦（形成、分化）

7. 多囊肾（形成原因）

8. 初级性索（形成、分化）

9. 次级性索（形成、分化）

10. 原始生殖细胞（形成、分化）

11. 中肾旁管（形成、分化）　　　　　12. 假两性畸形（形成、类型）

四、问答题

1. 试述后肾的发生，并阐明多囊肾形成的原因。
2. 试述泄殖腔的分隔及演变。
3. 试述中肾管与中肾旁管的来源、演变。
4. 试述睾丸的形成及隐睾形成的原因。
5. 试述卵巢的发生。

选择题参考答案

A 型题：

1. D　2. D　3. C　4. D　5. D　6. C　7. D　8. B　9. E　10. D
11. D　12. C　13. E　14. B　15. C　16. B　17. C　18. B　19. D　20. C
21. D　22. E　23. B　24. E　25. C　26. E　27. C　28. B

B 型题：

29. E　30. D　31. B　32. A　33. D　34. B　35. C　36. A　37. B　38. D
39. A　40. E　41. B　42. C　43. B

X 型题：

44. ABCE　45. ABD　46. AC　47. BD　48. BD　49. ACE
50. ABC　51. ABC　52. AC

（翁　静）

第 26 章　心血管系统的发生

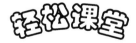

一、原始心血管系统的建立

心血管系统约在人胚发育第 3 周末开始血液循环，是最早进行功能活动的系统。

(一) 血岛 (blood island) 和原始血细胞形成 (图 26-1)

● 人胚发育约 15 天，在卵黄囊壁、体蒂和绒毛膜的胚外中胚层中，间充质细胞聚集形成的细胞团称为血岛。

● 血岛中央的游离细胞分化为原始血细胞，即造血干细胞；周边的细胞变扁分化为内皮细胞，围成原始血管。

(二) 原始心血管系统 (primitive cardiovascular system) (图 26-2)

● 胚外内皮性原始血管网：人胚发育 15 天左右，卵黄囊、绒毛膜和体蒂的原始血管以出芽方式生长，相邻原始血管相互通连，形成胚外内皮性原始血管网。

● 胚内内皮性原始血管网：人胚发育 18～20 天，胚体内间充质出现裂隙，裂隙周边的间充质细胞分化为内皮细胞，围成原始血管，并以出芽方式相互通连，形成胚体内内皮性原始血管网。

➢ 胚外、胚内原始血管网通过体蒂相通，形成人胚原始心血管系统。

➢ 早期的血管在结构上难于区分动脉和静脉，以后，由于血管周围的间充质细胞逐渐分化形成血管的中膜和外膜，早期血管逐渐可以区分动脉和静脉。

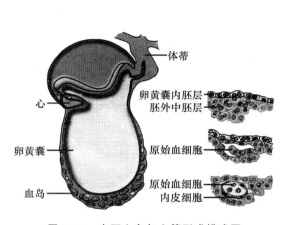

图 26-1　人胚血岛与血管形成模式图

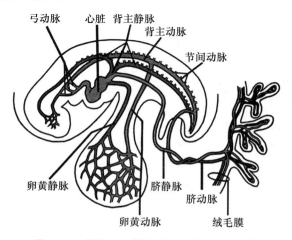

图 26-2　原始心血管系统模式图 (第 4 周)

（三）原始心血管系统初步演化（图 26-2）

● 心管（cardiac tube）

心管 { 发生于口咽膜前方生心区中胚层
包括左心管和右心管
人胚发育第 4 周时合并为一条心管

● 动脉

一对背主动脉 { 位于原始肠管的背侧，从咽至尾端合并为一条
经相应鳃弓内 6 对弓动脉和动脉囊相连
沿途分出 { 数对卵黄动脉（vitelline artery）
一对脐动脉（umbilical artery）
多对节间动脉
其他分支

动脉囊 { 位于心管头端
经相应鳃弓内的 6 对弓动脉（aortic arch）与背主动脉相连

● 静脉

主静脉 { 左、右前主静脉（anterior cardinal vein）：收集上半身血液
左、右后主静脉（posterior cardinal vein）：收集下半身血液
左、右总主静脉（common cardinal vein）：前、后主静脉汇合而成

卵黄静脉（vitelline vein）：一对，来自卵黄囊

脐静脉（umbilical vein）：一对，来自绒毛膜

➢ 总主静脉、卵黄静脉和脐静脉分别注入同侧静脉窦左角和右角。

二、心脏的发生

心发生于胚盘头端、口咽膜前方生心区中胚层。

（一）心管的发生（图 26-3～26-5）

1. 围心腔（pericardial coelom）出现于人胚发育第 18～19 天口咽膜前方生心区中胚层内。

2. 生心索（cardiogenic cord）围心腔腹侧脏壁中胚层细胞聚集形成的左右并列、头尾方向纵行的两条细胞索。

3. 心管（cardiac tube）生心索的中央变空，形成左右心管。随胚体头端向腹侧卷褶，位于口咽膜头端的围心腔和心管转至咽的腹侧，心管转至围心腔背侧。左右侧褶的形成使并列的左右心管向中线靠拢，逐渐合并为一条心管，连同周围间充质陷入扩大的围心腔形成的心包腔内，心管经心背系膜与心包腔背侧壁相连。心管内皮周围的间充质分化为内皮下层、心内膜下层、心肌膜和心外膜。

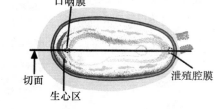

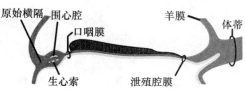

图 26-3　人胚原始心的发生示意图

（二）心脏外形的建立（图 26-6）

1. 4 个膨大　原始心管头端与弓动脉相连，固定于鳃弓；尾端与静脉相连，固定于原始横膈。心管各段生长速度不同，从头端向尾端先后形成 4 个膨大，依次为心球（bulbus cordis）、心

室、心房和静脉窦（sinus venosus）。心球远侧份称为动脉干（truncus arteriosus），心房和静脉窦位于原始横膈内。

2. 球室袢 由于心管头尾两端固定，而心球、心室生长较快，因此形成凸向右、腹、尾侧的"U"形弯曲，称为球室袢（bulboventricular loop）。

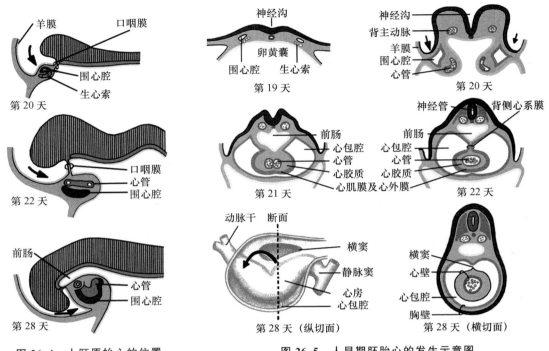

图 26-4 人胚原始心的位置变化（头部纵切）示意图

图 26-5 人早期胚胎心的发生示意图

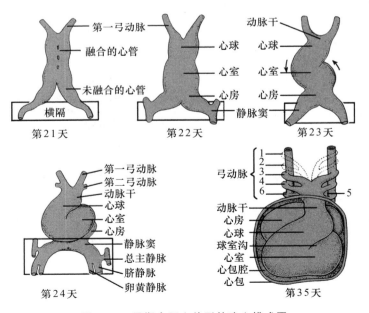

图 26-6 早期人胚心外形的建立模式图

3. "S"形心　心房逐渐向心室头端背侧移动,静脉窦位于心房背面尾侧,心外形成为"S"形。

4. 四腔心　心房向两侧扩展并膨出于动脉干两侧;房室沟加深,心房与心室之间形成缩窄的房室管;心球近侧段形成右心室,原有心室成为左心室。左右心室之间出现室间沟,至此,心外形基本建立。

(三) 心内部的分隔 (图 26-7~26-10)

发生于人胚发育的第 4~8 周,包括房室管、心室、心房、心球和动脉干的分隔。

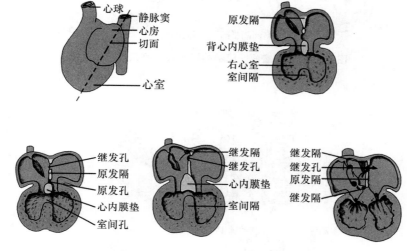

图 26-7　人胚房室管、心房和心室的分隔示意图

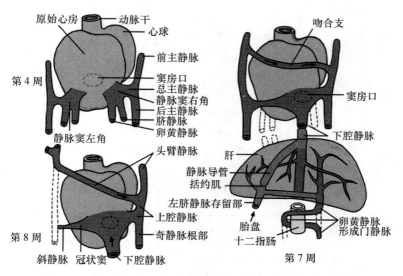

图 26-8　人胚静脉窦及其相连静脉的演变 (背面观) 示意图

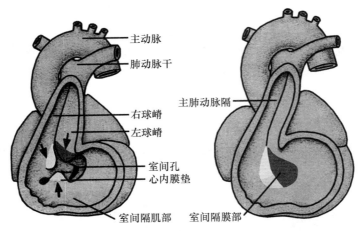

图 26-9　人胚室间膈膜部的形成及室间孔封闭示意图

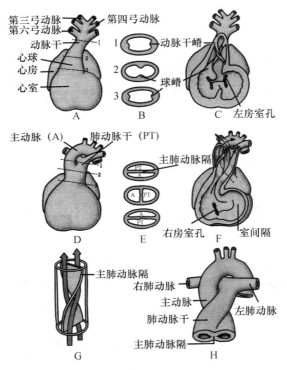

图 26-10　人胚动脉干和心球分隔（第 5~6 周）示意图

房室管的分隔	➤ 房室管（atrioventricular canal）是指原始心房和原始心室之间的狭窄通道 ➤ 人胚发育第 4 周末，房室管背侧和腹侧壁心内膜组织增生，形成背侧和腹侧心内膜垫（endocardial cushion） ➤ 两侧心内膜垫融合，将房室管分为左、右房室孔。围绕房室孔的间充质增生形成左、右房室瓣

续表

原始心房的分隔	➤ 第Ⅰ房间隔：原始心房顶部背侧壁中央形成的隔，此隔沿心房背侧壁和腹侧壁向心内膜垫方向生长，与心内膜垫之间暂留的孔称为第Ⅰ房间孔，由第Ⅰ房间隔与心内膜垫融合而封闭；第Ⅰ房间隔上部形成第Ⅱ房间孔 ➤ 第Ⅱ房间隔：人胚发育 5 周末，第Ⅰ房间隔右侧、心房顶端腹侧壁向心内膜垫方向生长的新月形隔。游离缘与心内膜垫之间留有卵圆孔（foramen ovale），使左、右心房保持相通，第Ⅰ房间隔成为卵圆孔瓣 ➤ 出生后第Ⅰ、Ⅱ房间隔愈合，使卵圆孔关闭，左、右心房完全分隔
原始心室的分隔	➤ 室间隔肌部：人胚发育第 4 周末，心尖部组织向心内膜垫方向生长的肌性隔，与心内膜垫之间留有室间孔 ➤ 室间隔膜部：人胚发育第 7 周末，由左、右心球嵴、心内膜垫和室间隔肌部融合形成，封闭室间孔
动脉干与心球的分隔	➤ 人胚发育第 5 周，动脉干和心球的心内膜组织形成一对相向生长、螺旋状走行的纵嵴。上段称为动脉干嵴（truncal ridge），下段称为心球嵴（bulbar ridge） ➤ 愈合后形成主肺动脉隔（aortico-pulmonary septum），将动脉干和心球分隔为肺动脉干和升主动脉
静脉窦的演变和永久性左、右心房的形成	➤ 早期静脉窦左、右两角对称，分别与同侧总主静脉、脐静脉和卵黄静脉相连 ➤ 随发育，静脉窦左角远端成为左房斜静脉根部，近端成为冠状窦 ➤ 静脉窦右角成为右心房光滑部，原始右心房变为右心耳 ➤ 肺静脉四条属支参与形成左心房光滑部，原始左心房成为左心耳

三、胎儿血液循环及出生后变化

（一）胎儿血液循环特点（图 26-11）

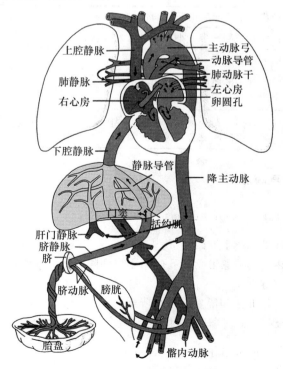

图 26-11　胎儿血液循环途径

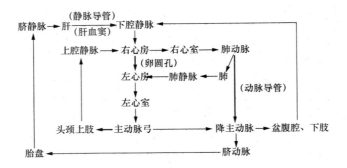

具有脐动脉和脐静脉	脐静脉血来自胎盘，富含氧和营养物质；脐动脉将胎儿血运送至胎盘，与母体血液进行气体和物质交换
肝静脉导管分流	脐静脉血 ➤ 大部经静脉导管直接注入下腔静脉 ➤ 小部分经肝血窦后入下腔静脉
心房卵圆孔分流	下腔静脉将混合血送入右心房，大部分经卵圆孔进入左心房、左心室，再经主动脉进一步分配
动脉导管分流	经右心房、右心室进入肺动脉的血液，90%以上经动脉导管注入降主动脉，仅少部分进入无呼吸功能的肺

（二）胎儿出生后血液循环的变化

出生后，胎盘血液循环中断，肺开始呼吸，大量肺动脉血入肺，血液循环发生下列变化：

脐静脉闭锁	闭锁成为由肝至脐的肝圆韧带
脐动脉闭锁	闭锁为脐外侧韧带，小部分保留为膀胱上动脉
肝静脉导管闭锁	闭锁为静脉韧带
动脉导管闭锁	动脉导管平滑肌收缩导致功能闭锁，人出生后 2～3 个月由于内膜增生，动脉导管完全闭锁为动脉韧带
卵圆孔关闭	肺循环开始，左心房压力增加，卵圆孔瓣紧贴第Ⅱ房间隔。出生后一年，卵圆孔瓣和第Ⅱ房间隔融合，关闭卵圆孔，形成卵圆窝

四、心血管系统主要畸形

（一）房间隔缺损（atrial septal defect）（图 26-12）

以卵圆孔未闭为最常见，产生原因如下：

- 卵圆孔瓣过小：由于形成第Ⅱ房间孔时第Ⅰ房间隔过度吸收所致。
- 卵圆孔瓣出现较多穿孔。
- 卵圆孔过大：由于第Ⅱ房间隔发育不全所致。
- 第Ⅰ房间隔过度吸收，同时卵圆孔过大。

（二）室间隔缺损（ventricular septal defect）

- 膜部缺损：较常见，由于心内膜垫或心球嵴发育不全，未与室间隔肌部融合。

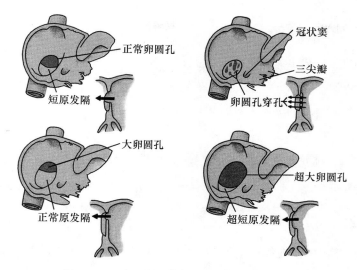

图 26-12 人胚房间隔缺损（右面观）示意图

- 肌部缺损：较少见，由于心肌组织过度吸收，室间隔肌部出现一个或多个孔。

（三）主动脉和肺动脉错位（图 26-13）

- 表现：主动脉从右心室发出，肺动脉从左心室发出。
- 原因：主肺动脉隔呈平直隔板状，不呈螺旋状走行。

（四）主动脉或肺动脉狭窄

- 原因：主肺动脉隔偏向一侧，形成主动脉或肺动脉狭窄。
- 常伴室间隔缺损。

（五）法洛四联症（tetralogy of Fallot）（图 26-14）

动脉干分隔不均，主肺动脉隔偏向肺动脉侧，导致：

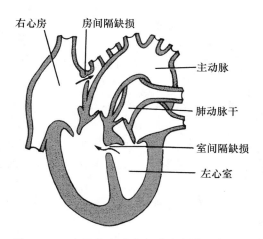

图 26-13 人胚胎主动脉和肺动脉错位示意图

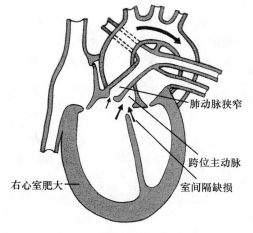

图 26-14 人胚胎法洛四联症示意图

- 肺动脉狭窄。
- 室间隔缺损。
- 主动脉骑跨在室间隔上。
- 右心室肥大。

（六）动脉导管未闭（patent ductus arteriosus）

- 女性多见。
- 原因：出生后动脉导管平滑肌未收缩，肺动脉和主动脉保持相通。

轻松记忆

【胎儿出生前血循环】

胎儿生前肺休息，脐动静脉连母体
两脐动脉一静脉，通过胎盘换物质
静脉内含动脉血，富含营养和氧气
动脉含的静脉血，代谢废物交母体
静脉导管肝分流，大部血要入下腔
心房分流卵圆孔，右房血入左心房
主肺动脉要分流，动脉导管是通路

右室肺动脉血液，主动脉接十之九

【胎儿出生后血循环】

胎儿出生肺呼吸，脐动静脉均要闭
静脉闭为圆韧带，动脉闭为侧韧带
动脉导管也闭锁，动脉韧带是结局
胎儿出生后一年，卵圆孔应全关闭

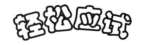

一、填空题

1. 人胚发育第 15～16 天，卵黄囊壁的_____细胞聚集成细胞团，形成_____，后者中央的游离细胞变圆，分化为_____，周围的细胞分化为_____。

2. 人胚发育第 3 周，口咽膜头端两侧的_____细胞增生，形成两条纵形的_____索，逐渐发育为一对原始_____，其背侧出现_____腔。

3. 在心发生中，由于心管各部生长速度不同，使心管发生 4 个膨大，从头至尾依次为_____、_____、_____和_____。

4. 在心外形演变中，心球头端延伸部分称为_____，由于心球和心室的生长速度比心管其余部分快，于是在心球和心室之间出现_____形的球室袢，心房逐渐移向心室背侧上方，使心管呈现_____形弯曲。

5. 人胚胎发育早期有 3 对静脉通连静脉窦，它们左右对称，分别为_____、_____和_____。

6. 人胚发育第 4 周末，房室管的心内膜组织增生，形成背侧和腹侧_____。人胚发育第 5 周时，它们互相靠拢融合，将房室管分隔为左右_____孔。孔周围间充质局部增生，形成_____瓣，右侧为_____瓣，左侧为_____瓣。

7. 心房分隔时，首先在心房顶部背侧壁中央发生一镰状隔膜，称为_____，此隔膜向心内膜垫延伸，其游离缘与心内膜垫之间的孔称为_____。此后在其上方又出现一孔，称为_____。人胚发育第 5 周末，在该隔膜的右侧，从心房顶端腹侧壁又发生一镰状隔膜，称为_____，此隔下方留有一孔，称为_____。

8. 胎儿血循环的特点是：脐带内有 2 条_____和 1 条_____；肝内有 1 条_____；房间隔上有_____，血液可以由_____直接流向_____；肺动脉和主动脉之间有 1 条_____相连。

9. 胎儿出生后，肺循环建立，这时_____内压力大于_____，使第 Ⅰ 房间隔和第 Ⅱ 房间隔紧密相贴，左右心房完全分隔。出生后一年，_____孔完全关闭。

二、选择题

【A 型题】

1. 造血干细胞最早起源于
   A. 卵黄囊胚外内胚层
   B. 绒毛膜壁胚外中胚层
   C. 羊膜腔壁胚外中胚层
   D. 卵黄囊壁胚外中胚层
   E. 体蒂

2. 原始血管的卵黄静脉和脐静脉
   A. 均开口于心球
   B. 均开口于心房
   C. 均开口于静脉窦
   D. 前者开口于心房，后者开口于静脉窦
   E. 前者开口于静脉窦，后者开口于心房

3. 以下关于血岛的描述，哪一项错误
   A. 最初从卵黄囊的胚外中胚层发生
   B. 随后也可由羊膜、体蒂的胚外中胚层发生
   C. 是血管和造血干细胞的原基
   D. 周边的细胞形成血管内皮
   E. 中央的细胞成为造血干细胞

4. 生心区是指
   A. 脊索腹侧胚内中胚层
   B. 口咽膜前方脏壁中胚层
   C. 原始胸腔内脏壁中胚层
   D. 口咽膜头端两侧的内胚层
   E. 喉气管沟腹面的胚内中胚层

5. 以下关于心管发生的描述，哪一项错误
   A. 口咽膜前方的外胚层增生，形成两条纵行细胞索
   B. 生心索背侧出现围心腔，生心索形成一对原始心管

   C. 原来位于口咽膜前方的围心腔和生心索转到前肠的腹侧
   D. 围心腔由原始心管的背侧转到腹侧
   E. 人胚发育第 4 周时，左右心管逐渐融合为一条心管

6. 胎儿右心室来源于
   A. 原始左心室
   B. 心球
   C. 静脉窦
   D. 动脉干
   E. 原始左心房

7. 心房分隔时，第 Ⅰ 房间孔位于
   A. 第 Ⅰ 房间隔头端
   B. 第 Ⅱ 房间隔与心内膜垫之间
   C. 动脉球嵴与心内膜垫之间
   D. 第 Ⅰ 房间隔与心内膜垫之间
   E. 第 Ⅰ 房间隔与室间隔之间

8. 心房在胚胎时期的分隔状态是
   A. 左右心房始终不完全分隔，故右心房血液始终可流入左心房
   B. 左右心房始终不完全分隔，故左心房血液始终可流入右心房
   C. 至胚胎末期，心房基本分隔完毕，故左右心房血液已不交通
   D. 至胚胎末期，心房已分隔，血液只能从右心室经室间孔入左心室
   E. 至胚胎末期，心房已分隔，血液只能从右心房经房室孔入右心室

9. 参与心房分隔的结构有
   A. 心内膜垫和心球嵴

B. 房间隔和心内膜垫

C. 房间隔和动脉干嵴

D. 房间隔和室间隔膜部

E. 房间隔和心球嵴

10. 有关心室分隔正确的是

A. 开始于人胚发育第 7 周末

B. 首先形成较薄的肌性隔膜

C. 心球嵴参与室间孔的封闭

D. 室间孔封闭发生于出生后

E. 肺动脉干与左心室相通

11. 主肺动脉隔可分隔

A. 左右肺动脉

B. 肺动脉干和升主动脉

C. 心房和静脉窦

D. 心室和主动脉

E. 心房和心室

12. 胎儿血循环中，含氧量最高的血存在于

A. 主动脉

B. 肺静脉

C. 脐动脉

D. 脐静脉

E. 动脉导管

13. 胎儿出生后，剪断脐带，从脐带流出的血液是

A. 胎儿的动脉血和静脉血

B. 胎儿和母体的静脉血和动脉血

C. 母体的动脉血和静脉血

D. 胎儿的静脉血和母体的动脉血

E. 母体的静脉血和胎儿的动脉血

14. 形成法洛四联症的主要原因是

A. 右心室肥大

B. 室间隔膜部缺损

C. 主动脉骑跨

D. 肺动脉狭窄

E. 主肺动脉隔偏位

15. 常见的房间隔缺损发生在

A. 第 I 房间孔处，因第 I 房间孔吸收过多

B. 第 II 房间孔处，因第 II 房间孔吸收过多

C. 第 I 房间孔处，因第 I 房间隔与心内膜垫未融合

D. 卵圆孔处，因第 I 房间隔吸收面积过大

E. 卵圆孔处，因第 II 房间隔未与心内膜垫融合

16. 出生后血循环发生变化的主要原因是

A. 动脉导管的闭锁

B. 静脉导管的闭锁

C. 卵圆孔的关闭

D. 左右心房不再相通

E. 胎盘血循环中断和肺开始呼吸

17. 胎儿血循环特点之一是

A. 动、静脉血液严格分流

B. 主动脉血液可流入肺动脉

C. 右心房血液可直接流入左心房

D. 肺动脉内血液含氧量高

E. 左心房血液流入右心房

18. 永存性动脉干表现为

A. 两个大动脉并行排列

B. 肺动脉干粗于主动脉

C. 无独立存在的主肺动脉及其分支

D. 肺动脉与左心室连接

E. 肺动脉从冠状动脉起源

【B 型题】

(19～23 题共用备选答案)

A. 第 I 房间孔

B. 第 II 房间孔

C. 卵圆孔

D. 房室孔

E. 室间孔

19. 被第 II 房间隔封闭的孔

20. 第 II 房间隔形成的孔

21. 第 I 房间隔与心内膜垫之间形成的孔

22. 法洛四联症中未封闭的孔

23. 背、腹侧心内膜垫融合形成的孔

(24～28 题共用备选答案)

A. 房间隔缺损

B. 心内膜垫

C. 第 II 房间隔

D. 室间隔缺损

E．法洛四联症

24．房室管壁心内膜组织增生形成

25．覆盖第Ⅱ房间孔

26．主动脉肺动脉隔偏位形成

27．第Ⅰ房间隔与心内膜垫未融合形成

28．心球嵴发育不良形成

（29～32 题共用备选答案）

　　A．脐外侧韧带

B．静脉韧带

C．肝圆韧带

D．动脉韧带

E．脐正中韧带

29．脐动脉闭锁形成

30．脐静脉闭锁形成

31．静脉导管闭锁形成

32．动脉导管闭锁形成

【X 型题】

33．心血管系统发生的特点是

　　A．由中胚层分化而来

　　B．胚体内血管发生早于胚体外

　　C．胚体内、外形成的内皮管网互相通连

　　D．是体内执行功能最早的系统

　　E．先形成原始心血管系统

34．第 3 周末人胚，原始心血管系统包括

　　A．心管

　　B．背主动脉

　　C．总主静脉

　　D．卵黄静脉

　　E．脐静脉

35．有关背主动脉描述正确的是

　　A．发出 1 对卵黄动脉

　　B．发出 1 对脐动脉

　　C．发出多对节间动脉

　　D．与动脉囊直接相连

　　E．2 条背主动脉由咽向尾端并行

36．有关动脉干描述正确的是

　　A．是心球的远侧份

　　B．位于动脉囊与原始左心室之间

　　C．心肌组织增生形成动脉干嵴

　　D．参与升主动脉和肺动脉干的形成

　　E．若分隔不均可导致法洛四联症

37．房室管心内膜垫参与

　　A．房室管的分隔

　　B．心室的分隔

　　C．心房的分隔

　　D．动脉干的分隔

　　E．心球的分隔

38．原始心房的分隔

　　A．第Ⅰ房间隔较厚，第Ⅱ房间隔较薄

B．第Ⅱ房间隔出现在第Ⅰ房间隔右侧

C．卵圆孔位于第Ⅱ房间隔上，左侧被卵圆孔瓣覆盖

D．第Ⅱ房间孔出现在第Ⅰ房间孔封闭之前，在第Ⅰ房间隔的上端

E．第Ⅰ房间孔出现后，很快封闭

39．出生后心房卵圆孔关闭是由于

　　A．肺循环开始

　　B．右心房压力增高

　　C．左心房压力增高

　　D．第Ⅱ房间隔继续生长

　　E．第Ⅱ房间隔与心内膜垫融合

40．关于静脉窦的演变，正确的是

　　A．静脉窦位于原始心房的背侧，左右两个角是对称的

　　B．左角和右角发展变化不对称

　　C．大量血液流入右角，右角变大

　　D．右角被吸收，并入右心房

　　E．左角萎缩，近侧端变为冠状窦

41．参与室间隔的膜部形成的结构有

　　A．第Ⅱ房间隔

　　B．心内膜垫

　　C．室间隔肌部

　　D．球嵴

　　E．第Ⅰ房间隔

42．左、右心球嵴参与的形成

　　A．房间隔

　　B．主肺动脉隔

　　C．室间隔膜部

　　D．室间隔肌部

　　E．卵圆孔瓣

43．动脉干与心球的分隔

A. 动脉干和心球被分隔为肺动脉干和升
主动脉

B. 形成一对螺旋状走行的纵嵴

C. 纵嵴上段为动脉干嵴，下段为心球嵴

D. 纵嵴融合形成主肺动脉隔

E. 至出生后才分隔完全

44. 卵圆孔未闭形成的原因可能包括

A. 卵圆孔瓣出现许多穿孔

B. 第Ⅰ房间隔吸收面积过大

C. 心内膜垫发育不全

D. 第Ⅱ房间隔发育不全

E. 第Ⅰ房间隔和第Ⅱ房间隔未发育

45. 室间隔缺损是由于

A. 房室管心内膜垫发育不良

B. 第Ⅰ房间隔过度吸收

C. 心球嵴发育不良

D. 动脉球嵴发育不良

E. 室间隔肌部有穿孔

46. 胎儿血循环的特有结构包括

A. 脐动脉和脐静脉

B. 卵圆孔

C. 静脉窦

D. 动脉导管和静脉导管

E. 心内膜垫

47. 动脉干与心球分隔异常可能形成

A. 房间隔缺损

B. 法洛四联症

C. 主动脉和肺动脉错位

D. 主动脉或肺动脉狭窄

E. 室间隔缺损

48. 关于动脉导管未闭的描述，正确的是

A. 多见于女性

B. 肺动脉血液分流入主动脉

C. 体循环血量增加

D. 肺动脉高压

E. 右心室肥大

49. 胎儿血循环的特点是

A. 有胎盘循环，无肺循环

B. 脐静脉血含氧和营养物质最丰富

C. 肺动脉的大部分血液进入主动脉

D. 1 条脐动脉和 2 条脐静脉通向胎盘

E. 右心房血液经卵圆孔进入左心房

三、名词解释

1. 血岛（发生时间、定义、意义）

2. 心内膜垫（发生时间、功能）

3. 卵圆孔（定义、发生过程）

4. 房间隔缺损（发生原因）

5. 室间隔缺损（发生原因）

6. 法洛四联症（发生原因、组成）

四、问答题

1. 简述心血管系统发生的特点及原始心血管系统的组成。

2. 简述心房分隔过程，胎儿期分流作用及常见先天畸形原因。

3. 简述室间隔膜部的形成及常见畸形原因。

4. 简述心球和动脉干的分隔过程及常见先天畸形原因。

5. 简述房室管心内膜垫如何参与心内部分隔。

6. 简述胎儿血液循环特点及出生后变化。

7. 简述早期胎盘绒毛间隙血液中的氧和营养物质需要依次经过哪些结构到达胎儿头部。

选择题参考答案

A 型题：

1. D 2. C 3. B 4. B 5. A 6. B 7. D 8. A 9. B. 10. C
11. B 12. D 13. A 14. E 15. D 16. E 17. C 18. C

B 型题：

19. B 20. C 21. A 22. E 23. D 24. B 25. C 26. E 27. A 28. D

29. A 30. C 31. B 32. D

X 型题：

33. ACDE 34. ABCDE 35. BC 36. ADE 37. ABC 38. BCDE

39. AC 40. ABCDE 41. BCD 42. BC 43. ABCD 44. ABCD

45. ACE 46. ABD 47. BCDE 48. ADE 49. ABCE

（杨艳萍）

第27章 神经系统的发生

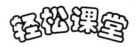

神经系统的发生概述:

● 中轴外胚层发育为:

➤ 神经管:神经管主要分化为中枢神经系统、神经垂体和松果体。

➤ 神经嵴:神经嵴主要分化为周围神经系统和肾上腺髓质等。

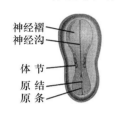
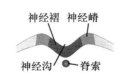
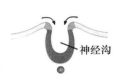
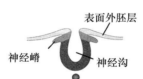
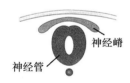
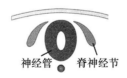

图 27-1 神经管和神经嵴的发生示意图

一、中枢神经系统的发生

(一) 神经管和神经嵴的发生

● 在脊索诱导下胚盘中轴外胚层细胞增高为神经板→神经沟→神经褶→神经管(图 27-1)。

● 在神经管形成过程中,神经褶边缘的一些神经外胚层细胞随神经管的形成而下陷,在神经管背外侧形成左右两条细胞索,称为神经嵴。

(二) 神经组织的发生

● 神经管上皮称为神经上皮→不断的分裂增殖成为成神经细胞和成神经胶质细胞→套层→边缘层(图 27-2)。原来的神经上皮停止分化称为室管膜层。

此时,神经管管壁由内向外由 3 层组成:即室管膜层、套层和边缘层。

成神经细胞	分化为无极成神经细胞(圆形),以后分化为神经细胞(突起)
成神经胶质细胞	成星形胶质细胞→分化为原浆性和纤维性星形胶质细胞 成少突胶质细胞→分化为少突胶质细胞

(三) 脊髓的发生 (图 27-3)

● 神经管的下段分化为脊髓,与末脑相连,管腔演化为脊髓中央管。

● 随着胚胎发育,侧壁增殖较快,

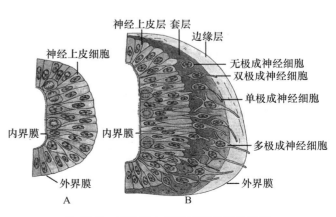

图 27-2 神经管上皮的早期分化示意图

从内向外形成了 3 层结构，即为室管层、中间层、边缘层。

● 背侧和腹侧壁仍为一层细胞，分别称为顶板和底板。

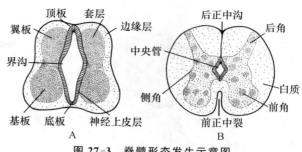

图 27-3　脊髓形态发生示意图

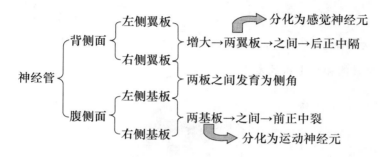

（四）脑的发生（图 27-4）

神经管头段形成 3 个膨大的脑泡
- 前脑泡→大脑两半球
- 中脑泡→中脑
- 菱脑泡→后脑：演变为脑桥和小脑
- 末脑：演变为延髓脑壁的演化与脊髓相似

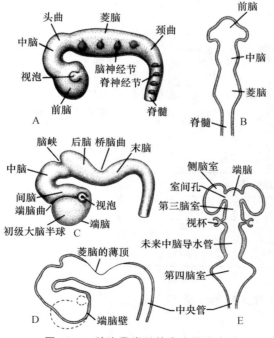

图 27-4　脑泡及脊髓的发生及演变

A. 4 周人胚三个脑泡及部分脊髓的侧面观；B. 4 周脑泡及部分脊髓的冠状切面观；

C. 6 周人胚脑泡侧面观；D. 6 周人胚脑泡及部分脊髓冠状切面观；E. 6 周脑泡及部分脊髓腔

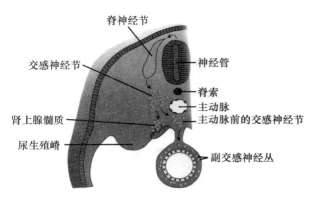

图 27-5　交感神经节的发生示意图

脊神经节
交感神经节
肾上腺髓质
尿生殖嵴
神经管
脊索
主动脉
主动脉前的交感神经节
副交感神经丛

二、周围神经系统的发生

（一）神经节的发生（图 27-5）

神经嵴细胞分化为脑神经节和脊神经节，均属感觉神经节。

（二）周围神经的发生

周围神经由感觉神经纤维和运动神经纤维构成，构成神经纤维的是神经细胞的突起和施万细胞。

三、垂体、松果体和肾上腺的发生

（一）垂体的发生（图 27-6）

脑垂体来源于外胚层，由两个独立的原基共同发育而成。

● 腺垂体：来自原始口凹顶部的外胚层上皮在间脑底壁外突形成囊状突起，即拉特克囊，分化为远侧部。

● 神经垂体：来自间脑底部向下凹陷形成的神经垂体芽。神经垂体芽分化为神经垂体。

（二）松果体的发生

● 人胚发育第 7 周，间脑顶部向背侧突出一囊。

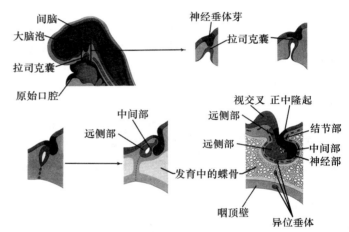

间脑
大脑泡
拉司克囊
原始口腔
神经垂体芽
拉司克囊
中间部
远侧部
视交叉　正中隆起
远侧部
远侧部
结节部
中间部
神经部
发育中的蝶骨
咽顶壁
异位垂体

图 27-6　垂体的发生示意图

● 囊壁细胞增生，囊腔消失，形成一实质性的松果体器官。

● 人胚胎发育 5 个月后，由神经上皮分化出神经胶质细胞和松果体细胞。

（三）肾上腺的发生

肾上腺髓质	肾上腺皮质
发生较晚	发生早
来源神经嵴	来自脏壁中胚层
分化成髓质的嗜铬细胞、交感神经节细胞	发育为皮质三个带

四、神经系统的常见先天畸形（图 27-7）

1. 神经管缺陷
● 神经管缺陷是由于神经管闭合不全所引起的一类先天畸形。

● 主要表现是脑和脊髓的发育异常，并常伴有颅骨和脊柱的结构异常。

2. 脑积水

● 脑积水是一种颅内脑脊液异常增多的先天畸形。

● 多由脑室系统发育障碍、脑脊液生成和吸收失去平衡所致，以中脑导水管和室间孔狭窄或闭锁最常见。

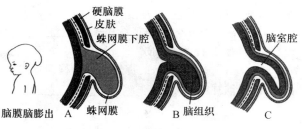

图 27-7　几种脑部先天畸形示意图
A. 脑膜膨出；B. 脑膜脑膨出；C. 积水性脑膜脑膨出

轻松记忆

【神经管的发育】

神经管的头端愈合发育脑，
大脑中脑小脑延髓和脑桥。
神经管的下段分化为脊髓，
颈髓胸髓腰髓骶髓和尾髓。
神经管的头端异常多无脑，
神经管的尾段异常脊髓裂。

【内分泌系统发生】

松果体来自间脑，拉特克囊成前叶。
间脑底出垂体芽，后者分化神经部。
肾上腺分皮髓质，分别自中外胚层。
内分泌系早健全，功能发挥三岁始。

轻松应试

一、填空题

1. 神经系统起源于_____，由_____和_____分化而成。

2. 人胚 3 周初，脊索诱导其背侧中线的_____形成_____，其前段膨大，衍化为_____；后段保留管状，较细，衍化为_____。

3. 随着神经板分化形成神经管，其管壁的神经上皮亦变为_____，较厚，称为_____；而腔内面的一层膜，称为_____。并随着神经上皮的不断分化，神经管管壁逐渐分化为 3 层，由内向外依次为_____、_____和_____。

4. 套层为由_____和_____构成的一层细胞层；前者属分裂后细胞，初为圆形，称为_____以后产生突起，最后进一步分化为_____神经元；后者首先分化为各类_____的前体细胞，包括_____和_____。

5. 神经管下段分化为_____；其管腔分化为_____；室管膜层分化为_____；边缘层分化为_____；套层分化为_____；其中，套层腹侧增厚形成左右两个_____，演变为_____，背侧增厚形成左右两个_____，演变为_____。

6. 胚胎第 4 周末，神经管头段膨大形成 3 个_____，由前向后依次为_____、_____和_____。神经管管腔演变为_____和_____。

7. 脑壁的演化与脊髓相似，套层增厚使侧壁分成了背侧的_____和腹侧的_____，前者的神经核多为_____；后者的神经核多为_____。

8. 神经嵴分化为周围神经系统的_____和肾上腺的_____等。神经嵴细胞向两侧迁移，分列于神经管的_____，分化为_____和_____，这些神经节均属_____；胸段神经嵴的部分细胞迁移至背主动脉的_____，分化为_____。

9. 周围神经由_____和_____组成。

二、选择题

【A 型题】

1. 诱导神经管发生的结构是
   A. 脊索
   B. 原条
   C. 原结
   D. 体节
   E. 神经沟

2. 早期的神经板为
   A. 假复层柱状上皮
   B. 单层柱状上皮
   C. 单层立方上皮
   D. 复层柱状上皮
   E. 假复层纤毛柱状上皮

3. 关于套层，哪一项**错误**
   A. 由成神经细胞和成胶质细胞组成
   B. 细胞增厚形成背侧的翼板和腹侧的基板
   C. 端脑套层中的大部分细胞迁至外表面形成大脑白质
   D. 端脑套层中的大部分细胞聚集成团形成神经核
   E. 分化为脊髓灰质

4. 神经管管壁的套层分化为下列哪一项结构
   A. 脊髓白质
   B. 大脑白质
   C. 小脑白质
   D. 脑、脊神经节
   E. 感觉中继核

5. 关于神经管，哪一项**错误**
   A. 神经管来源于神经外胚层
   B. 神经管分化形成中枢神经系统
   C. 在神经管形成过程中神经褶边缘的细胞游离形成神经嵴
   D. 前神经孔未闭形成无脑儿
   E. 后神经孔未闭形成脊柱裂

6. 出生前脊髓下端
   A. 与第 1 腰椎平齐
   B. 与第 2 腰椎平齐
   C. 与第 3 腰椎平齐
   D. 与第 4 腰椎平齐
   E. 与第 5 腰椎平齐

7. 感觉中继核多由
   A. 基板的细胞聚集分化而成
   B. 顶板的细胞聚集分化而成
   C. 底板的细胞聚集分化而成
   D. 翼板的细胞聚集分化而成
   E. 界沟的细胞聚集分化而成

8. 不是神经嵴来源的细胞是
   A. 神经节细胞
   B. 施万细胞
   C. 卫星细胞
   D. 室管膜细胞
   E. 肾上腺髓质嗜铬细胞

9. 交感神经节由
   A. 颈段的神经嵴迁移而成
   B. 胸段的神经嵴迁移而成
   C. 腰段的神经嵴迁移而成
   D. 骶段的神经嵴迁移而成
   E. 尾段的神经嵴迁移而成

10. 神经垂体来源于
    A. 间脑底部的神经外胚层
    B. 端脑底部的神经外胚层
    C. 中脑底部的神经外胚层
    D. 后脑底部的神经外胚层
    E. 末脑底部的神经外胚层

11. 神经嵴演化所形成的结构是
    A. 脑神经节、肾上腺嗜铬细胞
    B. 脊神经节、小脑
    C. 脑神经节、脑垂体

D. 脊神经节、髓核

E. 脊神经节、肾上腺皮质

12. 关于拉司克囊，哪一项**错误**
  - A. 来源于口凹顶的外胚层上皮
  - B. 于胚胎第 3 周开始形成
  - C. 为腺垂体的原基
  - D. 与神经垂体芽协同形成脑垂体
  - E. 来源于口凹底的外胚层上皮

13. 以下对肾上腺发生的描述中，哪一项**错误**
  - A. 髓质的嗜铬细胞由神经嵴分化而成
  - B. 皮质来自肠系膜根部与发育中的生殖腺嵴之间的中胚层
  - C. 髓质交感神经节细胞由神经嵴分化而成
  - D. 到出生时皮质可见球状带和束状带
  - E. 到出生时皮质已可见球状带、束状带和网状带

14. 前神经孔未闭所致的畸形是
  - A. 无脑儿
  - B. 脊柱裂
  - C. 脊膜膨出
  - D. 脊髓裂
  - E. 脑积水

15. 后神经孔未闭可形成
  - A. 无脑儿
  - B. 脊髓裂
  - C. 脊柱裂
  - D. 露脑
  - E. 脑积水

16. 可分化为肾上腺的胚层是
  - A. 内胚层和外胚层
  - B. 内胚层和中胚层
  - C. 中胚层和外胚层
  - D. 内胚层
  - E. 外胚层

17. 脑泡发生于
  - A. 第 3 周
  - B. 第 4 周
  - C. 第 5 周
  - D. 第 6 周
  - E. 第 7 周

18. 前脑发育成端脑与间脑，菱脑发育成后脑与髓脑是在
  - A. 第 3 周
  - B. 第 4 周
  - C. 第 5 周
  - D. 第 6 周
  - E. 第 7 周

19. 神经管管壁上的组织形态初期呈
  - A. 单层扁平上皮
  - B. 单层立方上皮
  - C. 单层柱状上皮
  - D. 假复层柱状上皮
  - E. 复层柱状上皮

20. 腺垂体来自
  - A. 口凹外胚层
  - B. 中胚层
  - C. 内胚层
  - D. 神经嵴
  - E. 神经管

21. 神经垂体来自
  - A. 口凹外胚层
  - B. 后脑
  - C. 髓脑
  - D. 神经嵴
  - E. 间脑漏斗

22. 松果体是由
  - A. 端脑发育而成
  - B. 间脑顶部凸出发育而成
  - C. 中脑发育而成
  - D. 后脑发育而成
  - E. 髓脑发育而成

【B 型题】

(23～28 题共用备选答案)
  - A. 端脑
  - B. 间脑
  - C. 中脑
  - D. 后脑
  - E. 末脑

23. 大脑半球来源于

24. 脑桥来源于

25. 小脑来源于
26. 延髓来源于
27. 神经垂体来源于
28. 松果体来源于

（29～34 题共用备选答案）
    A. 神经管室管膜层
    B. 神经管套层
    C. 神经管边缘层
    D. 神经管管腔
    E. 神经嵴

29. 室管膜来源于
30. 脊髓灰质来源于
31. 脊髓中央管来源于
32. 脑、脊神经节来源于
33. 大脑白质来源于
34. 各种神经核来源于

（35～38 题共用备选答案）
    A. 感觉神经节细胞的中枢突
    B. 脑干及脊髓灰质前角运动神经元的轴突
    C. 植物神经节神经元的轴突
    D. 感觉神经节神经元的周围突
    E. 脊髓灰质侧角和脑干内脏运动核中神
       经元的轴突

35. 感觉神经纤维中的突起
36. 躯体运动神经纤维的突起
37. 内脏运动神经的节前纤维中的突起
38. 内脏运动神经的节后纤维中的突起

（39～43 题共用备选答案）
    A. 脑膜脑膨出
    B. 隐性脊柱裂
    C. 髓脊膜膨出
    D. 脊膜膨出
    E. 脑膜膨出

39. 多位于腰骶部，患处皮肤表面有毛发，脊髓、脊膜和神经根均正常
40. 多位于腰骶部，患处有一皮肤囊袋，袋中有脊膜和脑脊液，但无脊髓和神经根
41. 多位于腰骶部，患处有一皮肤囊袋，袋中既有脊膜和脑脊液，又有脊髓和神经根
42. 多位于枕部，患处有一皮肤囊袋，袋中有脑脊膜和脑脊液
43. 多位于枕部，患处有一皮肤囊袋，袋中既有脑脊膜和脑脊液，又有脑组织

【X 型题】

44. 在脊髓的发生中
    A. 左右翼板在中线的融合处形成后正中隔
    B. 左右基板向腹侧突出形成前正中裂
    C. 脊柱的增长比脊髓快
    D. 尾段神经管退化形成马尾
    E. 骶和尾段的脊神经根在椎管内垂直下行，与终丝组成马尾
45. 在神经管尾段的分化中
    A. 基板内的成神经细胞分化为躯体运动神经元
    B. 翼板内的成神经细胞分化为内脏运动神经元
    C. 套层发育为脊髓的灰质
    D. 边缘层发育为脊髓的白质
    E. 边缘层分化为感觉神经元
46. 套层的成神经细胞迁移到边缘层表面形成小脑皮质的

    A. 分子层
    B. 颗粒层
    C. 浦肯野细胞层
    D. 小脑白质
    E. 锥体细胞层
47. 神经嵴细胞分化形成
    A. 卫星细胞
    B. 施万细胞
    C. 肾上腺髓质的嗜铬细胞
    D. 郎格汉斯细胞
    E. 神经节细胞
48. 神经管壁早期分化形成哪三层
    A. 小脑皮层
    B. 基底膜层
    C. 套层
    D. 边缘层
    E. 室管膜层

三、名词解释

1. 神经管（形成过程及分化）
2. 脑积水（发生原因、临床体征）
3. 脊髓脊膜膨出（发生原因、临床体征）

4. 无脑畸形（发生原因、临床体征）
5. 拉司克囊（位置、形成、作用）
6. 神经上皮（部位、功能）

四、问答题

1. 简述脊髓的发育过程。
2. 简述脑的发生。
3. 试述肾上腺是如何形成的。

选择题参考答案

A 型题：

1. A   2. B   3. C   4. E   5. E   6. C   7. D   8. D   9. B   10. A
11. A   12. E   13. E   14. A   15. B   16. C   17. B   18. C   19. D   20. A
21. E   22. B

B 型题：

23. A   24. D   25. D   26. E   27. B   28. B   29. A   30. B   31. D   32. E
33. C   34. B   35. D   36. B   37. E   38. C   39. B   40. D   41. C   42. E
43. A

X 型题：

44. ABCE   45. ACD   46. ABC   47. ABCE   48. CDE

（李陈莉）

第28章　眼和耳的发生

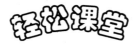

一、眼球的发生

1. 眼的各部分是由视杯与视柄、晶状体泡及它们周围的间充质进一步发育而成。
2. 人胚发育第4周，前脑两侧突出左、右两个视泡。

视泡远端	膨大，贴近体表外胚层，并凹陷形成双层杯状结构，称为视杯
视泡近端	变细，称为视柄，与前脑分化成的间脑相连

（一）视网膜和视神经的发生

1. 视网膜的发生　视杯分为内、外两层（图28-1）。

外层	分化为视网膜色素上皮层
内层	增厚，结构与脑泡壁类似 以后分化形成视杆细胞、视锥细胞、双极细胞和节细胞等

2. 视网膜的形成

视网膜视部形成	在外层和内层之间视泡腔变窄，最后消失，于是两层直接相贴，构成视网膜视部
视网膜盲部形成	即视网膜睫状体部与虹膜部 视杯口边缘部的内层上皮不增厚，与外层分化的色素上皮相贴，并在晶状体泡与角膜之间的间充质内延伸形成视网膜盲部

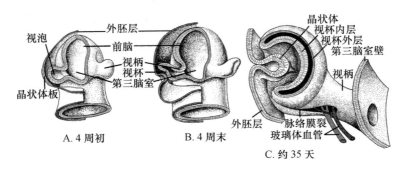

图 28-1　视杯与晶状的发生示意图

3. 视网膜睫状体部与虹膜部上皮的分化

睫状体部内层上皮	分化为非色素上皮
虹膜部内层上皮	分化为色素上皮
虹膜部外层上皮	分化出虹膜的平滑肌，即瞳孔括约肌和瞳孔开大肌

4. 视网膜其他结构的形成（图 28-2）

脉络膜裂	人胚发育第 5 周，视杯及视柄下方向内凹陷，形成一条纵沟，称为脉络膜裂
玻璃体动、静脉	位于脉络膜裂内，为玻璃体和晶状体的发育提供营养 玻璃体动脉还发出分支营养视网膜 玻璃体动、静脉穿经玻璃体的一段退化，并遗留一残迹称为玻璃体管 近段成为视网膜中央动、静脉
视柄	与视杯相连，也分内、外两层，两层之间夹一腔隙

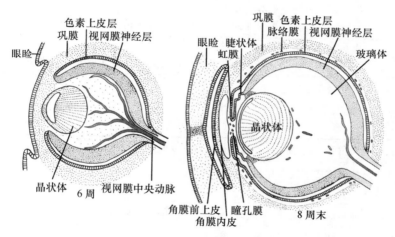

图 28-2　眼球与眼睑的发生示意图

5. 视神经的发生
- 随着视网膜的发育分化，节细胞的轴突向视柄内层聚集，视柄内层逐渐增厚，并与外层融合，两层之间的腔隙消失。
- 视柄演变为视神经。

（二）晶状体的发生（图 28-2）

晶状体由晶状体泡演变而成。
- 体表外胚层在视泡的诱导下增厚，形成晶状体板。
- 随后晶状体板凹陷入视杯内，渐与体表外胚层脱离，发育成晶状体泡。

晶状体泡前壁	细胞立方形，分化为晶状体上皮
晶状体泡后壁	细胞高柱状，并逐渐向前壁方向伸长，形成初级晶状体纤维
晶状体泡腔	逐渐缩小，直至消失，晶状体变为实体的结构

- 以后，晶状体赤道区的上皮细胞不断增生、变长，形成次级晶状体纤维。
  - 原有的晶状体纤维及其细胞核逐渐退化形成晶状体核。
  - 新的晶状体纤维逐层添加到晶状体核的周围，晶状体及晶状体核逐渐增大。
  - 此时程持续终身，但随年龄的增长速度减慢。

（三）角膜的发生（图 28-2）

角膜上皮	在晶状体泡的诱导下，与其相对的体表外胚层分化而成
角膜其余各层	由角膜上皮后面的间充质分化而成

（四）血管膜和巩膜的发生

- 视杯周围的中胚层间充质分为内、外两层。

内层	富含血管和色素细胞，分化成眼球壁的血管膜 ➤ 血管膜的大部分贴在视网膜外面，即为脉络膜 ➤ 贴在视杯口边缘部的间充质则分化为虹膜基质和睫状体的主体
外层	较致密，分化为巩膜 巩膜形成一个外纤维层，此层与后方的硬脑膜和前方的角膜相延续

（五）眼房的发生（图 28-2）

前房	在晶状体泡与角膜上皮之间充填的间充质内出现的一个腔隙，称为前房
瞳孔膜	晶状体前面的间充质形成一层膜，周边部厚，以后形成虹膜的基质；中央部薄，封闭视杯口，称为瞳孔膜
后房	虹膜与睫状体形成后，虹膜、睫状体与晶状体之间形成后房
出生前，瞳孔膜被吸收而消失，前、后房经瞳孔相连通	

（六）眼其他结构的发生

玻璃体的发生	玻璃体由通过脉络膜迁徙的中胚层发育而成 在晶状体和视网膜之间形成透明的凝胶状物质 其中含有玻璃体动脉，闭锁后形成成体眼球的玻璃体
巩膜静脉窦的发生	位于角膜缘的巩膜和角膜的连接处 将房水导入静脉 如果管道堵塞将导致眼压升高
眼附属结构的发生（图 28-1）	
➤ 眼睑的发生	人胚发育第 7 周时，眼球前方与角膜上皮毗邻的表面外胚层形成上、下两个皱着，分别发育成上、下眼睑
➤ 泪腺的发生	上眼睑外侧部表面外胚层上皮下陷至间充质内，分化为腺泡和导管而形成泪腺 泪腺于胎儿出生后 6 周分泌泪液

（七）与临床的联系

畸形类型	畸形发生原因	畸形造成的结果
虹膜缺损	是由于脉络膜裂闭锁不全而在虹膜上出现的一个裂隙	严重者可延伸到睫状体、视网膜和视神经
先天性白内障	可能起因于风疹病毒感染、弓形虫病、先天性梅毒、唐氏综合症等 也可由于母体在妊娠时甲状腺机能低下、营养不良和维生素缺乏等引起	通常是双侧晶状体透明度发生异常
先天性青光眼	因巩膜静脉窦或小梁发育障碍所致 通常是遗传性疾病	由于房水排除受阻，致使眼压增高，眼球膨大，直致视网膜损伤而失明
视网膜剥离	可能由于头部外伤引起 或先天性的	分离的部位一般在视网膜色素上皮层和神经视网膜的视锥视杆层之间

二、耳的发生

耳由外耳、中耳和内耳组成。各部分在胚胎起源和结构上都不相同。外耳包括耳郭、外耳道和骨膜，骨膜深面是中耳腔，含 3 个听小骨。听板发育成内耳，内耳有听觉和平衡觉感受器，位于前庭、耳蜗和半规管中。

（一）内耳的发生（图 28-3）

● 菱脑两则的体表外胚层在菱脑的诱导下增厚，继之向下方间充质内陷，最后与体表外胚层分离，形成一个囊状的听泡。

听泡	向背腹方向延伸增大，为前庭囊和耳蜗囊，并在背端内侧长出内淋巴管
	听泡及其周围的间充质便演变为内耳膜迷路
	膜迷路周围的间充质分化为骨迷路
	前庭囊：形成 3 个半规管和椭圆管的上皮
	耳蜗囊：形成球囊和耳蜗管的上皮

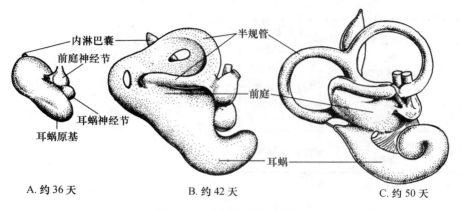

A. 约 36 天　　　　　　B. 约 42 天　　　　　　C. 约 50 天

图 28-3　内耳的发生示意图

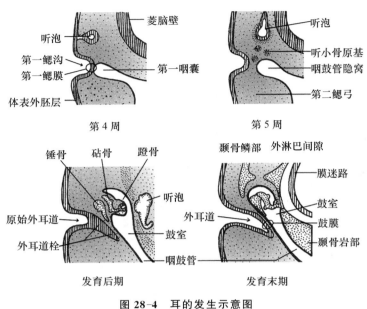

图 28-4 耳的发生示意图

这样，人胚胎发育第 3 个月时，成一个软骨囊，包绕膜迷路。

● 约在人胚胎发育第 5 个月时，软骨囊骨化成骨迷路。于是膜迷路就完全被套在骨迷内，两者间仅隔以狭窄的外淋巴间隙。

(二) 中耳的发生

● 人胚胎发育第 9 周时，第 1 咽囊向背外侧扩伸，远侧盲端膨大成鼓室，近端细窄形成鼓管。

● 鼓室内胚层与第 1 鳃沟底外胚层相贴，分别形成鼓膜内上皮和鼓膜外上皮，两者之间的间充质形成鼓膜的结缔组织。

● 鼓室周围的间充质分化成 3 块听小骨，听小骨渐突入鼓室内 (图 28-4)。

(三) 外耳的发生

外耳道由第 1 鳃沟演变形成 (图 28-4)。

外耳道外侧段	第 1 鳃沟向内深陷，形成漏斗状管道，以后演变成外耳道外侧段
外耳道栓	管道的底部外胚层细胞增生成一上皮细胞板，为外耳道外侧段
外耳道的内侧段	外耳道栓内部细胞退化吸收，形成管腔，发育外耳道的内侧段
耳郭	第 1 鳃沟周围的间充质增生，形成 6 个结节状隆起，称为耳丘。以后这些耳丘围绕外耳道口合并形成耳郭

(四) 与临床的联系

畸形类型	畸形发生原因	畸形所造成的结果
先天性耳聋	人胚胎发育时期，特别在人胚发育第 7～8 周时感染风疹病毒，可引起窝管损伤	神经性耳聋/传导性耳聋
外耳道闭锁	由于外耳栓中未出现管道引起	传导性耳聋

轻松记忆

【视网膜的形成】

前脑两侧是视泡，凹陷视杯为双层，视杯分为内外层，两层分化视网膜。

一、填空题

1. 前脑两侧突出左、右两个_____，其远端膨大并凹陷形成双层杯状结构，称为_____。

2. 体表外胚层在_____诱导下增厚，形成_____，后者陷入视杯内，与体表外胚层脱离，发育形成_____。

3. 眼的各部分是由_____与_____、_____及他们周围的_____进一步发育形成的。

4. 视杯的外层分化为视网膜的_____，内层分化形成视网膜的_____细胞、_____细胞_____细胞_____细胞和_____细胞。

5. 视杯与视柄下方向内凹陷形成一条纵沟，称为_____，其内含有间充质和为玻璃体和晶状体提供营养。

6. 在胚胎第 7 周，脉络膜裂封闭. 视杯口变成圆孔，即将来的_____视柄演变成_____。

7. 晶状体泡前壁为_____，后壁为_____，后壁细胞向前伸长，形成_____，泡腔消失，晶状体变为实体结构。

8. 晶状体赤道区的上皮细胞不断增生，形成新的_____。原有_____纤维及细胞核逐渐退化，形成_____。

9. 在晶状体泡的诱导下，与其相对的体表外胚层分化为角膜的_____，其下方的_____分化为角膜的其余各层。在晶状体泡与角膜上皮之间的间充质内出现的腔隙是_____。

10. 视杯周围的间充质分为内外两层内层分化成眼球壁的_____，外层分化为_____。

11. 人胚发育第 7 周，眼球前方与角膜上皮毗邻的_____形成上下两个皱褶，分别发育为_____。

12. 人胚发育第 4 周，在菱脑的诱导下，体表外胚层增厚，并向下方的间充质内陷，最后与体表外胚层分离，形成一个囊状的_____，将来分化形成_____、_____、_____。

13. 第 1 咽囊远侧盲端膨大成中耳_____，近端细窄形成_____。第 1 鳃膜形成鼓膜，鼓室周围的_____分化形成 3 块_____。

14. 第 1 鳃沟演变成外耳道的_____段，外耳道栓形成外耳道的_____段。第 1 鳃沟周围的间充质增生形成 6 个结节状隆起，称为耳丘，将来演变成_____。

二、选择题

【A 型题】

1. 视网膜的色素上皮层来自
   A. 视杯内层
   B. 视杯外层
   C. 视柄
   D. 晶状体板
   E. 间充质

2. 视网膜的视细胞、双极细胞和节细胞来自于
   A. 视杯内层

B. 视杯外层

C. 视柄

D. 晶状体板

E. 间充质

3. 视神经来自于

　A. 视杯内层

　B. 视杯外层

　C. 视柄

　D. 晶状体板

　E. 间充质

4. 晶状体来自于

　A. 视杯内层

　B. 视杯外层

　C. 视柄

　D. 晶状体板

　E. 间充质

5. 眼前房来自于

　A. 晶状体与角膜上皮之间间充质内的腔隙

　B. 视杯周围的间质内的腔隙

　C. 晶状体与玻璃体之间间充质的腔隙

　D. 晶状体泡内部间充质内的腔隙

　E. 视杯周围的间充质内的腔隙

6. 脉络膜来自于

　A. 视杯周围间充质的内层

　B. 视杯周围间充质的外层

　C. 视杯口边缘部的间充质

　D. 晶状体周围的间充质

　E. 视柄周围的间充质

7. 巩膜来自于

　A. 视杯周围间充质的内层

　B. 视杯周围间充质的外层

　C. 视杯口边缘部的间充质

　D. 晶状体周围的间充质

　E. 视柄周围的间充质

8. 与膜迷路形成有关的结构是

　A. 听泡

　B. 第 1 咽囊

　C. 第 1 鳃沟

　D. 第 1 鳃膜

　E. 耳丘

9. 与中耳鼓室形成有关的结构是

　A. 听泡

B. 第 1 咽囊

C. 第 1 鳃沟

D. 第 1 鳃膜

E. 耳丘

10. 耳廓来源于

　A. 听泡

　B. 第 1 咽囊

　C. 第 1 鳃沟

　D. 第 1 鳃膜

　E. 耳丘

11. 鼓膜来自于

　A. 听泡

　B. 第 1 咽囊

　C. 第 1 鳃沟

　D. 第 1 鳃膜

　E. 耳丘

12. 视泡的发生是

　A. 头部外胚层内陷形成

　B. 前脑泡侧壁突出形成

　C. 中脑泡侧壁突出形成

　D. 菱脑泡侧壁突出形成

　E. 后脑侧壁突出形成

13. 视杯和视柄形成后

　A. 与端脑相连

　B. 与间脑相连

　C. 与中脑相连

　D. 与后脑相连

　E. 与末脑相连

14. 晶状体泡来自

　A. 前脑泡

　B. 中脑泡

　C. 菱脑泡

　D. 体表外胚层

　E. 中胚层

15. 角膜来自

　A. 体表外胚层

　B. 间充质

　C. 神经外胚层

　D. 内胚层

　E. 体表外胚层与间充质

16. 晶状体泡的壁是

　A. 单层上皮

B．复层上皮

C．假复层上皮

D．晶状体上皮

E．假复层上皮

17．瞳孔膜源自

A．体表外胚层

B．晶状体泡上皮

C．间充质

D．视杯内层

E．视杯外层

18．先天性青光眼多因

A．视网膜中央动脉高压

B．视网膜中央静脉淤塞

C．瞳孔发育太小

D．巩膜静脉窦缺损

E．房水分泌过多

19．下列哪一项来自内胚层

A．中耳鼓室上皮和咽鼓管上皮

B．外耳道上皮和咽鼓管上皮

C．中耳鼓室上皮和外耳道上皮

D．中耳鼓室上皮和膜迷路上皮

E．咽鼓管上皮和膜迷路上皮

【B 型题】

（20～26 题共用备选答案）

A．视杯内层

B．视杯外层

C．视杯周围间充质内层

D．视杯周围间充质外层

E．视柄

20．视网膜色素上皮层来自于

21．视网膜的视杆（锥）细胞来自于

22．脉络膜来自于

23．巩膜来自于

24．视神经来源于

25．视网膜的双极细胞来源于

26．视网膜的节细胞来源于

（27～32 题共用备选答案）

A．晶状体泡

B．在晶状体泡的诱导下，与其邻近的体表外胚层

C．晶状体泡与角膜上皮之间的间充质

D．与角膜上皮毗邻的体表外胚层

E．脉络膜裂

27．发育为晶状体的是

28．发育为角膜上皮的是

29．前房发生于

30．发育为眼睑的是

31．视杯及视柄下方向内凹陷形成的纵沟是

32．玻璃体动脉、静脉位于

（33 题～37 题共用备选答案）

A．听泡

B．第 1 咽囊

C．第 1 鳃膜

D．第 1 鳃沟

E．耳丘

33．膜迷路来源于

34．中耳鼓室来源于

35．鼓膜来源于

36．外耳道上皮来源于

37．耳廓来源于

（38～42 题共用备选答案）

A．虹膜缺损

B．瞳孔膜存留

C．先天性白内障

D．先天性青光眼

E．先天性耳聋

38．脉络膜裂在虹膜处未完全闭合，瞳孔呈钥匙样，形成

39．覆盖在晶状体表面的瞳孔出生前吸收不完全，造成

40．由于遗传或妊娠早期感染风疹病毒等原因，造成出生前晶状体不透明，称为

41．巩膜静脉窦发育异常或缺失，致使房水回流受阻，眼压增高，形成

42．由于遗传或感染风疹病毒等原因，导致内、中、外耳发育异常，出现

【X 型题】

43. 眼睑和泪腺的发生和分化
    A. 结膜上皮和角膜上皮的来源相同
    B. 结膜和角膜的其他几层来自间充质
    C. 泪腺由间充质分化形成
    D. 上下眼睑融合直至出生后才分开
    E. 出生后数周泪腺才会分泌泪液

44. 关于眼球的发生以下哪几项是正确的
    A. 脉络膜裂在胚体早期即出现
    B. 玻璃体动. 静脉在胎儿出生后退化
    C. 出生后被玻璃体纤维不在继续形成
    D. 出生前瞳膜被吸收消失
    E. 出生后睫状体才产生房水

45. 由视杯内层分化形成的细胞为
    A. 视杆细胞
    B. 视锥细胞
    C. 双极细胞
    D. 节细胞
    E. 色素细胞

46. 形成后房的结构为
    A. 虹膜
    B. 睫状体

C. 角膜
D. 晶状体
E. 玻璃体

47. 下列眼部畸形中属于先天性畸形的有
    A. 虹膜缺损
    B. 瞳孔膜存留
    C. 先天性白内障
    D. 青光眼
    E. 夜盲症

48. 属于耳发育过程中的致畸因素的有
    A. 妊娠早期感染风疹病毒
    B. 妊娠后期噪音
    C. 妊娠前三周内的噪音
    D. 外耳道发育异常
    E. 妊娠期服用 V_c

49. 胚胎第 9 周形成的中耳的结构有
    A. 鼓室
    B. 咽鼓管
    C. 鼓膜
    D. 听小骨
    E. 膜迷路

三、名词解释

1. 视杯（形成及演变）
2. 晶状体泡（形成及演变）
3. 瞳孔膜（形成及演变）

4. 听泡（形成及演变）
5. 先天性白内障（成因）
6. 先天性耳聋（成因）

四、问答题

1. 试述视泡和视杯的形成和演变。
2. 试述听泡的形成和演变。
3. 试述眼与耳发育过程常见的先天性畸形。

〰〰〰 选择题参考答案 〰〰〰

A 型题:

1. B   2. A   3. C   4. D   5. A   6. A   7. B   8. A   9. B   10. E
11. D   12. B   13. B   14. D   15. E   16. A   17. C   18D   19. A

B 型题:

20. B   21. A   22. C   23. D   24. E   25. A   26. A   27. A   28. B   29. C

30. D　31. E　32. E　33. A　34. B　35. C　36. D　37. E　38. A　39. B
40. C　41. D　42. E

X 型题：

43. ABE　44. AD　45. ABCD　46. ABD　47. ABC　48. AB　49. ABCD

（吴　岩）

第29章　先天畸形和预防

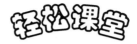

先天畸形的概念：

- 先天畸形（congenital malformation）：由于胚胎发育紊乱而出现的形态结构异常。
- 畸形学（teratology）：研究先天畸形的科学称为畸形学。

一、先天畸形的发生概况

1. 先天畸形的发生率

- 国外：Kennedy（1967）根据医院出生记录统计的先天畸形发生率为1.26%，根据儿科医生查体结果统计出的先天畸形发生率为4.5%；WHO（1966）统计显示：先天畸形发生率为1.73%。
- 国内：原卫生部（1986—1987年）统计先天畸形发生率为1.3%。

2. 先天畸形的分类

- 根据先天畸形的发生过程，先天畸形分为以下几类：整胚发育畸形、胚胎局部发育畸形、器官和器官局部畸形、组织分化不良性畸形、发育过度性畸形、发育停滞性畸形、寄生畸形等。
- 根据先天畸形的发生部位（WHO）进行分类，并对各种畸形编排了分类代码。

3. 出生缺陷监测

- 国际：无脑儿、脊柱裂和腭裂等12种先天畸形是世界各国常规监测的对象。
- 国内：以世界各国常规监测的12种先天畸形为基础，并根据我国具体情况增加了常见的9种畸形，其中尿道上裂与尿道下裂合为一类，上肢和下肢短肢畸形也合为一类，共19种。

二、先天畸形的发生原因

先天畸形的发生原因有遗传因素（25%）、环境因素（10%）和两者的相互作用（65%）。

（一）遗传因素

染色体畸变	数目异常	三体型	性染色体三体型	先天性睾丸发育不全征（47，XXY）
			常染色体三体型	先天愚型（Down syndrome）
		单体型	性染色体单体型	Turner综合征（45，XO）
			常染色体单体型	不能存活
	结构异常	染色体某一片段的缺失、重复或易位		猫叫综合征（cat's cry syndrome）

续表

| 基因突变 | DNA 分子碱基组成或排列顺序的改变 | 主要造成代谢性遗传病，如苯丙酮尿症等 |
| | | 少数可造成畸形，如软骨发育不全、多囊肾、睾丸女性化综合征等 |

（二）环境因素

致畸因子（teratogen）：凡能引起先天畸形的环境因素统称为致畸因子。

生物致畸因子	风疹病毒、巨细胞病毒、单纯疱疹病毒、弓形虫、梅毒螺旋体等
物理致畸因子	各种射线、机械性压迫和损伤等
化学致畸因子	某些多环芳香碳氢化合物、某些亚硝基化合物、某些烷基和苯类化合物、某些含磷的农药，以及铅、砷、镉、汞等重金属
致畸性药物	抗肿瘤、抗生素、抗凝血、抗惊厥、激素类等种类的药物
其他	酗酒、吸烟、缺氧、营养不良

（三）环境因素与遗传因素在致畸中的相互作用

- 环境致畸因子通过引起染色体畸变和基因突变而导致先天畸形；
- 胚胎的遗传特性（即基因型）决定和影响胚胎对致畸因子的易感程度。

对致畸因子的易感程度存在种间差异：

➤ 可的松对小白鼠有明显的致腭裂作用，但对猪、猴等则几乎无致畸作用；
➤ 沙利度胺（反应停）对人类和灵长类可引起肢体畸形，但对其他哺乳动物几乎无致畸作用。

- 遗传度：在环境因素与遗传因素相互作用引起的先天畸形中，衡量遗传因素所起作用的指标称为遗传度。某种畸形的遗传度越高，表明遗传因素在该畸形发生中的作用越大。

三、先天畸形的预防

（一）致畸敏感期（susceptible period）

- 定义：受到致畸作用最易发生畸形的发育阶段，称为致畸敏感期。

受精后 1～2 周	人胚受到致畸作用后易发生损害，但较少发生畸形
受精后 3～8 周	最易受到致畸因子的干扰而发生器官形态结构畸形，为致畸敏感期
胎儿期	受致畸作用后也会发生先天畸形，但多属组织结构和功能缺陷，一般不出现器官形态畸形。所以胎儿期不是致畸敏感期

- 由于胚胎各器官的分化发生时间不同，其致畸敏感期也不同（图 29-1）

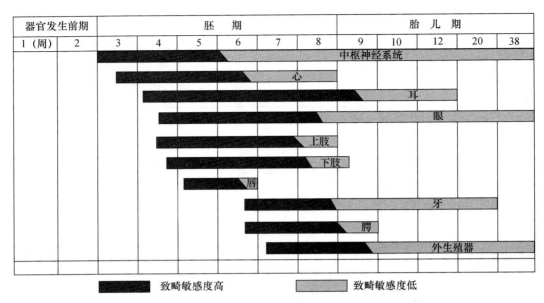

图 29-1 人胚胎主要器官的致畸敏感期

（二）按世界卫生组织（WHO）的要求，应实行三级预防工作

	主要方针	具体内容
第一级预防	防止先天畸形的发生	①遗传咨询和健康教育 ②孕妇应尽量避免接触各种环境致畸因素，如预防感染、避免或减少射线照射、谨慎用药、戒烟戒酒等
第二级预防	减少先天畸形儿的出生	①积极开展孕期监测，包括 B 型超声波、羊水、绒毛膜和胎儿镜等相关项目检查 ②对某些轻度异常发育胎儿积极开展宫内治疗，如采用胎儿外科手术可治疗脑积水、肾积水、轻度脊柱裂等 ③对有严重发育畸形的胎儿可考虑终止妊娠
第三级预防	对先天畸形儿积极进行治疗	①有些出生缺陷可以用外科手术加以治疗，如唇裂、脊柱裂、肛门闭锁等 ②有些代谢性疾病，如苯丙酮尿症可以对新生儿进行筛查工作，以便及时发现和治疗

轻松记忆

【先天畸形的环境因素】

致畸因子种类多，多种病毒螺旋体。
射线高温机械伤，工业三废及农药。
多环芳香亚硝基，烷基苯类重金属。
吸烟酗酒营养差，都会导致畸形儿。

轻松应试

一、填空题

1. 先天畸形是由于胚胎发育紊乱而出现的_____异常。研究先天畸形的科学称为_____。

2. 先天畸形的发生原因有_____、_____和_____。

3. 遗传因素引起的先天畸形包括_____和_____，其中前者又包括_____的异常和_____的异常。

4. 基因突变主要造成_____、如_____等，少数可造成畸形如_____等。

5. 凡能引起先天畸形的环境因素统称为_____。它包括五个方面，即_____、_____、_____、_____和_____。

6. 影响胚胎发育的环境因素有 3 个方面，即母体周围的_____、母体的_____和胚体周围的_____。

7. 在环境因素与遗传因素相互作用引起的先天畸形中，衡量遗传因素所起作用的指标称为遗传度。某种畸形的遗传度越_____，表明_____在该畸形发生中作用越大。腭裂的遗传度为_____，无脑儿与脊柱裂为_____，先天性心脏病为_____。

8. 受精后第_____周，胚胎受到致畸因子作用后易发生损害，但较少发生_____。因为此时胚胎细胞发育程度_____，如致畸作用强，胚胎即_____，如致畸作用弱，少数细胞受损死亡，多数细胞可以_____。

9. 人胚胎发育第_____周，最易受到致畸因子干扰而发生_____，此时期称为致畸_____。

10. 按照世界卫生组织的要求，对先天畸形应实行三级预防工作：第一级预防是_____，第二级预防是_____，第三级预防是_____。

二、选择题

【A 型题】

1. 下列哪一项**不属于**先天畸形
   A. 无脑儿
   B. 脊柱裂
   C. 腭裂
   D. 幽门肥大
   E. 十二指肠溃疡

2. 下列哪一项**不属于**环境致畸因子
   A. 生物
   B. 物理
   C. 化学
   D. 药物
   E. 染色体异常

3. 下列哪一项**不属于**其他致畸因子范畴

A. 大量酗酒
B. 大量吸烟
C. 严重缺氧
D. 严重营养不良
E. 过度疲劳

4. 下列哪项**不属于**生物致畸因子范畴
   A. 风疹病毒
   B. 弓形体
   C. 伤寒杆菌
   D. 梅毒螺旋体
   E. 乙型肝炎病毒

5. 胚体最易受到致畸因子作用而发生畸形的时段为受精后

A. 1～2周

B. 3～5周

C. 3～8周

D. 5～10周

E. 5～12周

6. 沙利度胺的致畸敏感期为受精后

A. 7天～14天

B. 14天～21天

C. 21天～40天

D. 28天～50天

E. 35天～60天

7. 下列哪一项**不属于**畸形早发现、早诊断、早防治常见检查手段

A. 羊水检查

B. 绒毛膜检查

C. 胎儿镜检查

D. B型超声波检查

E. X射线检查

8. 下列哪一项先天畸形**无法**使用外科手术加

以治疗

A. 多指

B. 无眼

C. 脊柱裂

D. 唇裂

E. 肛门闭锁

9. 下列哪一项**不属于**化学致畸因子

A. 某些多环芳香碳氢化合物

B. 某些亚硝基化合物

C. 碳水化合物

D. 某些烷基化合物

E. 某些苯类化合物

10. 下列哪一项**不属于**染色体畸变

A. 猫叫综合征

B. Turner综合征

C. 苯丙酮尿症

D. 先天愚型

E. Klinefelter综合征

【B型题】

（11～15题共用备选答案）

A. 农药、某些食品添加剂和防腐剂

B. 吸烟、酗酒等

C. 单纯疱疹病毒、风疹病毒

D. 各种射线、高温

E. 多数抗肿瘤药物、某些抗惊厥药物

11. 致畸性药物指

12. 生物性致畸因子指

13. 物理性致畸因子指

14. 化学性致畸因子指

15. 其他致畸因子指

（16～20题共用备选答案）

A. 猫叫综合征

B. Turner综合征

C. Klinefelter综合征

D. Down综合征

E. 代谢性遗传病

16. 性染色体单体引起的先天性卵巢发育不全称

17. 性染色体三体引起的先天性睾丸发育不全称

18. 5号染色体短臂末端断裂缺失引起

19. 21号染色体三体引起

20. 基因突变除引起少数畸形外，主要是造成

【X型题】

21. 致畸性药物包括

A. 多数抗肿瘤药物

B. 某些抗惊厥药物

C. 某些抗凝血药物

D. 某些激素

E. 某些抗生素

22. 已确定对人类有明显致畸作用的物理性致畸因子

A. 各种射线

B. 高温

C. 机械性损伤

D. 严寒

E. 微波

23. 关于致畸敏感期的描述正确的是

A. 不同发育阶段的胚胎对致畸因子作用的敏感程度不同

B. 胚期前两周受到致畸因子多发生畸形，严重者出现死亡

C. 人体胚胎发育的胚期第 3 至 8 周是最易发生畸形的致畸敏感期

D. 不同的致畸因子对胚胎作用的致畸敏感期不同

E. 胎期胎儿受到致畸因子作用不出现畸形

24. 取孕妇体内哪几种细胞作核检查可早期诊断先天畸形

　　A. 羊水细胞

B. 输卵管上皮

C. 阴道上皮细胞

D. 绒毛膜细胞

E. 蜕膜细胞

25. 先天畸形的预防措施是

A. 做好孕妇保健，防止环境致畸

B. 孕期谨慎用药，防止药物致畸

C. 戒烟戒酒

D. 孕期应避免和减少射线照射

E. 孕期多参加体育锻炼

三、名词解释

1. 先天畸形（定义）

2. 畸形学（定义）

3. 遗传因素（定义）

4. 致畸因子（定义）

5. 致畸敏感期（定义）

6. 遗传度（定义及意义）

四、问答题

1. 试述环境因素与遗传因素在致畸中的相互作用。

2. 举例说明哪些环境因素对人类胚胎有致畸作用。

3. 试述三级预防工作中各级预防工作的主要内容。

选择题参考答案

A 型题：

1. E　　2. E　　3. E　　4. C　　5. C　　6. C　　7. E　　8. B　　9. C　　10. C

B 型题：

11. E　　12. C　　13. D　　14. A　　15. B　　16. B　　17. C　　18. A　　19. D　　20. E

X 型题：

21. ABCDE　　22. ABC　　23. ACD　　24. AD　　25. ABCD

（岳黎敏）

《组织学与胚胎学》 模拟试卷 1

一、**填空题**（共 20 空，每空 0.5 分，计 10.0 分）

1. 电镜下，浆细胞的细胞质内的浅染区是_____所在的部位。

2. 电镜下，化学突触由_____、突触间隙和_____3 部分组成，前者包括线粒体、_____和_____。

3. 电镜下，位于上皮和结缔组织之间的基膜，分为_____和_____两部分。

4. 淋巴结的淋巴小结主要由_____细胞组成。

5. 视杆细胞具有_____的功能。

6. 生精细胞包括_____、_____、_____、精子细胞和精子。

7. 卵泡的放射冠由紧靠_____的一层呈放射状排列的柱状卵泡细胞构成。

8. 人骨骼肌的横小管位于肌原纤维的_____带与_____带的交界处，而心肌纤维的横小管则位于_____水平。

9. 垂体远侧部嗜碱性细胞分泌的激素是_____、_____和促性腺激素。

10. 获能精子进入卵子形成_____的过程，称为受精。正常的受精部位是_____。

二、**选择题**（共 40 题，每题 1.0 分，计 40.0 分）

【A 型题】

（在各题的备选答案中选出一个最正确或最佳答案填入括号中）

1. 以下各结构均来自胚胎发生过程的内胚层，**除了**
   - A. 肝细胞
   - B. 肺泡上皮
   - C. 甲状腺滤泡上皮
   - D. 子宫黏膜上皮
   - E. 胃黏膜上皮

2. 单侧唇裂畸形形成的原因是
   - A. 上颌隆起与同侧外侧鼻隆起愈合不良
   - B. 下颌隆起与同侧内侧鼻隆起愈合不良
   - C. 上颌隆起与同侧内侧鼻隆起愈合不良
   - D. 两侧上颌隆起愈合不良
   - E. 两侧外侧腭突愈合不良

3. 关于滤过屏障（滤过膜）的描述，哪一项正确
   - A. 由有孔毛细血管内皮、基膜、血管系膜组成
   - B. 由血管系膜、有孔毛细血管内皮、基膜

组成
   - C. 由足细胞裂孔膜、基膜、血管系膜组成
   - D. 由有孔毛细血管内皮、基膜、足细胞裂孔组成
   - E. 由有孔毛细血管内皮、基膜、足细胞裂孔膜组成

4. 胚体最易受到致畸因子作用而发生畸形的时段为受精后
   - A. 1～2 周
   - B. 3～5 周
   - C. 3～8 周
   - D. 5～10 周
   - E. 5～12 周

5. 关于网织红细胞的描述，哪一项**错误**
   - A. 是未完全成熟的红细胞
   - B. 无细胞核、无细胞器，细胞质内充满血红蛋白
   - C. 成人的正常值为红细胞总数的 0.5%～1.5%
   - D. 仍具有合成血红蛋白的功能
   - E. 常规染色的血涂片中不易与成熟红细胞

区分

6. 构成肝小叶胆小管管壁的是

    A. 肝血窦内皮细胞膜

    B. 肝巨噬细胞膜

    C. 肝细胞膜

    D. 肝细胞膜和贮脂细胞膜

    E. 贮脂细胞膜

7. 位觉感受器中，感受旋转运动的结构是

    A. 螺旋器

    B. 球囊斑

    C. 椭圆囊斑

    D. 壶腹嵴和球囊斑

    E. 壶腹嵴

8. 关于胰岛的特征描述中哪一项**错误**

    A. 由胰岛内分泌细胞组成的细胞团

    B. 细胞间含有丰富的毛细血管

    C. 胰岛的大小不等

    D. 胰尾部胰岛较多

    E. 常规染色下可分辨出 A、B、D、PP 4 型细胞

9. 关于肾上腺皮质束状带的描述，哪一项**错误**

    A. 位于肾上腺皮质的中层

    B. 腺细胞排列成细胞索，索间具有丰富的血窦

    C. 腺细胞的细胞质内含较多的空泡

    D. 电镜下，腺细胞具有分泌类固醇激素细胞的结构特点

    E. 分泌盐皮质激素，如醛固酮

10. 诱导神经管形成的结构是

    A. 原条

    B. 原结

    C. 原凹

    D. 脊索

    E. 体节

11. 关于毛囊的描述中，哪一项**错误**

    A. 为包裹毛根的一管状鞘

    B. 内层为上皮根鞘

    C. 外层为结缔组织根鞘

    D. 一侧有立毛肌附着

    E. 毛囊底端为毛乳头

12. 原始生殖细胞发生于

    A. 卵黄囊胚外中胚层

    B. 卵黄囊胚外内胚层

    C. 胚盘内胚层

    D. 间介中胚层

    E. 生殖嵴表面上皮

13. 关于垂体神经部的描述中，哪一项**错误**

    A. 含有许多无髓神经纤维

    B. 含有许多赫林体

    C. 含有许多垂体细胞

    D. 是抗利尿激素和催产素合成和分泌的场所

    E. 是抗利尿激素和催产素贮存和释放的场所

14. 关于初级卵泡结构特点的描述中，哪一项**错误**

    A. 卵泡细胞由单层扁平变为单层立方或多层

    B. 初级卵母细胞周围出现透明带

    C. 电镜下，卵母细胞和卵泡细胞形成的微绒毛均伸至透明带

    D. 出现卵泡腔

    E. 卵泡周围卵泡膜形成

15. 肾上腺的胚层形成是

    A. 外胚层

    B. 外胚层与内胚层

    C. 内胚层

    D. 内胚层与中胚层

    E. 外胚层与中胚层

【B 型题】

（从备选答案中选出一个最佳答案填入括号中，可重复选择）

（16～19 题共用备选答案）

    A. 胃泌素

    B. 生长抑素

    C. 内因子

    D. 缩胆囊素-促胰酶素

    E. 胰岛素

16. 胰岛中的 B 细胞可分泌

17. 胰岛中的 D 细胞可分泌

18. 胃底腺壁细胞分泌
19. 十二指肠、空肠上皮中 I 细胞分泌

（20～23 题共用备选答案）

    A. 基蜕膜
    B. 包蜕膜
    C. 壁蜕膜
    D. 丛密绒毛膜
    E. 平滑绒毛膜

20. 形成胎盘胎儿部的结构是
21. 胎盘隔的结构构成是
22. 随胎儿逐渐长大，与子宫壁蜕膜相融合的结构是
23. 形成胎盘母体部的结构是

（24～26 题共用备选答案）

    A. 黑素体
    B. 透明角质颗粒
    C. 黑素颗粒
    D. 膜被颗粒
    E. 网球拍状颗粒（Birbeck 颗粒）

24. 皮肤表皮内 HE 染色呈强嗜碱性的结构是
25. 对皮肤颜色有决定作用的结构是
26. 朗格汉斯细胞的细胞质内所特有的结构是

（27～30 题共用备选答案）

    A. B 细胞
    B. T 细胞
    C. 毛细血管后微静脉
    D. 脾血窦
    E. 脾索

27. 淋巴结副皮质区的主要细胞组成为
28. 淋巴细胞再循环需要经过
29. 脾滤过血液的主要结构是
30. 动脉周围淋巴鞘的主要细胞组成是

【X 型题】

（在各题的备选答案中选出一个或多个最正确或最佳答案填入括号中）

31. 位于上皮细胞侧面的特化结构包括
    A. 紧密连接
    B. 质膜内褶
    C. 半桥粒
    D. 微绒毛
    E. 缝隙连接

32. 浆细胞的结构特点是
    A. 细胞呈圆形或卵圆形，大小不等
    B. 细胞核圆形较小，常偏位，染色质呈辐射状排列
    C. 光镜下，细胞质强嗜酸性，近核周有一染色较淡的细胞质区域
    D. 电镜下，细胞质内含丰富的粗面内质网和发达的高尔基复合体
    E. 以上结构表明浆细胞具有旺盛的合成类固醇的功能

33. 对运动终板的描述中，正确的是
    A. 为多极运动神经元长轴突的末梢
    B. 无髓神经纤维的轴突终末形成
    C. 仅分布于骨骼肌
    D. 一个肌纤维通常只受一个神经元的轴突支配
    E. 轴突终末释放乙酰胆碱

34. 脾血窦的结构特点是
    A. 形状不规则，互相连接成网
    B. 长杆状的内皮细胞纵向平行排列构成窦壁
    C. 内皮细胞间有明显的间隙，外有不连续的基膜
    D. 大量网状纤维围绕血窦，使窦壁形成栅栏状
    E. 窦壁内皮细胞是扁平状，并有孔

35. 分泌类固醇激素细胞的结构特点是
    A. 细胞质内富含脂滴
    B. 细胞质内含丰富的粗面内质网
    C. 细胞质内含膜包裹的分泌颗粒
    D. 细胞质内含管状嵴的线粒体
    E. 细胞质内滑面内质网丰富

36. 与扩大小肠的表面积有关的结构是
    A. 肠绒毛
    B. 微绒毛
    C. 小肠腺
    D. 杯状细胞
    E. 环形皱襞

37. 肺表面活性物质
    A. 由 I 型肺泡细胞分泌

B. 由Ⅱ型肺泡细胞分泌

C. 由肺巨噬细胞分泌

D. 主要成分为磷脂

E. 能降低肺泡表面张力，稳定肺泡大小

38. 肾小囊的特点

A. 球形的双层囊

B. 壁层为单层扁平上皮

C. 脏层为包绕有孔毛细血管的足细胞

D. 肾小囊腔与近端小管曲部相通

E. 不参与组成肾小体的滤过屏障

39. 血-生精小管屏障的组成

A. 有孔毛细血管的内皮及基膜

B. 生精上皮基膜及结缔组织

C. 类肌细胞

D. 胶原纤维

E. 支持细胞紧密连接

40. 从成熟卵泡内排出的结构是

A. 卵泡膜细胞

B. 次级卵母细胞

C. 正处于第一次成熟分裂并停止在分裂前期的初级卵母细胞

D. 透明带

E. 放射冠细胞

三、英译中名词（共 10 题，每题 0.2 分，计 2.0 分）

1. pituicyte

2. dermis

3. fertilization

4. renal corpuscle

5. hepatic lobule

6. cleavage

7. lymphocyte

8. synapse

9. spermatozoon

10. endocardial cushion

四、名词解释（共 6 题，每题 3.0 分，计 18.0 分）

1. 肝小叶（定义及组成）（3.0 分）

2. 气-血屏障（结构组成）（3.0 分）

3. 糖胺多糖（定义、组成）（3.0 分）

4. 闰盘（位置及光电镜结构特点）（3.0 分）

5. 角膜（结构特点及组成）（3.0 分）

6. 脾小结（细胞组成及结构特点）（3.0 分）

五、问答题（共 3 题，每题 10.0 分，计 30.0 分）

1. 试述卵巢黄体的形成，黄体细胞的光、电镜结构及功能。（10.0 分）

2. 试述电镜下毛细血管的分类、结构特点及分布。（10.0 分）

3. 试述后肾的发生，并阐明多囊肾形成的原因。（10.0 分）

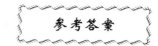

参考答案

一、填空题

1. 高尔基复合体（和中心体）
2. 突触前成分 突触后成分 突触小泡 突触前膜
3. 基板 网板
4. B 细胞
5. 感弱光
6. 精原细胞 初级精母细胞 次级精母细胞
7. 透明带
8. 明（I） 暗（A） Z 线
9. 促甲状腺激素 促肾上腺皮质激素
10. 受精卵 输卵管壶腹部

二、选择题

A 型题：

1. D　　2. C　　3. E　　4. C　　5. B　　6. C　　7. E　　8. E　　9. E　　10. D
11. E　　12. B　　13. D　　14. D　　15. E

B 型题：

16. E　　17. B　　18. C　　19. D　　20. D　　21. A　　22. B　　23. A　　24. B　　25. C
26. E　　27. B　　28. C　　29. E　　30. B

X 型题：

31. AE　　32. ABD　　33. ACDE　　34. ABCD　　35. ADE
36. ABE　　37. BDE　　38. ABCD　　39. BE　　40. BDE

三、英译中名词

1. 垂体细胞
2. 真皮
3. 受精
4. 肾小体
5. 肝小叶
6. 卵裂
7. 淋巴细胞
8. 突触
9. 精子
10. 心内膜垫

四、名词解释

1. 肝小叶（定义及组成）
定义（☆☆）：是肝结构和功能的基本单位。

组成：中央静脉（☆）；肝板（☆）；肝血窦（☆）；胆小管（☆）。

注：每（☆）0.5 分×6＝3.0 分

2. 气-血屏障（结构组成）

由肺泡表面液体层（☆）、Ⅰ型肺泡细胞（☆）、基膜（☆）、薄层结缔组织（☆）、毛细血管内皮的基膜（☆）和毛细血管内皮（☆）组成。

注：每（☆）0.5 分×6＝3.0 分

3. 糖胺多糖（定义、组成）

是结缔组织基质中的多糖分子（☆），由于多糖部分为氨基己糖多糖，故又称为糖胺多糖（☆）。结缔组织的糖胺多糖包括透明质酸（☆）、硫酸软骨素（☆）、硫酸角质素（☆）、硫酸乙酰肝素（☆）等。

注：每（☆）0.5 分×6＝3.0 分

4. 闰盘（位置及光电镜结构特点）

位于相邻心肌纤维的连接处（☆），常规染色下呈阶梯状粗线（☆）；电镜下，位于 Z 线水平（☆），由相邻心肌纤维伸出的短突相互嵌合而成。连接的横位部分有中间连接（☆）和桥粒（☆）；纵位部分有缝隙连接（☆）。

注：每（☆）0.5 分×6＝3.0 分

5. 角膜（结构特点及组成）

位于眼球的前方，呈透明圆盘状，为纤维膜的前 1/6 份（☆）。

由前向后分为以下 5 层：即①角膜上皮（☆）；②前界层（☆）；③角膜基质（☆）；④后界层（☆）；⑤角膜内皮（☆）。

注：每（☆）0.5 分×6＝3.0 分

6. 脾小结（细胞组成及结构特点）

属于脾的白髓，即淋巴小结，由 B 细胞（☆）密集而成的椭圆形小体（☆），边界清楚；脾小结中央染色浅，称为生发中心（☆），分为暗区（☆）和明区（☆）；生发中心的一侧有一层密集的小淋巴细胞形成的小结帽（☆）。

注：每（☆）0.5 分×6＝3.0 分

五、问答题

1. 试述卵巢黄体的形成，黄体细胞的光、电镜结构及功能。

答：成熟卵泡排卵以后（☆），残留在卵巢内的卵泡壁塌陷（☆），卵泡膜内的血管和结缔组织深入颗粒层（☆），在黄体生成素（LH）的作用下（☆），卵泡壁的颗粒细胞分化为粒黄体细胞（☆），膜细胞分化为膜黄体细胞（☆）。两种细胞的体积增大，形成很大并富含血管的黄体（☆），新鲜时呈黄色。光镜下，粒黄体细胞较大，呈多角形（☆），染色较浅，数量多（☆）；膜黄体细胞较小，圆形或多角形（☆），染色较深，数量少（☆），分布于黄体周边部（☆）。电镜下，两种细胞均具有分泌类固醇激素细胞的结构特征（☆），即内含丰富的滑面内质网（☆）、管状嵴的线粒体（☆）和大量的脂滴（☆）。主要功能是分泌孕激素（☆）和雌激素（☆），前者由粒黄体细胞分泌（☆），后者主要由两种细胞协同分泌（☆）。

注：每（☆）0.5 分×20＝10.0 分

2. 试述电镜下毛细血管的分类、结构特点及分布。

答：电镜下，毛细血管分为连续毛细血管（☆）、有孔毛细血管（☆）和血窦（☆）。

连续毛细血管：内皮细胞连续（☆），细胞间有紧密连接（☆）；细胞质内含有许多吞饮小泡（☆）；基膜完整（☆）。主要分布于结缔组织、肌组织（☆）、肺和中枢神经系统等处（☆）。

有孔毛细血管：内皮细胞连续（☆），不含细胞核的部分很薄，有许多贯穿细胞全层的小孔（☆），孔上可有隔膜封闭（☆）；内皮细胞间有紧密连接（☆）；基板完整（☆）。主要分布于胃肠黏膜、某些内分泌腺、肾血管球等处（☆）。

血窦：或称为窦状毛细血管。管腔较大，形状不规则（☆）。主要分布于肝、脾、骨髓和一些内分泌腺（☆）。不同器官内的血窦结构有较大差别：如在某些内分泌腺，血窦内皮细胞有孔，基板连续（☆）；肝血窦的内皮细胞有孔，细胞间隙较宽，基板不连续或无（☆）；脾血窦内皮细胞呈杆状，细胞间隙也较大（☆）。

注：每（☆）0.5 分 0.5×20＝10.0 分

3. 试述后肾的发生，并阐明多囊肾形成的原因。

后肾起源于输尿管芽（☆）和生后肾原基（☆）。

输尿管芽：是左右中肾管近泄殖腔处（☆）向背外侧长出的一对盲管（☆），它反复分支，逐渐演变为输尿管（☆）、肾盂（☆）、肾盏（☆）和集合管（☆）。

生后肾原基：是生肾索尾端的中胚层（☆），在集合管末端的诱导下（☆），增生呈帽状包在集合管的盲端上（☆），帽状的生后肾原基逐渐分化成"S"形小管（☆）。S形小管延伸形成肾小管各段（☆），一端与集合管的盲端通连（☆），另一端膨大凹陷成肾小囊（☆），并与伸入囊内的毛细血管球之间（☆）共同组成肾小体（☆）。其外周部分分化成肾的被膜和肾间质（☆）。

多囊肾：是由于生后肾原基发生的肾小管未与集合管接通（☆），尿液不能排出，尿液积聚而胀大成囊状，故称为多囊肾（☆）。

注：每（☆）0.5 分 0.5×20＝10.0 分

（唐军民）

《组织学与胚胎学》 模拟试卷 2

一、填空题（共 20 空，每空 0.5 分，计 10.0 分）

1. 上皮内含有丰富的神经末梢，但无_____，其营养供应和代谢产物排出均依赖于基膜下的_____。

2. 按突起的多少，神经元分为_____、双极神经元和_____。

3. 电镜下，心肌的闰盘位于_____水平，此处相邻心肌纤维相互嵌合，在横向的接触面上具有中间连接和桥粒，在纵向的接触面上具有_____。

4. 肾的滤过膜主要由_____毛细血管内皮、_____和足细胞裂孔膜 3 部分组成。

5. 血-胸腺屏障主要由以下 5 层组成，即：①皮质的毛细血管内皮；②_____；③血管周隙，内含巨噬细胞、周细胞和组织液等；④胸腺上皮基膜；⑤最外面包裹一层连续的_____。

6. 肝小叶主要由_____、肝板（或肝索）、_____和_____组成。

7. 在内分泌腺中，根据腺细胞分泌激素的化学性质分为分泌_____激素细胞和分泌_____激素细胞。

8. 生精上皮主要由两种细胞组成，一种是生精细胞，一种是_____。

9. 透明带是由卵母细胞和_____共同分泌而成。

10. 两胚层胚盘近胚泡腔侧的一层立方形细胞，称为_____，其上方细胞分化形成的一层柱状细胞，称为_____。

二、选择题（共 40 题，每题 1.0 分，计 40.0 分）

【A 型题】

（在各题的备选答案中选出一个最正确或最佳答案填入括号中）

1. 下列关于生精细胞的描述中，哪一项**错误**
   - A. 代表男性生殖细胞的不同发育阶段
   - B. 最幼稚的生精细胞为精原细胞
   - C. 精子细胞不再进行减数分裂，而通过复杂的形态变化形成精子
   - D. 精子细胞在促性腺激素作用下增殖分化形成精子
   - E. 细胞增殖分化过程中经过两次减数分裂

2. 胰腺的泡心细胞属于
   - A. 闰管的上皮细胞
   - B. 浆液性腺细胞
   - C. 黏液性腺细胞
   - D. 脱落的腺细胞
   - E. 巨噬细胞

3. 对于骨骼肌纤维横小管的描述，哪一项**错误**
   - A. 由肌膜向肌浆内凹陷而成的微细管道
   - B. 同一水平的横小管可相互吻合，并环绕在每条肌原纤维的周围
   - C. 在人及哺乳动物的肌纤维内位于 Z 线水平
   - D. 垂直于肌膜表面
   - E. 可将肌膜的兴奋迅速传至每个肌节

4. 毛的生长点是
   - A. 上皮性根鞘
   - B. 毛球
   - C. 毛乳头
   - D. 毛根
   - E. 毛母质细胞

5. 外胚层可分化为以下各结构，**除了**

A. 内耳膜迷路

B. 角膜上皮

C. 甲状腺滤泡上皮

D. 交感神经节

E. 嗜铬细胞

6. 球旁复合体包括

　　A. 足细胞、球旁细胞、球外系膜细胞

　　B. 球旁细胞、球内系膜细胞、球外系膜细胞

　　C. 球外系膜细胞、远端小管细胞

　　D. 球旁细胞、致密斑、球外系膜细胞

　　E. 球旁细胞、致密斑、球内系膜细胞

7. 形成周围神经系统有髓神经纤维髓鞘的细胞是

　　A. 星形胶质细胞

　　B. 小胶质细胞

　　C. 少突胶质细胞

　　D. 施万细胞

　　E. 卫星细胞

8. 电镜下，浆液性腺细胞的基部细胞质有

　　A. 大量的黏原颗粒

　　B. 发达的质膜内褶

　　C. 丰富的滑面内质网和核糖体

　　D. 丰富的粗面内质网和核糖体

　　E. 大量分泌颗粒

9. 最为常见的异位妊娠发生在

　　A. 子宫阔韧带

　　B. 输卵管

　　C. 肠系膜

　　D. 腹腔

　　E. 子宫直肠窝

10. 原始血细胞发生于

　　A. 卵黄囊壁的胚外中胚层

　　B. 卵黄囊壁的胚外内胚层

　　C. 胚盘外胚层

　　D. 间介中胚层

E. 生殖嵴表面上皮

11. 骨骼肌纤维在收缩时，其肌节的变化是

　　A. A 带缩短

　　B. Ⅰ 带缩短

　　C. 细肌丝缩短

　　D. Ⅰ 带、A 带均缩短

　　E. 粗肌丝缩短

12. 我国正常成年男性外周血中红细胞的平均值是

　　A. （3.5～5.0）×10^{12}/L

　　B. （3.0～5.0）×10^{12}/L

　　C. （3.5～5.5）×10^{12}/L

　　D. （4.0～5.0）×10^{12}/L

　　E. （4.0～5.5）×10^{12}/L

13. 卵圆窝的形成时间是

　　A. 出生后 2 年

　　B. 出生后 1 年

　　C. 出生后立即形成

　　D. 出生后 3 个月

　　E. 出生前已形成

14. 关于透明软骨的描述，哪一项错误

　　A. 由软骨组织及其周围的软骨膜构成

　　B. 软骨膜分为两层

　　C. 软骨细胞位于软骨陷窝内

　　D. 透明软骨基质中含胶原纤维

　　E. 软骨的生长有间质生长和外加生长两种方式

15. 关于肾滤过膜的描述，哪一项错误

　　A. 又称为滤过屏障

　　B. 由连续毛细血管内皮、基膜、足细胞裂孔膜组成

　　C. 由有孔毛细血管内皮、基膜、足细胞裂孔膜组成

　　D. 足细胞具有初级突起和次级突起

　　E. 具有滤过血液形成原尿的功能

【B 型题】

（从备选答案中选出一个最正确、最佳答案填入括号中，可重复选择）

（16～18 题共用备选答案）

　　A. 从精原细胞到形成精子的过程

B. 生精小管内发育不同阶段的生精细胞

C. 精子细胞通过复杂的形态结构变化逐渐分化为蝌蚪形精子的过程

D. 一种复层柱状上皮

E. 一种特殊的复层上皮

16. 精子形成是指

17. 精子发生是指

18. 生精上皮是指

（19~21 题共用备选答案）

    A. 骨质

    B. 类骨质

    C. 骨小管

    D. 骨陷窝

    E. 透明质酸

19. 骨细胞的细胞体位于

20. 骨细胞的突起位于

21. 成骨细胞可分泌

（22~25 题共用备选答案）

    A. 蜕膜

    B. 桑椹胚

    C. 滋养层

    D. 内细胞群

    E. 胚泡

22. 在胚胎发育过程中将来形成绒毛膜的结构是

23. 当卵裂球的数目达到 12~16 时的胚称为

24. 在胚形成一个囊泡状的结构时称为

25. 植入后的子宫内膜称为

（26~30 题共用备选答案）

    A. 甲状旁腺主细胞分泌

    B. 甲状腺滤泡旁细胞分泌

    C. 胰岛 A 细胞分泌

    D. 胰岛 B 细胞分泌

    E. 胰岛 D 细胞分泌

26. 使血糖升高的激素由

27. 使血糖降低的激素由

28. 使血钙升高的激素由

29. 使血钙降低的激素由

30. 生长抑素由

【X 型题】

（在各题的备选答案中选出一个或多个最正确或最佳答案填入括号中）

31. 位于上皮细胞基底面的特化结构包括

    A. 纤毛

    B. 质膜内褶

    C. 基膜

    D. 微绒毛

    E. 半桥粒

32. 浆细胞来源和功能的特点是

    A. 来源于 T 细胞

    B. 在抗原的刺激下，T 细胞淋巴母细胞化，增殖分化为浆细胞

    C. 合成和分泌免疫球蛋白（简称为 Ig），即抗体

    D. 参与机体的细胞免疫功能

    E. 多分布在消化管和呼吸道黏膜固有层或慢性炎症的组织中

33. 对周围神经的有髓神经纤维的描述中，正确的是

    A. 髓鞘是由施万细胞包卷轴突而形成

    B. 每个结间体由两个施万细胞包卷

    C. 郎飞氏结处有薄层髓鞘

    D. 施万细胞核贴近轴突

    E. 轴突越粗，髓鞘越厚，结间体越长

34. 属于单核吞噬系统的细胞

    A. 郎格汉斯细胞

    B. 小胶质细胞

    C. 库普否细胞

    D. 破骨细胞

    E. 尘细胞

35. 肾上腺皮质分泌

    A. 醛固酮

    B. 皮质醇

    C. 雄激素

    D. 去甲肾上腺素

    E. 肾上腺素

36. 参与构成胃黏液-碳酸氢盐屏障的结构是

    A. 上皮表面的黏液层

    B. 胃上皮的基膜

    C. 胃上皮细胞之间的紧密连接

    D. 固有层中毛细血管的管壁

    E. 固有层中毛细淋巴管的管壁

37. Ⅱ型肺泡细胞的功能是

    A. 吞噬尘粒及细菌

    B. 能分裂增殖，补充Ⅰ型肺泡细胞

    C. 分泌表面活性物质

D. 覆盖肺泡表面大部分

E. 分泌物是痰液的主要成分

胞的特点

E. 参与构成血-生精小管屏障

38. 足细胞的描述哪些正确

A. 为具有突起的细胞

B. 细胞体较大突向肾小囊腔

C. 突起间的裂隙称为裂孔

D. 裂孔有膜覆盖，参与构成滤过屏障

E. 有吞噬功能

39. 下列关于间质细胞的描述，哪些正确

A. 支持、保护和营养各级生精细胞

B. 合成和分泌雄激素

C. 细胞体积较大，常成群分布

D. 细胞质嗜酸性，有分泌类固醇激素细

40. 脊索

A. 是原条细胞增生，经原沟向深部迁移，在内、外胚层之间中轴线上向头端生长，形成的一条细胞索

B. 是原结的细胞增殖，经原凹向深部迁移，在内、外胚层之间中轴线上向头端生长，形成的一条细胞索

C. 脊索可诱导中胚层的发生

D. 脊索可诱导其背侧的外胚层形成神经管

E. 脊索最后完全退化消失，不留遗迹

三、英译中名词（共 10 题，每题 0.2 分，计 2.0 分）

1. intermediate junction

2. superfacial nephron

3. seminiferous tubule

4. perisinusoidal space

5. antigen presenting cell

6. pericyte

7. urogenital ridge

8. corpus luteum of pregnancy

9. intracellular secretory canaliculi

10. tonofilament

四、名词解释（共 6 题，每题 3.0 分，计 18.0 分）

1. 壶腹嵴（定义、细胞组成及功能）（3.0 分）

2. 突触（定义、电镜下化学突触的结构组成）（3.0 分）

3. 网织红细胞（正常值、结构特点）（3.0 分）

4. Ⅱ型肺泡细胞（位置、光电镜结构特点）（3.0 分）

5. 生发中心（位置、结构特点）（3.0 分）

6. 脐瘘（产生原因及临床表现）（3.0 分）

五、问答题（共 3 题，每题 10.0 分，计 30.0 分）

1. 试述主细胞和壁细胞的光、电镜结构特点及功能。（10.0 分）

2. 试述骨骼肌纤维粗、细肌丝的分子结构。（10.0 分）

3. 详述神经管的发生、分化过程及可能出现的先天畸形。（10.0 分）

参考答案

一、填空题

1. 血管　结缔组织
2. 多极神经元　假单极神经元
3. Z 线　缝隙连接
4. 有孔　共同基膜
5. 连续内皮基膜　胸腺上皮突起
6. 中央静脉　肝血窦　胆小管
7. 含氮类　固醇类
8. 支持细胞
9. 卵泡细胞
10. 下胚层　上胚层

二、选择题

A 型题：

1. D　　2. A　　3. C　　4. B　　5. C　　6. D　　7. D　　8. D　　9. B　　10. A
11. B　　12. E　　13. B　　14. D　　15. B

B 型题：

16. C　　17. A　　18. E　　19. D　　20. C　　21. B　　22. C　　23. B　　24. E　　25. A
26. C　　27. D　　28. A　　29. B　　30. D

X 型题：

31. BCE　　32. CE　　33. AE　　34. ABCDE　　35. ABC
36. AC　　37. CE　　38. ABCD　　39. BCD　　40. BD

三、英译中名词

1. 中间连接
2. 浅表肾单位
3. 生精小管
4. 窦周隙
5. 抗原呈递细胞
6. 周细胞
7. 尿生殖嵴
8. 妊娠黄体
9. 细胞内分泌小管
10. 角蛋白丝

四、名词解释

1. 壶腹嵴（定义、细胞组成及功能）

定义：膜半规管壶腹部一侧黏膜（☆）增厚呈嵴状突入壶腹内（☆）的结构。

组成：壶腹嵴表面覆以高柱状上皮，内含支持细胞（☆）和毛细胞（☆）。

功能：感受头部旋转运动（☆）开始和终止时的刺激（☆）。

注：每（☆）0.5 分，0.5×6＝3.0 分

2．突触（定义、电镜下化学突触的结构组成）

定义：突触是神经元与神经元之间，或神经元与非神经元之间的一种特化的细胞连接（☆），是神经元传递信息的重要结构。

电镜下化学突触的结构组成：分为突触前成分（☆）、突触间隙（☆）和突触后成分（☆）。突触前、后成分彼此相对的细胞膜分别称为突触前膜（☆）和突触后膜（☆）。

注：每（☆）0.5 分，0.5×6＝3.0 分

3．网织红细胞（正常值、结构特点）

正常值：占成人外周血红细胞的 0.5％～1.5％（☆），新生儿可达 3％～6％（☆）。

结构特点：是一种未完全成熟的红细胞（☆），用煌焦油蓝活体染色（☆），可见该细胞的细胞质内含蓝色的细网或颗粒（☆），为残留的核糖体（☆）。

注：每（☆）示 0.5 分，0.5×6＝3.0 分

4．Ⅱ型肺泡细胞（位置、光电镜结构特点）

位置：镶嵌在Ⅰ型肺泡细胞之间，凸向肺泡腔（☆）。

结构特点：光镜下（☆），细胞圆形或立方形，细胞核圆形，细胞质着色浅。电镜下，可见细胞游离面有短小微绒毛（☆），细胞质内含丰富的粗面内质网（☆），发达的高尔基复合体（☆），还有许多嗜锇性板层小体（☆）。

注：每（☆）0.5 分，0.5×6＝3.0 分

5．生发中心（位置、结构特点）

位置：位于淋巴结浅层皮质的次级淋巴小结（☆）或脾白髓的脾小结（☆）。

结构特点：可分为暗区（☆）和明区（☆）。暗区主要由大型 B 细胞组成（☆）；明区主要由中型 B 细胞组成（☆）。

注：每（☆）0.5 分，0.5×6＝3.0 分

6．脐瘘（产生原因及临床表现）

产生原因：由于卵黄蒂未退化所致（☆）。

临床表现：在肠与脐之间残存一瘘管（☆），粪便可通过瘘管溢出（☆）。

注：每（☆）1.0 分，1.0×3＝3.0 分

五、问答题

1．试述主细胞和壁细胞的光、电镜结构及功能。（10 分）

（1）主细胞：主要分布于胃底腺的颈部和体部（☆）。细胞呈柱状（☆），细胞核圆形，位于基部（☆），细胞质基部强嗜碱性（☆），顶部充满酶原颗粒（☆）。电镜下：细胞具有典型的蛋白质分泌细胞的结构特点（☆）：基部细胞质含有大量的粗面内质网（☆），核上方具有发达的高尔基复合体（☆），顶部细胞质有许多圆形的酶原颗粒（☆）。功能：分泌胃蛋白酶原（☆）。

（2）壁细胞：主要分布于胃底腺的峡部和颈部（☆）。细胞体较大，多呈圆锥形（☆）；细胞核圆形，深染，居中（☆）；细胞质嗜酸性强（☆）。电镜下：细胞游离面的细胞膜内陷形成迂曲分支的细胞内分泌小管（☆）。分泌小管周围有光滑的微管泡系统（☆），是分泌小管膜的储备形式（☆）。壁细胞还含有大量的线粒体（☆）。功能：分泌盐酸（☆），人的壁细胞还分泌内因子（☆）。

注：每（☆）0.5 分，0.5×20＝10.0 分

2．试述骨骼肌纤维粗、细肌丝的分子结构。（10 分）

（1）粗肌丝的分子结构：由呈豆芽状的肌球蛋白分子组成（☆），分头部和杆部（☆）。头、杆之间和杆上有两处类似关节，可以屈动（☆）。肌球蛋白分子在 M 线两侧呈对称排列（☆），杆向内、头向外并露出粗肌丝表面称为横桥（☆）。肌球蛋白的头部是一种 ATP 水解酶，可与 ATP 结合（☆），当横桥与肌动蛋白上位点接触时（☆），头部 ATP 酶被激活，水解 ATP 释放能量，横桥随即发生屈曲运动（☆）。

（2）细肌丝的分子结构：细肌丝由肌动蛋白（☆）、原肌球蛋白（☆）和肌钙蛋白（☆）3种分子组成。肌动蛋白分子的单体呈球形（☆），每个单体上都有与肌球蛋白结合的位点（☆），单体相连成串球状（☆），肌动蛋白就是由两条相互缠绕的串珠状螺旋链组成（☆）。原肌球蛋白由双股螺旋多肽链组成（☆），首尾相连，嵌于肌动蛋白双螺旋链两侧的浅沟内（☆）。肌钙蛋白由 TnT（☆）、TnI（☆）、TnC（☆）3 个球形亚单位组成。

注：每（☆）0.5 分，0.5×20＝10.0 分

3. 详述神经管的发生、分化过程及可能出现的先天畸形。

脊索形成后，诱导（☆）其背侧中线的外胚层细胞增厚呈板状的神经板（☆）。继而神经板中央（☆）沿长轴凹陷形成神经沟（☆），沟两端隆起形成神经褶（☆），两侧神经褶在神经沟中段靠拢愈合，并向头尾延伸（☆），使神经沟封闭为神经管（☆）。神经管头端的孔称为前神经孔（☆），后端的孔称为后神经孔（☆）。前、后神经孔与羊膜腔相通（☆）。前、后神经孔相继于人胚发育第 25 天和 27 天封闭（☆），完全封闭后神经管和背侧外胚层脱离而埋入体内（☆）。神经管头端膨大成脑的原基（☆），尾端细长，为脊髓的原基（☆）。神经管形成过程中，神经褶边缘于外胚层相连处上皮细胞与神经管分离（☆），在神经管背侧各分化成一条细胞索，称为神经嵴（☆），以后分化为脑、脊神经节、交感神经节（☆）以及嗜铬细胞（☆）。

先天畸形：在前、后神经孔闭合过程中，若前神经孔未闭合，则形成无脑儿（☆）；若后神经孔未闭合，则形成脊髓裂或脊柱裂（☆）。

注：每（☆）0.5 分，20×0.5＝10.0 分

（唐军民）

参考文献

1. 成令忠，钟翠平，蔡文琴. 现代组织学. 3 版. 上海：上海科技文献出版社，2004.

2. Junqueira LC，Carneiro J. Basic Histology. 11th ed. New York：McGraw-Hill，2005.

3. Kierszenbaum AL. Histology and Cell Biology. Amsterdam：Mosby，St. Louis，2002.

4. 刘斌. 组织学与胚胎学. 北京：北京大学医学出版社，2005.

5. 邹仲之，李继承. 组织学与胚胎学. 7 版. 北京：人民卫生出版社，2008.

6. 唐军民，张雷. 组织学与胚胎学. 2 版. 北京：北京大学医学出版社，2009.

7. 唐军民，李英，卫兰，等. 组织学与胚胎学彩色图谱——实习用书. 北京：北京大学医学出版社，2005.

8. 唐军民，李继承. 组织学与胚胎学《Netter's Essential Histoligy》第 1 版和《The Developing Human》第 8 版英文改编版. 北京：北京大学医学出版社，2011.

9. 唐军民，高俊玲.《组织学与胚胎学》. 4 版. 北京：北京大学医学出版社，2014.